长三角医院建设与运维系列丛书

医院设施设备配置与运维管理案例精选

［第四辑］

主编　魏建军　朱　根　张　威

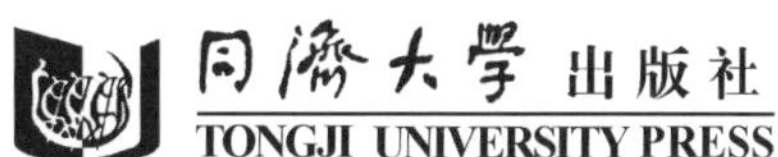

同济大学出版社
TONGJI UNIVERSITY PRESS

内容简介

随着医疗卫生改革的不断深入和现代科学技术水平的提高，医院设施的合理配置对医院运行和临床工作的保障支撑作用也日益显得重要。这是由于在医院硬件条件得到了改善和加强的同时，一些设施配置与管理中存在的问题也逐渐凸显出来，因此充分利用有限经费实现院内资源合理配置，已被越来越多的医院设备管理者所关注。尤其在未来疫情新常态下，如何进行院区再造与多院区设施的配置管理、人才队伍的培养以及医院信息化的发展，这些诸多事宜引发每一名医院建设者们的思考。

本书是一本面向医院建设从业者的、理论和实践相结合的专著，可供相关的专业人员参考。

图书在版编目(CIP)数据

医院设施设备配置与运维管理案例精选 / 魏建军，朱根，张威主编. —上海：同济大学出版社，2021.8

（长三角医院建设与运维系列丛书 / 魏建军主编. 第四辑）

ISBN 978-7-5608-9873-5

Ⅰ. ①医… Ⅱ. ①魏… ②朱… ③张… Ⅲ. ①医院—设备管理—案例 Ⅳ. ①R197.323

中国版本图书馆 CIP 数据核字(2021)第 194026 号

医院设施设备配置与运维管理案例精选

主编 魏建军 朱 根 张 威

责任编辑 姚烨铭 **责任校对** 徐春莲 **封面设计** 钱如潺

出版发行 同济大学出版社 www.tongjipress.com.cn

（地址：上海市四平路 1239 号 邮编：200092 电话：021-65985622）

经　销 全国各地新华书店

排　版 南京文脉图文设计制作有限公司

印　刷 上海安枫印务有限公司

开　本 787 mm×1092 mm 1/16

印　张 16.25

字　数 406 000

版　次 2021 年 8 月第 1 版 2021 年 8 月第 1 次印刷

书　号 ISBN 978-7-5608-9873-5

定　价 136.00 元

本书编委会

BOOK EDITORIAL BOARD

—医院设施设备配置与运维管理案例精选—

主　编　魏建军　朱　根　张　威

编委会（按姓氏笔画排序）

王　岚　朱永松　朱敏生　任　凯　许云松　吴璐璐
邱宏宇　余　雷　张朝阳　陈昌贵　陈　睿　林锡德
林福禧　周　珏　周良贵　项海青　赵海鹏　姚　蓁

编写组（按姓氏笔画排序）

于　靖　王宝姣　王振荣　王　浩　王　培　王　楠
方赛峰　甘　粒　左　锋　朱红洲　朱　涛　朱　斌
任　莹　任　祺　刘明强　刘莉莉　许　芸　许明海
杜　平　杨文曙　杨永梅　杨晓东　李　勇　李锦康
吴　龙　吴永仁　吴锦华　吴　瀚　余　升　余汇灵
余　斌　应　岚　汪红梅　沈宇杨　宋　雪　张文捷
张　权　张铁锋　陈　文　陈　戎　陈旭丹　陈　淑
陈　瓒　邵　伟　邵　军　范文松　范　柯　周　晓
郑晓波　赵培元　赵　敏　胡震宇　郦敏浩　施跃东
施　慧　洪诗婕　姚建均　贺晓鸣　倪雨嘉　徐　瑶
高　原　郭长峰　郭诚刚　陶吉田　葛建泾　蒋建仁
蒋海刚　程　明　谢　杰　管德赛　戴鹏雄　糜德治

前言

FOREWORD

随着医疗卫生体制改革的不断深入和现代科学技术水平的提高，医院设施的合理配置对医院运行和临床工作的保障支撑作用日益显得重要。这是因为，在硬件条件得到改善与加强的同时，一些设施配置与管理中存在的问题逐渐凸显，充分利用有限经费实现院内资源合理配置，已被越来越多的医院设备管理者所关注。

长三角医院建设与运维国际论坛是由沪苏浙皖四地医院建筑和后勤专业委员会共同搭建的专业交流平台，旨在加强长三角地区学术互动、经验分享，增进与国际相关机构的学术交流，聚焦国内外行业发展趋势，整合区域内行业优质资源，引领医院建设与运维管理的国际化新理念、新模式、新方向，不断提升医院基建后勤管理水平。论坛自2016年开始举办至今结下了累累硕果，“长三角医院建设与运维管理系列丛书”就是重要的成果之一。在长三角医院同道们的共同努力下现已成功出版了三辑，通过优秀案例汇编的形式，使区域内医院在基本建设、智慧管理以及疫情防控等实践过程中所积累的宝贵经验和智慧积淀得以延续和传承，也为全国医院后勤的同仁提供了经验参考和学习借鉴。

作为“长三角医院建设与运维管理系列丛书”第四辑的《医院设施设备配置与运维管理案例精选》着重探讨未来新常态下的院区再造与多院区设施配置管理，以及探索医院信息化的发展方向与目标。这些案例是一大批医院建设者在实践中积累的宝贵经验，凝聚了众多从业者的智慧结晶和建设心得。在此，特别感谢供稿者们毫无保留地分享其成果，感谢部分行业专家对本案例集的指导和支持。本书的出版得到了克莱门特捷联制冷设备（上海）有限公司的支持，特在此表示感谢。

由于编写任务繁重、编纂时间仓促，虽经多轮审核校正，也难免存有疏漏或欠缺之处，恳请读者批评指正，也期待业界专家不吝赐教，以助我们将来编撰出更加完善、更加精彩的作品。

编　者

2021年6月

目录

CONTENTS

多案并举，智慧停车

——上海市肺科医院停车难问题的解决与探索

一、项目背景

改革开放以来，中国经济快速发展，国民人均收入迅速增长，城镇化建设步伐加快，随之而来的是机动车的保有量迅猛增加。如今，越来越多的人选择自驾就医，由此也造成大型医院停车难问题。作为直接面向人民大众的公立医院，“停车难”不仅有损良好的就医环境，影响医患关系的和谐，也产生了较大的交通安全隐患。停车难问题已日益成为制约医院发展的“瓶颈”，成为各大医院亟须解决的问题。

大多底蕴丰富、实力雄厚的医院建设年代都较为久远，且位于市中心，受当时历史发展阶段的局限性影响，许多医院建设初期并未考虑就诊机动化的发展趋势，后期虽然新增一定数量停车位，但也难以满足当下就诊机动车的停放需求。同时，医院本着“救死扶伤”的高度社会责任感，不断扩大医院门诊量病床数，医院停车难的焦点问题在将来只会愈加成为医院发展的痛点和难点。

医院停车难一方面造成院内车辆乱停乱放，影响患者和家属的就医体验及正常的就医秩序；另一方面影响市政交通运行，引发医院周边区域性交通拥堵，甚至阻碍急诊、急救绿色通道的畅通。这不仅增加医院正常运营的安全隐患，也与国家发展改革委、住房城乡建设部、公安部、自然资源部联合提出的《关于推动城市停车设施发展的意见》中“到 2025 年，全国大中小城市基本建成配建停车设施为主、路外公共停车设施为辅、路内停车为补充的城市停车系统，社会资本广泛参与，信息技术与停车产业深度融合，停车资源高效利用，城市停车规范有序，依法治理、社会共治局面基本形成，居住社区、医院、学校、交通枢纽等重点区域停车需求基本得到满足”的主要目标不符。

二、我院停车现状分析

上海市肺科医院（以下简称“肺科医院”）是一所大型三甲专科医院，近年来，随着肺科医院医疗业务水平和社会声誉的不断提高，来院就诊的患者与日俱增(图 1)。自 1933 年建院开诊以来,历经多次院区的改扩建工程,目前核定床位 838 张,实际开发 1 000 张,设有临床科室、医技科室、实验室等 34 个科室。随着就诊门诊住院人数的逐年提高,现有的地面临时停车点已远远无法满足需求。

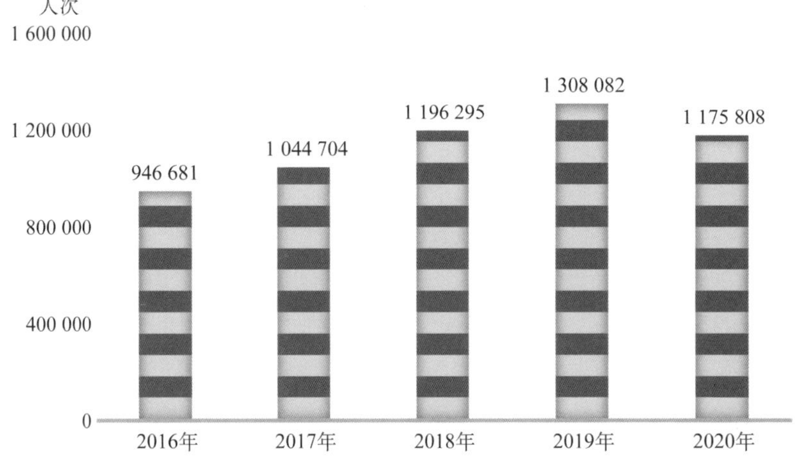

图 1　2016—2020 年门急诊人次统计

由于早期建设对停车场规划的设计不足,使得院区停车泊位紧张,车位供需矛盾十分明显。根据上海市 2014 年 9 月 1 日开始实施的《建筑工程交通设计及停车库(场)设置标准》(DG/TJ 08—7—2014)要求:综合医院需至少达到建造 0.8 车位/100 m^2。我院目前建筑面积约为 88 000 m^2,从表 1 中可以看出,肺科医院停车配建泊位数量和理论值依然有较大差距。不仅无法满足日益增长的患者及职工停车需求,且地面停车也不利于院内环境的改善。

表 1　上海市肺科医院停车位现状比较

医院名称	车位配建指标	建筑面积/m^2	理论应建车位数	实际车位数	差额
肺科医院	0.8 车位/100 m^2	88 000	704 个	300 个	404 个

我院外科手术病人多,老年患者多,胸腔引流的患者多,直接导致需要车辆接送的病人多。很多前来肺科医院看病的患者需要围着医院一圈圈地找车位,不仅增加了看病的成本,对周围的环境也造成了负面影响。因为车辆的拥堵导致救护车进不来的事例时有发生。进入院区的患者及家属苦于长时间寻找停车位,由此产生的焦急心态也成为医患关系紧张的诱因。

肺科医院位于五角场的繁华地段,周边道路狭窄,医院正门口的政民路是一条双向两车道,路幅宽度仅为 10 m 的支路,且沿线有多条公交线路(图 2)。由于医院内部停车位短缺,车辆占道停车现象严重,这也加重了周边路段的交通负担。停车难严重影响了医院内部人流、物流的畅通,一定程度上妨碍了正常的医疗业务,也存在着较大的院内、院外交通安全隐患。另外,机动车排放的尾气、粉尘和噪声对来院的呼吸疾病患者的威胁更是不可小觑。

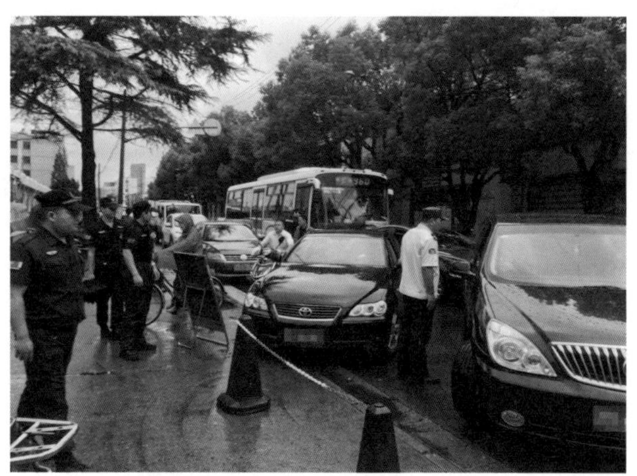

图 2　2017 年肺科医院门口交通状态

三、解决方案

1. 医院场地调研并确定优化改善思路

医院的场地是有限的，如何尽可能更好地利用有限的空间，开拓潜力，是本项目开展的先决条件。在前期，通过对本院的停车现状、停车对象、运维方式等内容进行整理和排查，最后对可拓展的重点区域和停车可规划点再进行重点分析。

通过调研我们发现，肺科医院内部交通的活动路线包括就诊、住院和行政，形成以下三类交通结构：

（1）就诊（急诊）人群。此类人群因患病状态，迫切希望得到就诊，具备焦虑、烦躁的情绪，其占医院交通压力的主要部分，交通特征表现为流量多变、停靠纷乱、等候时长，路径贯穿整个医院院区。

（2）住院（探望）人群。此类人群具有明确目的性，以到达某一医疗功能大楼为目的（例如住院大楼），交通特征表现为稳定流量、停靠集中、等候时短和路线单一。

（3）职工（行政）出入。此类人群属于医院固定人员，医院现有独立车库，交通特征表现为流量稳定且不占据高峰期，停靠取车集中固定，路线单一。

经过对肺科医院现有场地及远期规划的调研，选出三块可拓展区域，如表 2 所示。

表 2　肺科医院停车场拓展可选区域

序号	范围	地址
1	东院区宿舍楼停车库	医院东区（租借地块）
2	2 号楼南侧独立停车库	医院南区
3	临床诊疗中心停车库	医院北区

结合肺科医院交通组织的实际情况，我们提出了“车库合理选型、运维大胆创新、近远期相结合、逐步完善交通服务结构”的优化改善思路，将改造分为两期实施：①近期东院区改造项目，新增“三层式”机械车位共160个；②远期医院“十三五”临床诊疗中心地下室及配套的独立立体车库单体，内设置车位229个。

2. 车库模式的选型分析

为了在有限的空间中尽可能多地增加停车位数量，国际上从20世纪60年代起就开始研发、使用机械式停车设备，我国则是从20世纪90年代初期开始引进、研发。进入21世纪后，随着我国汽车工业的飞速发展，各大、中型城市汽车拥有量呈井喷式态势增加，城市停车难问题越来越严重，机械式停车设备产业应运快速发展。尤其是2010年以来，国家相关部门及各地相关政府不断出台扶持停车设施投资、建设、管理的激励措施，我国的机械式停车设备行业也进入高速发展期，并在产品设计、生产规模、控制技术等方面都有很大提升。

截至2017年底，我国停车设备及相关产业经济规模已跃居全球第一。根据中国重机协会停车设备工作委员会提供的有关数据显示，2017年全国新增机械式停车库项目2 516个，新增泊位811 066个；其中医院项目89个，新增泊位22 469个。出口停车设备项目129个，泊位24 446个，其中平面移动类、垂直升降类等智能化自动车库设备项目占到出口设备项目的28.7%。

目前，我国研制和使用的机械式停车设备共有9大类，分别为升降横移类(PSH)、垂直升降类(PCS)、平面移动类(PPY)、巷道堆垛类(PXD)、简易升降类(PJS)、垂直循环类(PCX)、水平循环类(PSX)、多层循环类(PDX)和汽车专用升降机类(PQS)等，不同类型的设备适用于不同的场合。

1) 东院区立体车库

东院区宿舍楼中间区域原先为仓库，拆除后考虑新建停车库。占地面积约1 350 m²，按普通停车位设计只可放置约40个停车位(图3)。

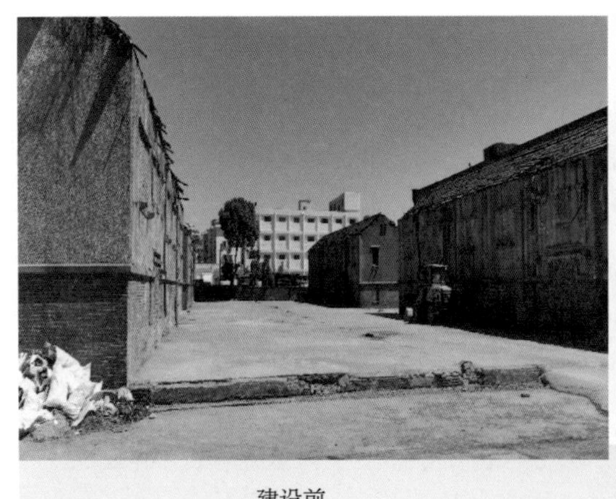
建设前

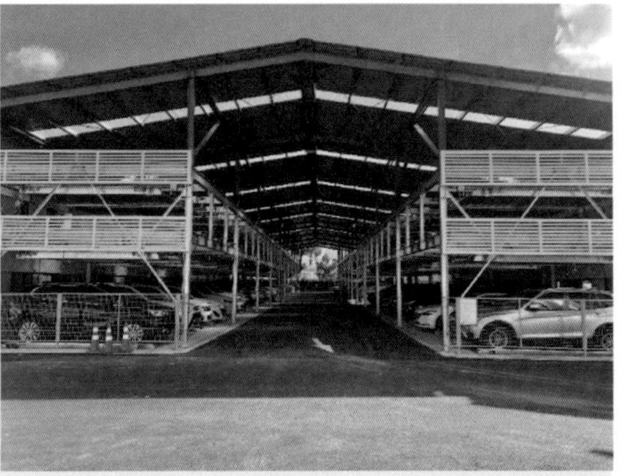
建成后

图3　东院区立体车库建成前后

由于考虑场地为临时租借，为尽可能最大化利用空间，在东院区停车方案选用 PSH 三层升降横移类停车设备。升降横移类停车设备的型式比较多，对场地的适应性较强，规模可大可小，并且该种设备结构简单，建设周期短，对场地适应性较强，综合考虑其经济性、实用性、安全可靠性、操作方便性和存取车快捷性等多方面因素，在东院区采用这类设备的停车库是较理想的。

三层设备高度在 6 m 以内，低于周边宿舍楼。设备分为 6 个独立单元，每套设备是独立的，单独操纵，独立运行，互不干扰，可显著提高整个停车库存取车速度。该方案在原有场地停车位上可增加至 160 个停车位，比原普通车位方案增加了 120 个停车位。

2）诊疗中心大楼及独立立体车库

临床诊疗中心大楼为我院“十三五”基建项目，基地形状较为不规则，由于智能停车系统无须设置车道，较自走式停车库能设置更多停车位，可以更好地提升地下空间利用率。若实施自走式停车库的方式，临床诊疗中心楼地下室需要做坡道，坡道长度接近 90 m，且坡道将占用地下一层原有的变配电，水泵房之类设备用房的空间，只能在地下二层做设备用房。综上，如在临床诊疗中心大楼内设置常规机械停车库，只能做 25 个机械车位；独立的立体车库同理，只能做 60 个机械车位。具体差异如表 3 所示。

表 3　两类车库设置状况比较

系统单体	机械车库 ①	智能车库 ②	②－①
肺部疾病诊疗中心	25	108	＋83
立体车库	60	186	＋126

在前期车库选型时，我们比对了市面上各类机械式停车设备产品规范、标准后认为，在本项目的场地中采用升降横移类（PSH）、巷道堆垛类（PXD）等类型的机械停车设备，均不能达到规划要求停车位的数量、停车规格和出入库效率等要求。另外，由于受场地高度限制，也不能采用垂直升降类（PCS）停车设备。

平面移动类（PPY）机械式停车设备虽然造价比较高，但场地适应能力强，可以建成全地上、全地下或部分在地上部分在地下的立体停车库，具有自动化程度高、存取车速度快、建筑空间内存车密度大、司机存取车舒适度好和车库内车辆安全性高（防盗、防车辆碰擦等）等特点，并且采用自动化运行模式，车库管理人员少、通风、照明要求低、运行成本低且智能化程度高，可以方便地融入互联网。适合大、中型城市中土地资源紧张区域的城市公共停车库以及医院、酒店、写字楼和商业中心等停车需求大、停车周转率高等场合。

综上所述，在本项目中选择具有自动化程度高、存取车速度快、场地适应能力强、同样建筑空间内存车密度大及存放车辆安全、存取车舒适度好等特点的平面移动类（PPY）机械式停车设备是合适、可行的。

本项目建造的 2 座智能停车库分别在诊疗中心大楼地下（建设地下三层智能停车库）和

院内空地上(建设一座地面 3 层、地下 1 层的智能停车库),2 座智能车库均配置平面移动类停车设备,合计共有机械停车位 241 个(图 4、表 4,图 5、表 5)。

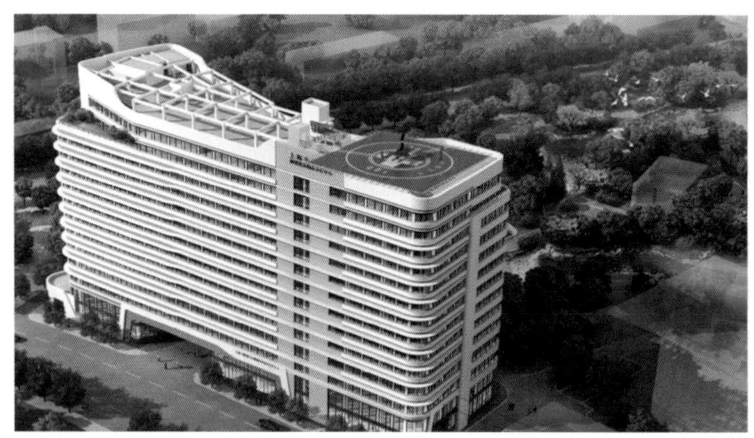

图 4　肺科疾病临床诊疗中心

表 4　诊疗中心地下三层停车库(停车数量:100 辆)

车型尺寸	车重
≤长 5 300 mm×宽 2 050 mm×高 1 750 mm	≤2 500 kg
≤长 5 300 mm×宽 2 050 mm×高 1 550 mm	≤2 500 kg

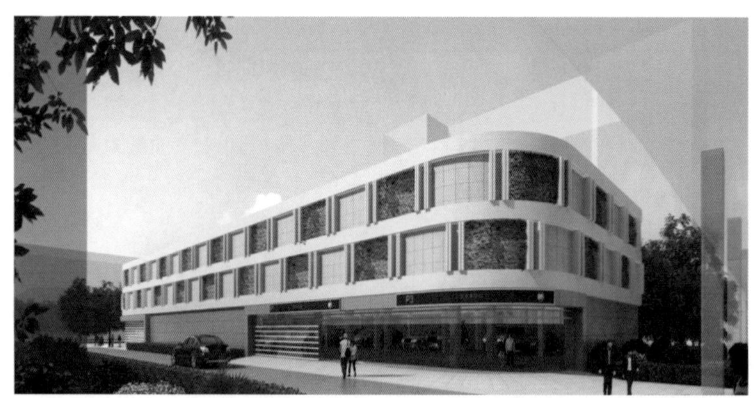

图 5　立体车库

表 5　地下一层、地面三层立体停车库(停车数量:129 辆)

停车区域	适停车型	停车数量	车型尺寸	车重
1 层、3 层	高顶车	62 辆	≤长 5 300 mm×宽 2 050 mm×高 2 050 mm	≤2 500 kg
地下一层南侧	中高顶车	17 辆	≤长 5 300 mm×宽 2 050 mm×高 1 900 mm	≤2 500 kg
地下一层北侧,二层	小型车	50 辆	≤长 5 300 mm×宽 2 050 mm×高 1 550 mm	≤2 500 kg

自走式停车库与全自动智能停车库经济技术指标对比如表 6 所示。

表 6　自走式停车库、全自动智能停车库经济技术指标对比

经济技术指标	全自动智能停车库	自走式停车库
空间利用率	空间利用率高	空间利用率低、坡道等占据大量停车空间
停车管理	无人化、全封闭管理，管理难度和费用大大降低	人工或电子化管理
停取车程序	停取车集中在泊车房，封闭区域内停取车自动完成	车主需要亲自绕行内部匝道，越往地下停车率越低
停取车速度	可以提前预约	自行寻找空位较为费时
环境因素	地下无废气与噪声	车辆低速行驶产生大量废气与噪声
建筑要求	照明、通风等要求大大降低	照明、通风要求高
人员车辆安全	人车分离 仅允许检修人员进出 车辆不易遭到剐蹭、破坏，不易被盗窃	人车混行 人员进出管理难度大，车辆易遭到损坏与失窃
施工对比	现场施工相对停车楼周期短，现场施工为钢结构的拼接对周边环境没有影响	施工周期长，由于需要使用大量的砂、石、灰等建筑材料因而环境污染相对机械式的较大
建设成本	一次性投入成本相对自走式停车楼较低	由于需要考虑用户出入停车场库，需要配建人员使用的通道及设施，相对无人化的智能停车库建造成本较高

3. 医院总体交通流线梳理

肺科医院目前交通流线大致如图 6 所示。

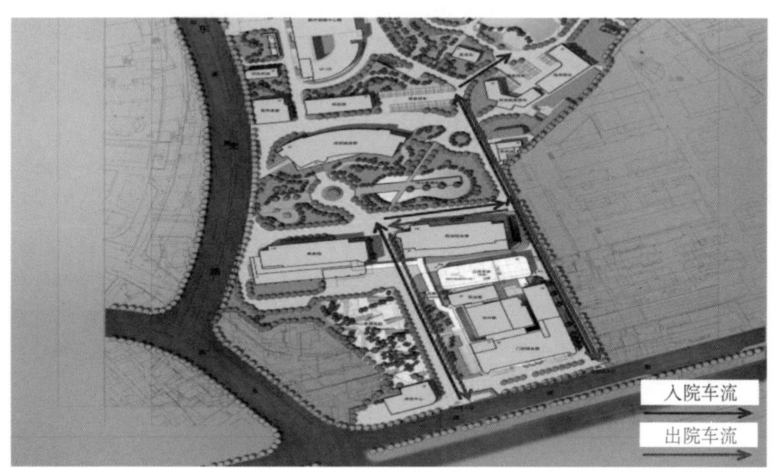

图 6　医院交通流线

肺科医院内交通改善建设涉及“十三五”项目的诊疗中心和东院区的改造的总体规划建设，建设周期较长，每阶段都涉及新增交通流线，在保障医疗就诊服务不受影响的前提下，各阶段的交通模拟路线重设尤为重要。实施过程中利用计算可视化的建筑信息模型技术（BIM），将方案导入 BIM 模拟软件进行分析，最终采用以下设计方案建设。

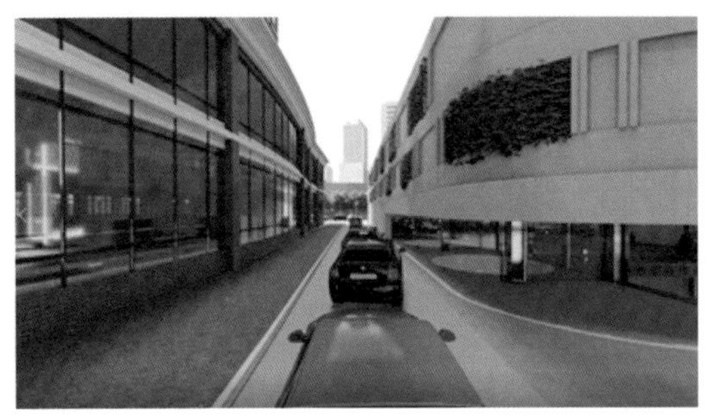
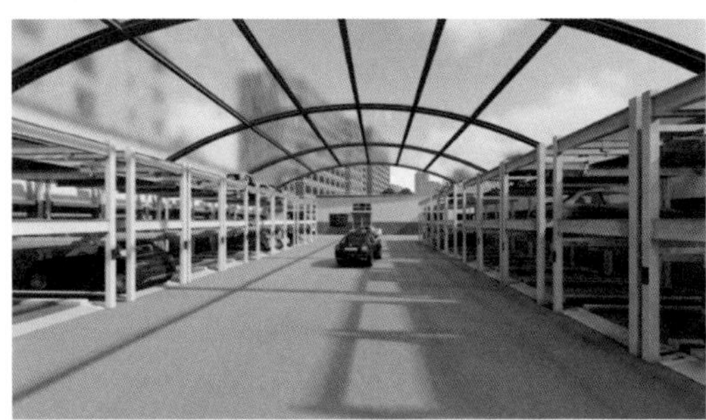

图 7　医院南部方案效果

1）医院南部

如图 7 所示，目前肺科医院车辆出入口都在院区南侧（政民路），所有进出医院的车辆都从政民路进出，入院车辆需从院区南侧进入，沿院内道路到达位于院区中部的地面停车场，入院车辆流线较长，且与出院车流相重叠，出入院车辆在院内周转相当不便。故本项目在医技综合楼和放疗楼之间建设单独的智能立体车库，该车库服务对象全部为患者及患者家属，使就医车辆从政民路入口进入后在医技综合楼前的道路就进行分流，使大部分车辆在院区南侧行驶，从而尽可能减少进入医院中部的车辆，减小对医院整体交通的影响。

本项目建成后医院南侧车辆流线如图 8 所示。

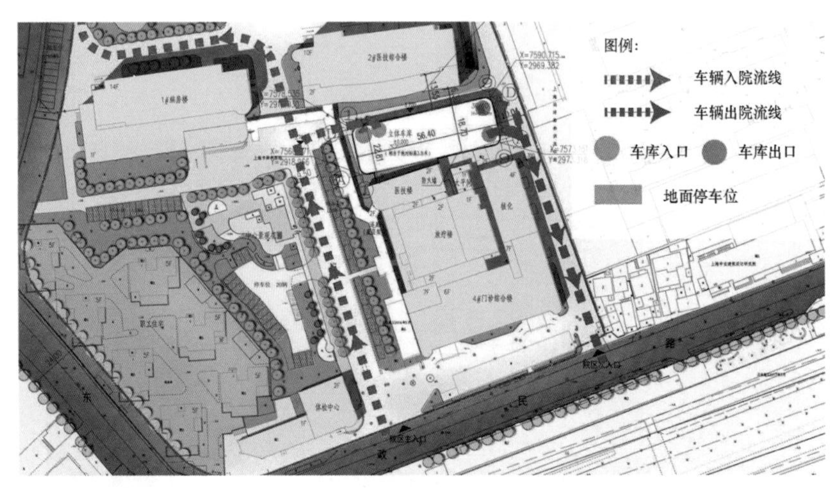

图 8　医院南侧车辆流线

2）医院中部

东院区立体车库已于 2020 年 9 月建成并投入使用，共 160 个车位。

医院中部主要为本院职工地面车辆分布:6 号楼东侧,30 个;12 号楼,37 个;11 号楼、12 号楼周边,7 个;保障楼周边,30 个。合计 104 个车位。

将本院职工车辆全部停至东院区,东院区尚有 56 个(160－104)空余车位,可将武东支路部分车辆移至东院区,腾出的车位全部让给就医车辆。这样,东院区作为内部车辆停放区域,一方面方便集中管理;另一方面,由于医务人员车辆一般均在 7:40 之前已入院,出院时间往往在 17:00 左右,这样做到与患者车辆分流,减少医院内部的车流交织(图 9)。

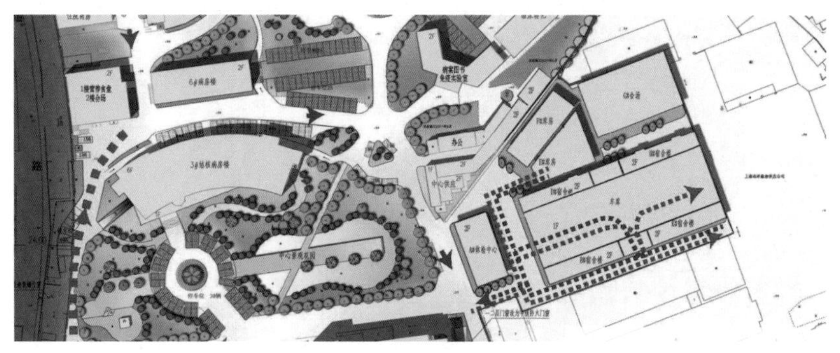

图 9　医院中部车辆流线

3) 医院北部

临床诊疗中心位于院区北部,诊疗中心地下车库服务对象为医务工作者,全部可由武东支路进出院,与患者车辆彻底分流,车辆流线如图 10 所示。

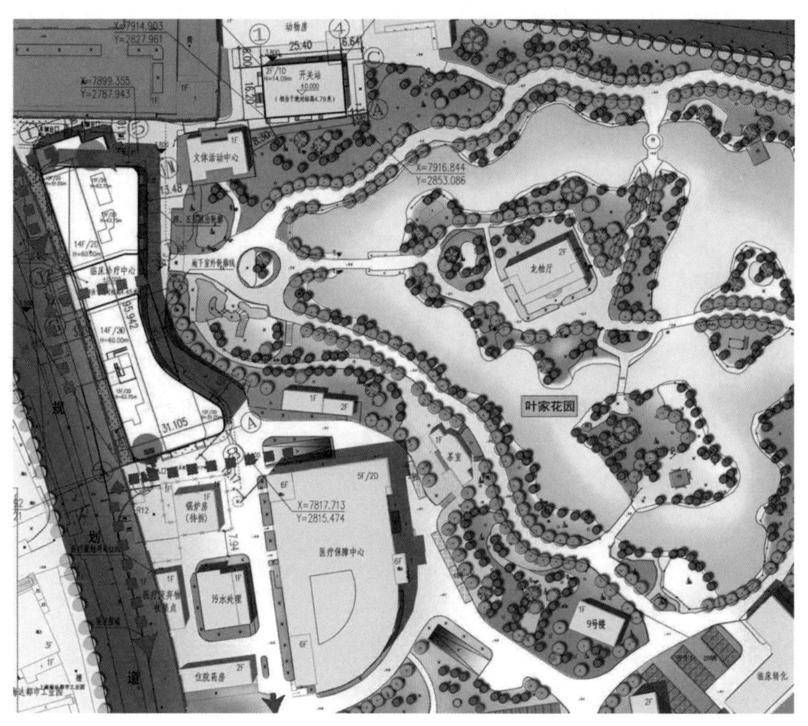

图 10　医院北部车辆流线

最终,形成三条主要环线:①围绕门诊、急诊及立体车库单体形成第一条交通环线,主要优化病患就诊服务、亲属探望服务。②围绕东院区停车库设计第二条交通环线,通过错峰进出的特殊性,以减少车流交织。③围绕诊疗中心单体设计第三条交通环线,以满足医院内行政办公内部需求。总体设计优化思路院内交通流线组织方案如图 11 所示。

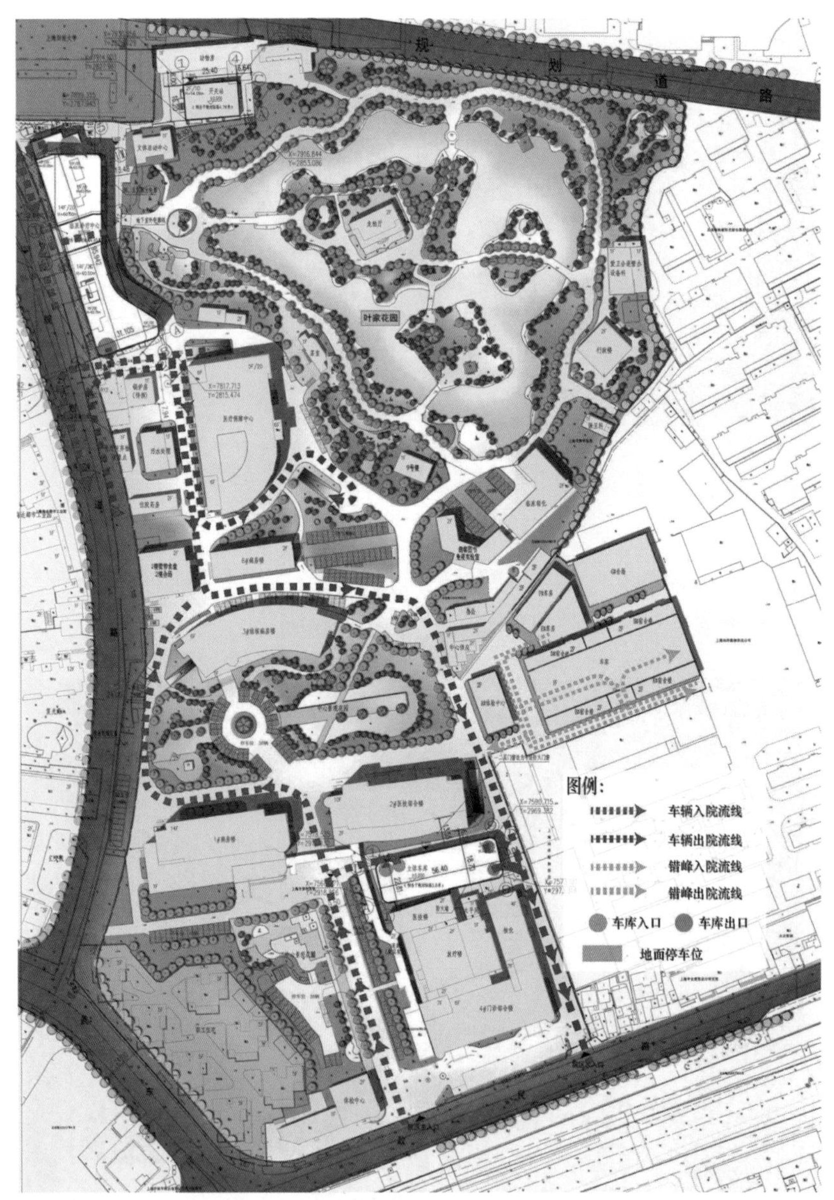

图 11　院内交通流线组织方案

4. 东院区车库运营管理模式

考虑到停车库群体不同的受众,需要选择不同的运营模式,如车库为医院内部职工使用或者为患者使用，每天的高峰期以及对于等候时间的阈值都是不同的，需要针对不同的情况提出不同的运营模式。如东院区车库仅为医院内部职工使用，每天上午 7:10—7:40 为上班高峰期，需要集中在半小时内把车辆驶入或导入停车库。立体车库设有 6 个单元，但同一时间仅能存取 3 辆车，平均折算，即该车库每 50 s 停放 1 辆车，半小时内约能导入 40 辆车，加上蓄车区 23 个车位，仍有约 100 辆车无法在半小时内导入。

1）解决方案

160 个车位全停放医院职工车辆，其中 100 辆车需要停在院内就近蓄车空间，然后由代驾逐步倒入车库。倒入时间理想情况下大致在 80 min 左右(7:40—9:00)。

2）动线设计

针对本项目，我们根据医院停车现状进行整体动线规划设计，并制订高峰期和非高峰期停车动线的规划方案(图 12)。

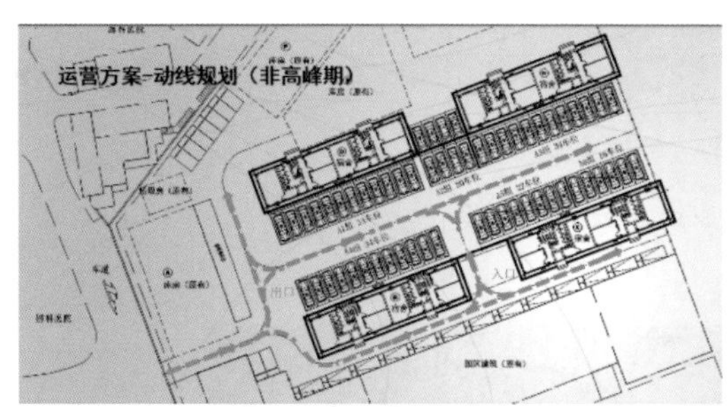

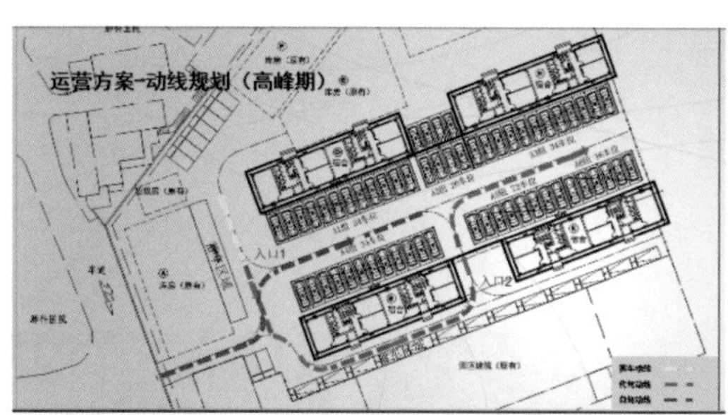

图 12　高峰期和非高峰期停车动线规划方案

3）人员配置

每天上午 7:10—7:40 为上班高峰期，需要集中在半小时内把车辆驶入或导入停车库。代驾员的任务是在医院早高峰，帮助医院职工将立体车库车辆停放至蓄车区。提供停车场停车代驾服务，并热情为医院职工提供必要的引导。医务人员的下班时间相对较分散，因此则需要代驾员“见缝插针”地将一些原先停在上层的车辆及时挪至地面层，以利于医务人员下班后方便快捷地取车。

根据医院停车现状进行停车管理岗位的设计和规划：①指挥岗，1 人/2 班；②代驾岗，1 人/1 班；③代驾岗，1 人/1 班；④操作岗 1 人/班；⑤操作岗，1 人/2 班；⑥操作岗 1 人/1 班。共需人员 8 人(其中②，③，④，⑥岗为高峰期人员安排，平时不作工作安排)。

四、初步成效

第一，随着 2020 年 9 月肺科医院东院区停车库的投入使用，通过采集 2019 年 4 月和 2021 年 4 月建设前后的院内总车流量对比分析：机械式车位建设完成后，院区一天内车总流量较之前工作日日均增加 630 次。不仅解决了医院停车难问题，而且极大程度地缓解了周边道路的交通压力，特别是医院正门的政民路，几乎时刻都能保持畅通(图 13、图 14)。对此，杨浦区领导还多次对本建设项目进行了肯定，高度赞扬了医院在保持公益性的同时还能积极探索，多措并举，为杨浦区交通事业的建设作出的贡献。

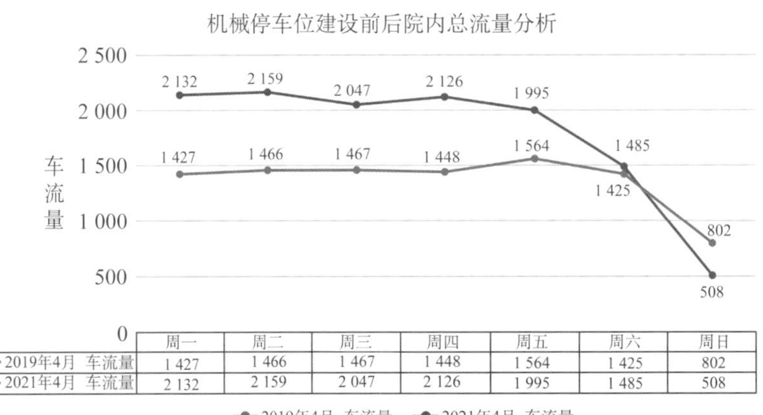

	周一	周二	周三	周四	周五	周六	周日
2019年4月 车流量	1 427	1 466	1 467	1 448	1 564	1 425	802
2021年4月 车流量	2 132	2 159	2 047	2 126	1 995	1 485	508

图 13　项目建设前后院内交通总流量分析(辆)

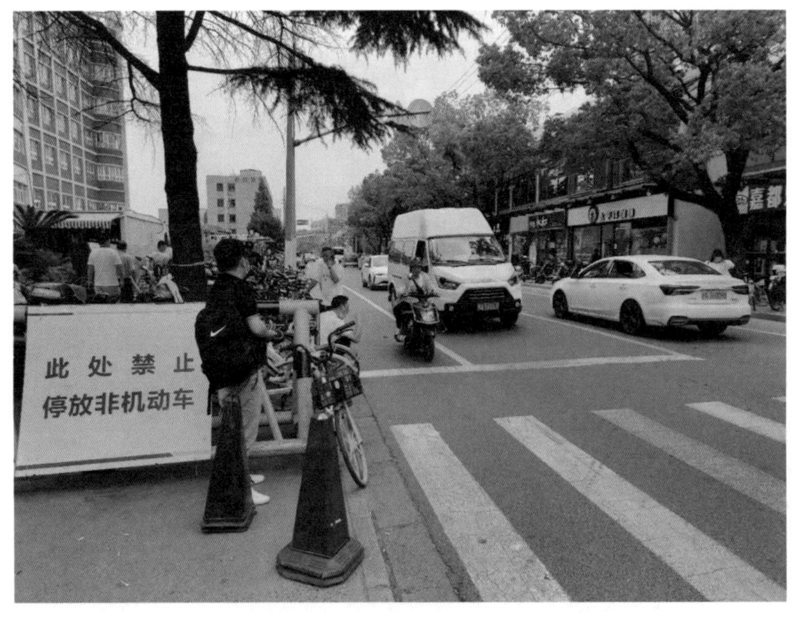

图 14　2021 年 5 月医院门口交通状态

第二，对比肺科医院精神文明办所接到的关于停车难问题的投诉，2019 年 1 月至今，在 2020 年 9 月东院区车库投入使用后，医院停车难投诉发生显著下降，直接降为零(图 15)，可见东院区车库的投入使用，具有非常直接、明显的效果。

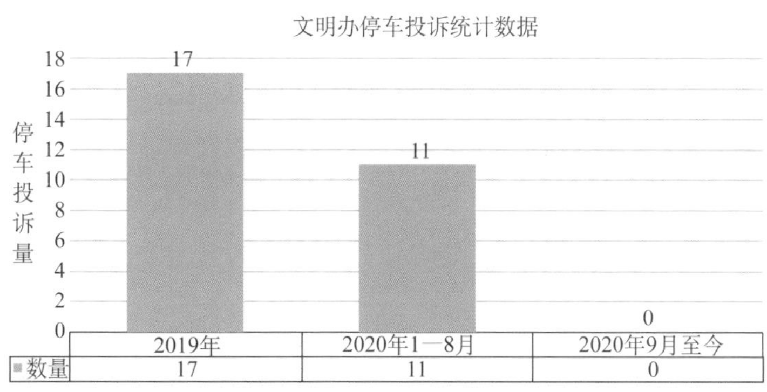

图 15　停车投诉数据统计（辆）

五、远期展望

随着诊疗中心及独立立体车库的投入使用，在硬件设施上，将更好地解决医院停车位的供需矛盾。同时，我们也在积极探索，通过增建立体车库和运营管理二者结合以及停车App智慧预约等模式，以需求为导向、以科技为保障、以互联网＋为突破口，通过科技创新、服务民生，在2～3年内把上海市肺科医院的一体化停车管理模式打造成医院行业领先的智慧停车典范，实现道路安全通畅、停车便捷有序、公众出行快乐、医院形象美化。

（1）“智慧预约及停车管理系统”：通过建设一站式的智慧预约及管理系统服务，为肺科医院内部道路停车、地下场库停车、立体车库停车打造一套综合智能停车管理系统。

（2）“停车诱导系统”：整合智能停车管理系统停车数据及各大片区场库停车数据等，通过停车诱导大平台，在肺科医院外部主干道及院内提供分级诱导服务。

（3）“停车收费管理智能化”：针对肺科医院内部停车管理模式，重点推出“手机App＋预约停车＋无感支付”的智能化收费管理模式，实现线上线下一体化的互联网＋预约和收费管理模式。

（4）“停车代驾模式”：运营公司将通过院内蓄车车位，利用错峰停车在肺科医院内积极推动打造“停车代驾”模式。

六、结语

随着人类社会的不断发展，人们生活水平的日趋提高，部分地区“城市病”问题日益严峻。为实现城市的可持续发展，建设智慧城市已成为当今世界城市发展不可逆转的历史潮流。而智慧停车也是智慧城市中不可或缺的一部分。

智慧停车的运用，从微观角度来讲，为病人和医院职工提供更好的停车服务，节约宝贵的人力和时间成本；从宏观角度来讲，智慧停车不仅在一定程度上帮用户解决停车难的困扰、缓解地区交通压力，而且更加丰富了智慧城市建设的内涵。通过智慧停车可以为人们创造更美好的生活，促进城市的和谐、可持续发展。

（撰稿：陈　瓒　杨永梅　蒋建仁）

综合三甲医院高效能源站节能改造及专业运营管理经验探究

——以上海市第十人民医院能源中心改造及运营管理为例

在国家五大发展理念的引领下，绿色发展已越发受到各行业的重视，而医院建筑因自身的特殊功能属性，能源使用具有类型多样、能耗高的特点，且在大型综合三甲医院中尤其明显。因此，做好医院的节能降耗工作是目前各大医院后勤管理工作的重要组成部分，同时医院作为面向人民群众的服务窗口，做好医院的节能降耗工作能起到良好的社会示范效应。

根据当前大型医院能耗现状调查可知，暖通空调系统、办公照明、电梯及蒸汽热水能耗在医院各组成能耗占比中位列前茅，因此，充分整合相关资源，在全面梳理医院各系统用能水平及分布的基础上，实施针对性、专业化、精细化的能源中心改造及后期运营管理，是医院做好节能降耗工作的重点和关键。

本文介绍的是上海市第十人民医院（以下简称“十院”）高效能源站综合节能改造项目，改造内容包括制冷、采暖、生活热水以及蒸汽系统，采用合同能源管理加全托管运营的方式对能源站进行管理。

一、改造背景

1. 改造前主要用能系统概述

十院位于上海市静安区，总建筑面积约 17.1×10^4 m^2，包括内科医技综合楼、外科医技综合楼、门急诊楼、口腔楼、中医楼和行政楼等十多栋主要单体建筑，院内建筑集中，其中内、外科医技综合楼建筑面积占医院总建筑面积 74%。医院改造前主要用能系统包括中央空调系统和蒸汽锅炉系统。

1）中央空调系统

中央空调系统冷热源由 3 台直燃型溴化锂吸收式冷水机组和 1 台定频螺杆式冷水机组组成，供应范围为内、外科医技综合楼。供冷时，冷负荷低峰时段运行螺杆式冷水机组，高峰时段运行 2 台直燃型溴化锂吸收式冷热水机组，其他时段运行 1 台直燃型溴化锂吸收式冷热水机组。依据冷源运行记录数据计算出制冷季最大供冷量约为 5 275 kW，单位建筑面积供冷量为 44.5 W/m^2。采暖时，热负荷高峰时段运行 2 台直燃型溴化锂吸收式冷热水机组，其他时段运行 1 台直燃型溴化锂吸收式冷热水机组,机组设定出水温度约为40℃。调研发现现场仅二次泵配有变频装置,且只能起到软启动作用,其他循环泵及冷却塔均是工频运行;冷却塔四周封闭,散热效果较差,运行噪声大。

2）蒸汽锅炉系统

蒸汽锅炉系统由两台燃气蒸汽锅炉组成,供应外科医技综合楼生活热水、中医楼生活热水、员工浴室热水、食堂热水、食堂蒸汽及供应室蒸汽。蒸汽锅炉系统全年365 d运行,每天开启时间为3:00—20:00,1用1备,隔天交替运行。设置的自动启闭模式为:工作压力低于0.5 MPa时自动开启,工作压力高于0.77 MPa时自动关闭。

2. 改造前医院用能水平

改造前医院用能种类主要为电力和天然气,图1和图2分别给出了2017年医院逐月用电和用天然气量,由图1可以看出2017年医院用电总量为2 359.1万kW·h,用电高峰在6—9月,制冷季和采暖季用电量要高于过渡季,由图2可以看出2017年医院用天然气总量为185.4×10^4 m^3,天然气用气高峰在7—9月以及12—3月,制冷季和采暖季用天然气量明显高于过渡季。制冷季和采暖季用天然气量明显高是因为冬夏季开启直燃型溴化锂机组采暖或制冷。

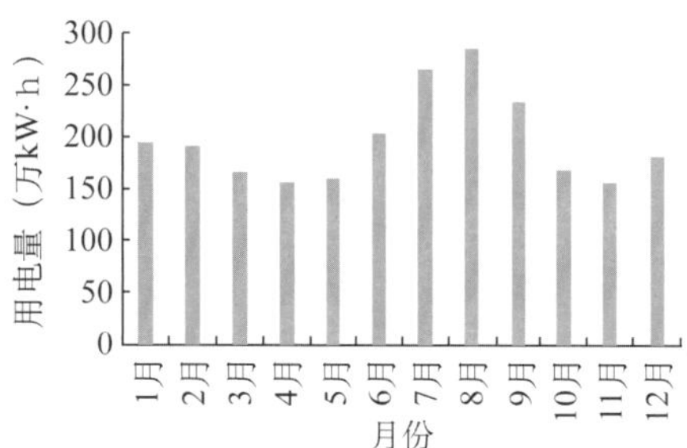

图1　2017年医院月用电量

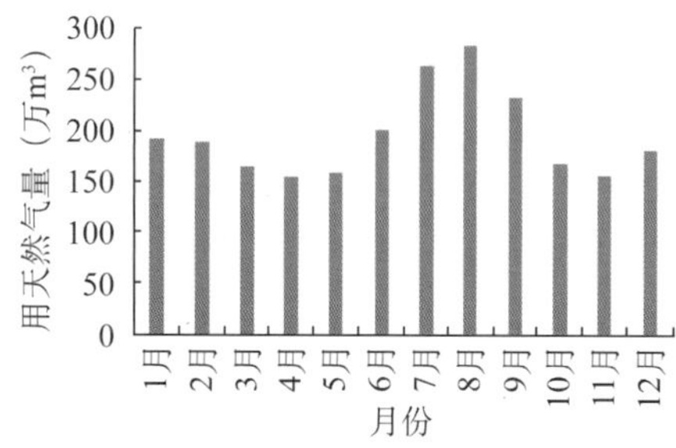

图2　2017年医院月用天然气量

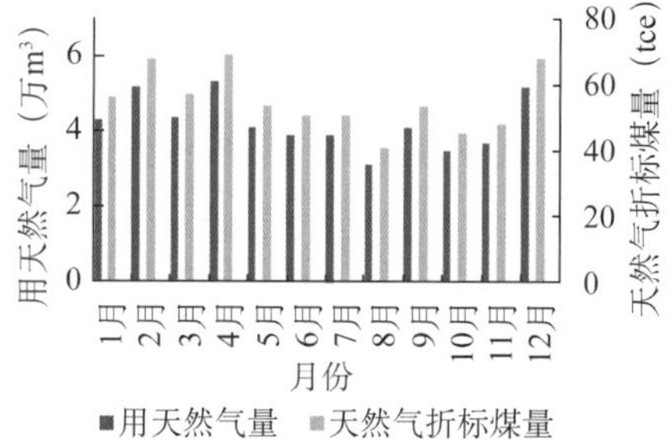

图3　2017年医院蒸汽锅炉月用天然气量及其折标煤量

电力折标煤系数取0.288 kgce/(kW·h),天然气折标煤系数取1.299 71 kgce/m^3,最终计算医院2017年能耗总折标煤量为9 203.9 tce,单位建筑面积综合能耗指标为57.4 kgce/(m^2·a)。图3给出了2017年蒸汽锅炉逐月用天然气量及其折标煤量,可以看出2017年蒸汽锅炉用天然气总量为50.7×10^4 m^3,折合成标煤为659.0 tce,占2017年总能耗折标煤量7.2%。观察发现夏季天然气用量较冬季要少,这可能是因为夏季室外温度高,生活热水需求热量减少以及蒸汽在输配过程中热损失减少。总体来说,逐月天然气用量较为平稳。

二、节能改造方案

医院采用合同能源管理方式对能源站开展管理，改造实施过程整体分为四个阶段，分别是需求梳理调研、前期策划论证、工程项目管理和运行使用收益阶段。在需求梳理调研阶段，先对建筑基本信息和能耗数据进行梳理分析，再对室内环境及主要用能设备进行现场测试，找到空调冷热源系统、生活热水系统、蒸汽系统等主要用能系统可能存在的节能潜力，在充分分析现状的情况下设计了针对十院能源站的综合节能改造方案；在前期策划论证阶段，委托上海市质量监督检验技术研究院、上海市建筑科学研究院、上海市计量院等专业评估机构对系统效率、节能量验证方法等进行评估校验，同时还组织专家论证会对改造方案进行讨论，双重评估保证了改造方案的专业性和可靠性，机构和专家一致认为方案合理可行、预期节能量测算依据充分，并建议后期由节能服务公司提供运营托管服务来保证节能效果；在工程项目管理阶段，结合 BIM 技术进行辅助设计和施工，有助于项目空间规划、实现建筑空间的充分利用，减少不必要的空间浪费；做实项目安全质量管理，重点加强对材料和焊缝等工程质量的检验与监督。

改造方案包括集中冷源系统、集中热源系统、空调水系统、生活热水系统和蒸汽系统，表 1 为改造新增设备的主要性能参数及台数。

表 1　改造新增主要设备性能参数

设备名称	主要性能参数	台数
磁悬浮离心式冷水机组	额定功率 216.6 kW，额定制冷量 1 406.7 kW	2
变频螺杆式冷水机组	额定功率 229.4 kW，额定制冷量 1 496 kW	2
超低氮冷凝真空热水机组	额定供热量 2 800 kW，额定热效率 104%	1
超低氮真空热水机组	额定供热量 2 800 kW，额定热效率 94%	1
空气源热泵机组	额定功率 19.2 kW，额定供热量 80.8 kW	9
高效蒸汽发生器	额定蒸发量 1 t/h，燃气消耗量 80.5 N·m^3/h	2

1）集中冷源改造

采用 2 台磁悬浮离心式冷水机组 + 2 台变频螺杆式冷水机组代替原有的 3 台直燃型溴化锂冷热水机组（制冷），原有的 1 台定频螺杆式冷水机组保留作为备用机组。磁悬浮离心式冷水机组具有超高能效、超低噪声、超低启动电流、低尺寸重量、超长使用寿命以及少维护的优点，并且在部分负荷下机组能效（IPLV）要高于其他形式的冷水机组。

2）集中热源改造

采用 2 台超低氮真空热水机组（其中一台是冷凝锅炉）代替原有的 3 台直燃型溴化锂冷热水机组（采暖）。超低氮冷凝真空热水机组运用双级冷凝（空气预热 + 烟气冷凝）换热技术，既吸收显热又吸收潜热，大大提高了机组换热效率。该机组不仅供热效率高并且满足最新氮氧化物排放的环保要求标准，同时属于免检产品且操作简单，可以降低医院的管理成本。

3）空调水系统改造

采用高效水泵替换原有的老旧水泵，原有冷却塔被超低静音型高效冷却塔替代，二次泵、冷却泵、冷却塔风机变频运行，优化系统整体运行策略。超低静音型高效冷却塔通过放大塔形和采用机翼型低转速的专用风机叶片的方式来减少噪声污染，利用独特的结构设计来有效增大水膜面积，在增大换热面积的同时也降低滴水的噪声。

4）生活热水系统改造

采用9台空气源热泵机组加蓄热水箱替换原有的蒸汽锅炉系统来提供院区的生活热水，利用夜间谷电的特点运行空气源热泵机组，再利用蓄热水箱储存热水以供白天使用。我们采用直热式和循环式结合的新型加热方式来减少循环加热时间。通常，空气源热泵机组热效率可达3.0以上，依据近年来电价与燃料价格情况，预估空气源热泵机组运行费用较蒸汽锅炉可节约50%以上。

5）蒸汽系统改造

采用2台高效蒸汽发生器替换原有的蒸汽锅炉系统（供蒸汽），全变频运行。高效蒸汽发生器平均排烟温度仅110℃，设计热效率达92%以上。机组可以极速产蒸汽，从开机到正常供应蒸汽只需3 min，是常规蒸汽锅炉启动速度的10倍，节省了启动能耗。

改造方案除了上述带来的节能效益外，还通过合理的规划布局，腾空建筑空间约1 000 m^2，供现医院应急消毒供应中心、综合接待办等功能用房使用，原应急消毒中心则改为五间手术室，进而提高医院手术接待水平，实现建筑空间效益最大化、最优化。

三、节能改造后能源运营管理

从建筑全生命周期来看，建筑运营时期的能耗在建筑总能耗中占比最大。医院建筑具有能耗高、耗能设备数量及种类多、耗能系统复杂等特性，因此在实施节能改造后，开展高质量的能源运营管理工作对医院尤为重要。

1. 能源运营管理模式的选择

能源运营管理质量主要取决于能源运营管理模式。现有的能源运营管理模式有医院自行管理、物业外包、节能服务公司托管三种，表2给出了该三种能源运营管理模式的优缺点，图4直观展示了三种能源运营管理模式在团队建设与凝聚力、专业能力等七个方面的特征。可以看出，节能服务公司具有专业的技术人才、优良的运营管理团队、丰富的工程经验，能为医院提供科学化、精细化、智能化的专业能源运营管理服务，保障节能效果，改善医院能源管理事务繁多、成本难以控制、衔接与协调耗时耗力等问题，全方位提升了医院后勤保障水平。因此，针对医院建筑特殊的用能特性对比三种能源运营管理模式可知，节能服务公司的托管模式更适合医院，故十院能源站采用该运营管理模式。

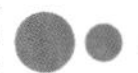

表 2　不同能源运营管理模式的优缺点

能源运营管理模式	优势	不足
医院自行管理	医院自主性强，具有较高的可控度	1. 领导无法对其专注管理； 2. 团队缺乏专业化分工，缺少能力培养及提升； 3. 管理效率不高、成本失控
物业外包	可实现物业公司内各项目间资源共享及合理调配	1. 大而全的管理方式缺乏专业性，导致效益不明显； 2. 职责不明确，易出现院方与物业公司之间互相推诿的现象
节能服务公司托管	1. 高度专业化管理分工，权责关系明确、效率高； 2. 长期持续节能减排工作，提升用能品质，促进医院经济效益和社会效益提高	与其他服务外包结构并存，增加院方管理和沟通成本

管理模式	医院自行管理	物业外包	节能服务公司专项外包
团队建设与凝聚力	◔	◕	◕
专业能力	◑	◑	●
能源运营管理效率	◔	◑	●
用能成本控制	◔	◑	●
服务可靠度	◔	◑	●
服务满意度	◔	◑	●
运营人员成本	●	◑	◕

● 高　◕ 较高　◑ 一般　◔ 较少

图 4　三种能源运营管理模式比较

2. 十院能源运营管理模式

目前医院后勤管理现状主要涉及物业管理、安保、餐饮服务，涉及能源管理的并不多，而能源管理服务外包，有助于全方位提升医院后勤保障水平。节能服务专项外包可以帮助医院改善能源管理事务繁多、成本难以控制、衔接与协调耗时耗力等问题，医院可以获得更专业的技术培训与人才咨询，享有免费维保服务，设备运行更可靠、更高效。十院采用的专业能源运营管理更加科学化、精细化以及智能化，具体模式如下。

1）专业的医院内部管理结构

委托专业节能服务公司运营托管，不代表医院撒手不管，为确保达到预期节能效益并有所提升，医院必须与节能服务公司共同努力，方能达到理想收益。医院成立了节能领导小组、节能工作小组，并与节能公司共同成立能源中心运营班组，架构如图 5～图 7 所示。同时节能工作小组会每月对节能服务公司的运维及节能情况进行评估，确保节能效益的实现。

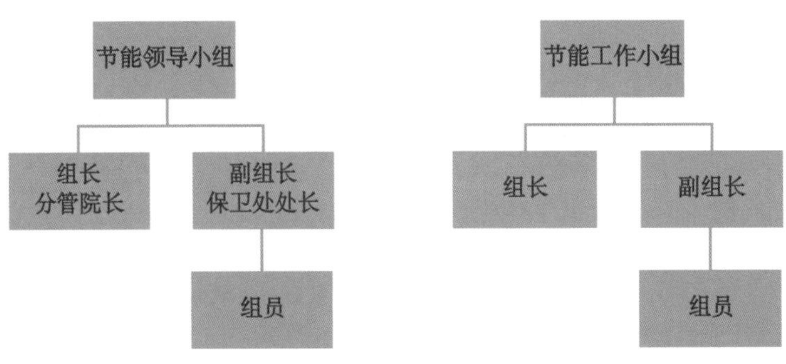

图 5　节能领导小组架构　　　　图 6　节能工作小组架构

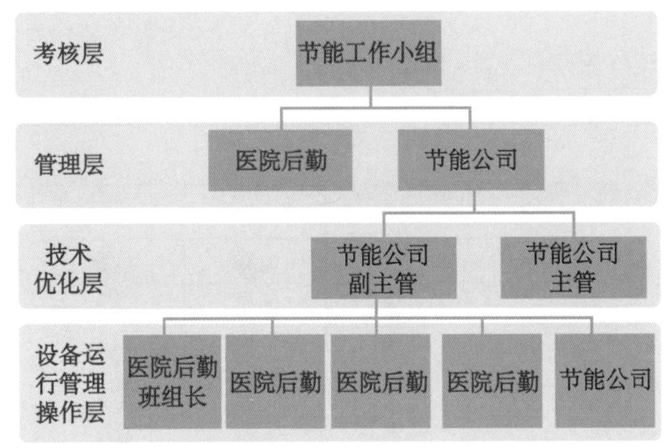

图 7　能源中心运营班组架构

2）专业的内部考核制度

建立月度会议、季度考核、年度考核制度，每个月对能源中心节能运行情况开展总结及优化运行会议，每个季度医院节能工作小组对能源中心运营班组服务情况检查考核，结果与节能效益支付挂钩，每年度提交节能分析和设备运行、故障维修及维保情况分析、运维人员培训学习等，考核结果与后续服务合同签订挂钩。

3）建立能源中心专项外包服务管理体系、制度及规程

通过建立设备运行维保管理制度、运营节能降耗管理制度、中央空调设备运行管理制度、蒸汽发生器应急措施、设备事故管理制度和维修材料出入库规定等三十余项管理制度，系统培训及科学管理运行操作人员，提升能源中心运营管理效率。管理体系及制度保障，也加强了医院和运营公司的用能行为管理。

4）精细化的设备管理

专业节能服务公司对设备有更深入的了解，会充分分析各影响因素对系统的影响，如冷机换热器结垢对能耗的影响、中央空调制冷控制逻辑及耗电设备参数、水泵开启台数和频率对能耗的影响和生活热水系统控制逻辑及耗电设备参数等，通过专业化分析实现对设备精细化管理。

5）建立智能化能源管理平台

为了提高运营管理水平，医院项目中还引入了可视化管理、EDS 系统、能源站智控平台和 TPM 看板等管理手段。能源中心远程能源管理平台可实现远程能源机房冷热源系统监控、能耗分项计量统计、能耗查询（电、天然气、冷/热量、蒸汽量）、能耗对比分析、能源站能效管理等；能源中心就地监控平台可实现中央空调制冷系统监控、生活热水系统监控、系统控制逻辑参数设定、计量仪表数据分类实时显示及能源设备台账显示等。提高效率的同时，大大提高了医院运营管理水平。现场管理制度照片与智能化管理平台界面如图 8、图 9 所示。

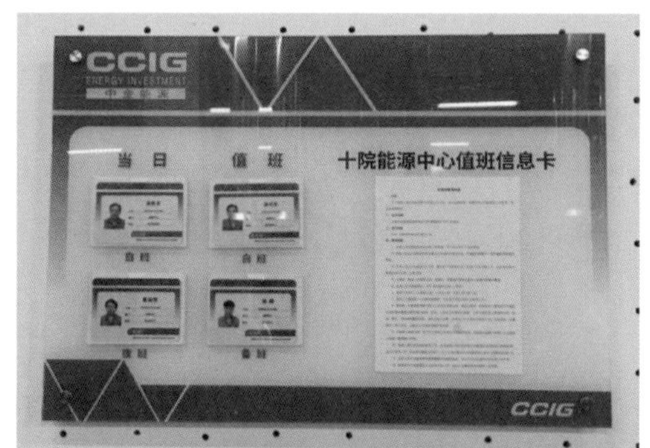

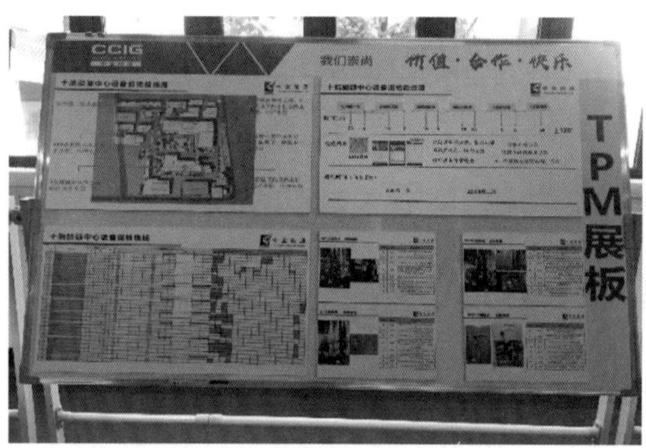

图 8　现场管理制度照片

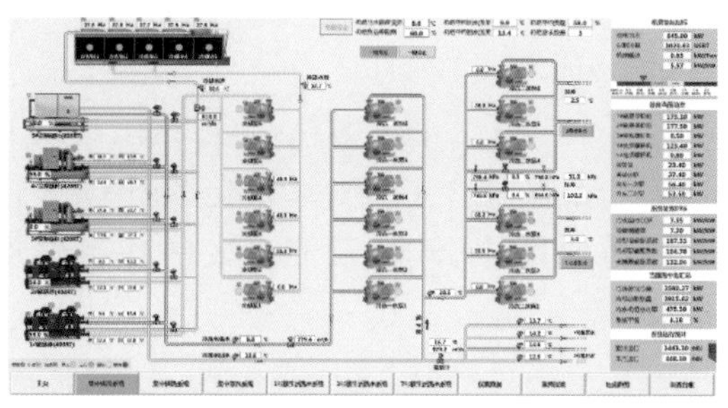
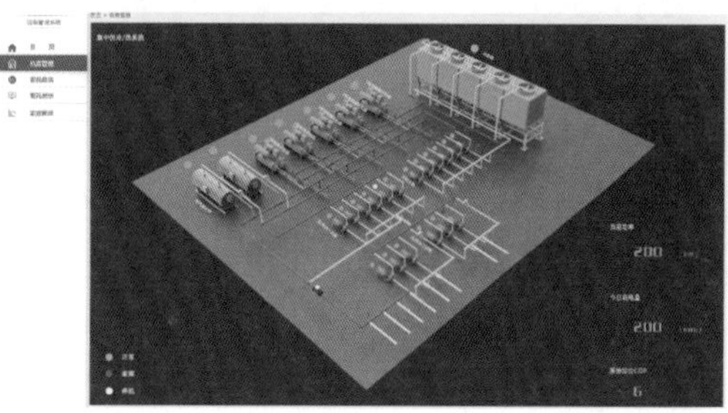

图 9　智慧化管理平台照片

四、改造效果

2019 年 7 月是节能改造完成后能源站投入能源托管运营的第一个月，图 10 给出了 2019 年 7 月至 2020 年 6 月制冷、采暖、生活热水以及蒸汽系统逐月实际运行能耗折标煤量及占比情况。

由图 10 可以得出能源站运营托管后，全年能耗折标煤量为 1 296. 2 tce，而改造前仅 3 台直燃型溴化锂机组和 2 台蒸汽锅炉的全年能耗折标煤量已有 2 301. 8 tce，对比改造前后全年能耗可知该能源站改造及运营效果优良。

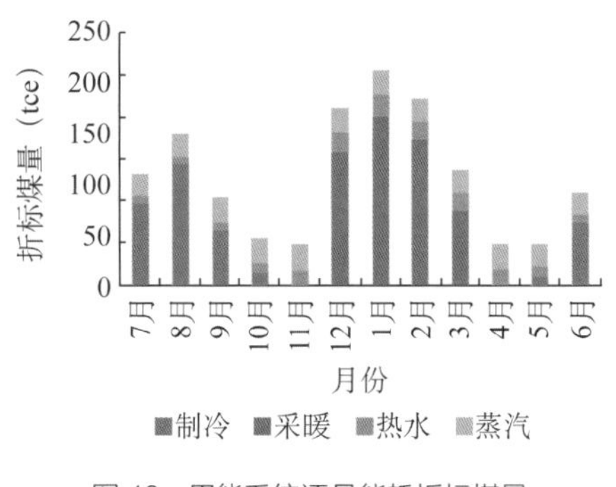

图 10　用能系统逐月能耗折标煤量

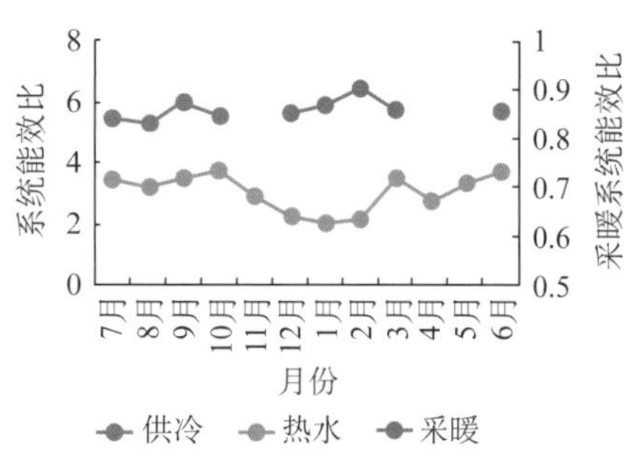

图 11　用能系统逐月能效比

制冷系统全年能耗折标煤量为 341.9 tce，占能源站全年能耗折标煤量 26.4%；采暖系统全年能耗折标煤量为 514.7 tce，占能源站全年能耗折标煤量 39.7%；生活热水系统全年能耗折标煤量为 157.1 tce，占能源站全年能耗折标煤量 12.1%；蒸汽系统全年能耗折标煤量为 282.6 tce，占能源站全年能耗折标煤量 21.8%。可以得出，空调系统能耗为能源站主要能耗。

图 11 给出了 2019 年 7 月—2020 年 6 月制冷、采暖以及生活热水系统逐月能效比。由图 11 可以看出能源系统运营全托管后，制冷系统逐月能效比均在 5.0 以上，全制冷季系统平均能效比为 5.6；采暖系统逐月能效比均在 0.8 以上，全采暖季系统平均能效比为 0.87；生活热水系统逐月能效比在 2～4 波动，冬季系统平均能效比为 2.5，夏季系统平均能效比为 3.6.过渡季节系统平均能效比为 3.0，全年系统平均能效比为 3.1。

通过各用能系统能效比数据分析可知，节能服务公司托管下能源站运行良好、高效节能，改造实际运行一年节约费用约 350 万元，节约标煤量 1 441 tce，综合节标煤率达 15.7%，达到“上海市公共建筑能效提升重点城市示范项目”标准，十院能源站并于 2020 年获得了“蓝天杯高效机房优秀工程——卓越节能技术奖”。

五、经验总结

通过合同能源管理模式加专业节能服务公司全托管运营方式对十院各个用能系统进行综合节能改造和运营管理后发现，实现后勤管理专业化同时还可以降低医院能耗，该模式可为其他医院的节能改造项目提供一定的指导借鉴作用，但在实践过程中还应充分考虑医院及用能的实际情况，本文基于改造前期准备和后期运维阶段的实践过程，总结了以下经验：

(1) 因改造和后期运营过程中涉及沟通和协调的部门较多，不同部门人员的专业背景差异较大，因此在拟采用合同能源管理方式进行节能改造前，多部门之间应加强沟通，减少新旧管理模式转变可能会带来的信息误差，以提高工作效率。

（2）在设计特定的改造方案和制订严格的管理制度前，要明确医院的改造需求和标准，采用不同的运行设备和控制技术会产生不同的效益。过程中可委托多方的专业化机构对计量表具等进行校验，就改造方案与行业专家开展多次论证，以此确保改造过程的科学性及适用性，明晰未来可能面临的风险，并有针对性地做好充分规划。

（3）在运营阶段应定期关注运行数据采集的精准度，对往期运行数据进行充分的研究与分析，深入探寻在不同的负荷需求和室外参数情况下最优的运行策略，包括机组运行方式、开启台数及运行时长等，以理论研究为支撑，灵活运用自控技术，降低人为操控行为而产生的不必要能耗。

（4）在确保节能的同时，还需充分考虑各机组的最佳运行模式，并且制订合理且严格的保养计划，尽可能延长机组的寿命，保证机组长期处于高效稳定的运行状态，满足医院全年不间断的用能需求。

（5）若在运营阶段采用专业节能服务公司全托管运营方式，建议院方安排具有相关专业背景的管理人员对节能服务公司进行专项监管、制订健全的管理考核制度，与节能服务公司实施共同研究和管理提升，以保证节能效能的最大化。

（撰稿：朱永松　洪诗婕　任　祺　郭长峰　郦敏浩）

医院建筑设施运行管理标准化的实践与思考

——中山医院肝肿瘤及心血管综合楼项目建筑设施运行管理

现代医院后勤建筑设施管理都是专业化管理，最主要的内容就是要建立一整套针对医院需求的建筑设施运行标准化管理制度。在复旦大学附属中山医院肝肿瘤及心血管综合楼建筑设施运行管理项目中(以下简称“综合楼项目”)上海上安物业管理有限公司(以下简称“上安物业”)充分发挥上海建工集团在建筑全生命周期管理一体化的技术管理优势，通过贯彻医院建筑设施运行管理标准化作业，提升中山医院综合楼项目的建筑运维服务质量。

一、项目背景

复旦大学附属中山医院位于上海市徐汇区枫林路180号，始建于1937年，占地面积9.6×10^4 m^2，建筑面积35.8×10^4 m^2。中山医院新建的肝肿瘤及心血管病综合楼项目是集医疗、科研、教育等功能为一体的大型综合建筑，是上海市重点学科建设发展计划，同时也是徐汇区枫林生命科学园区的一个重要组成部分。整个项目由肝肿瘤和心血管病临床医学楼、急诊部、科技楼、特需门诊和生殖中心等建筑组成。上安物业负责综合楼建筑运行管理服务，在综合楼建筑运行管理上，严格遵守相关行业的质量标准与技术规范，重视综合楼关键机房设施和运行环境的高品质打造，通过标准化的建筑设施全生命周期管理服务模式，提升了医院建筑设施精益化管理能力。

复旦大学附属中山医院综合楼后勤工作中的建筑设施运行管理在整个医院综合楼运行管理项目体系中扮演着重要的角色，是中山医院综合楼营运保障、服务、节能、增效不可缺少的支持环节。同时，医院综合楼建筑设施也是中山医院的形象工程之一，为使患者和医务人员一进综合楼就能享受到宾至如归的感觉，为患者早日康复提供温馨的就医环境，为医务人员提供符合医疗工艺要求的基础运行环境，本项目在中山医院综合楼项目中充分实践了建管一体化的建筑设施运行管理标准，提升了建筑运维服务质量。

在综合楼后勤信息化建设上，中山医院综合楼项目在建设阶段实施了后勤运行保障数据中心的建设工作，位于该项目的地下一层，该数据中心通过对医院综合楼变配电系统、锅炉组、给排水系统、照明系统、净水系统、净化空调、电梯机组、发电机组、楼宇自动化、视频监控系统、停车场系统、冷热源系统、污水处理系统、远程抄表系统、设备巡检系统、物流系统、能耗统计、报警管理及设备档案等若干个子系统的集成，并与医院 HIS 系统进行信息对接，对综合楼的建筑设施运行标准化管理提供了保障，实现了综合楼内建筑设施运行管理的数字化和智能化，如图 1 所示。

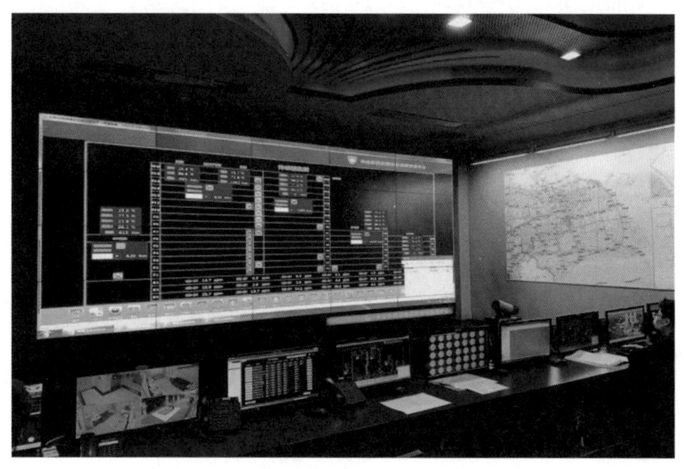

图 1　中山医院后勤运行保障数据中心

二、项目实施概述

1. 综合楼项目建筑设施运维标准化实施原则

中山医院综合楼项目建筑设施运维标准化的具体方案设计从“设施运行管理”和“建筑运维服务”两个层面入手，集医院后勤、医务和临床等科室以及相关行业专家之合力，对中山医院综合楼项目建筑设施运行标准化方案进行深化和论证，具体实施原则如下：

（1）综合楼建筑设施运维项目应遵循“优化设施管理”“优化运维服务”的双优化原则进行。

（2）综合楼建筑设施运维项目应满足建筑运行管理相关的国家和行业标准，应采用国家绿色建筑运行标准，以减少医院建筑运行的碳排放。

（3）综合楼建筑设施运维项目宜采用智能化运营管理系统，以利于将大数据分析技术应用到医院建筑设施主动式运维服务过程中。

2. 综合楼项目建筑设施运维服务标准化难点分析

综合楼建筑设施的运维项目标准化不仅需要将复杂的医疗需求与建筑运维服务结合起来，而且需要适应不断变化的医院医疗的工艺要求，包括可预料医疗需求，具备适应现在和未来医疗发展所需的功能。所以综合楼项目建筑运维标准化比其他民用建筑更复杂、更专业、更需要动态灵活的建筑设施运行规划方法。医疗建筑的运维标准取决于特定的医疗需求、院内环境、技术与医疗工艺背景。在中山医院综合楼建筑设施运行管理项目上主要面临3个难点：

1）医院建筑运行管理服务对象具有双重性

医院建筑运行管理不仅给患者提供公共建筑设施服务，还需满足医务人员的医疗工艺和医学科研所需提供的基础能源动力。因此，医院建筑运行服务既包括医院公共建筑运行环境服务，也包括提供特殊医疗需求的差异化运行管理要求。

2）医疗专业设备运行保障要求高

医院专业设备专业化程度高、保障性要求强，例如CT室、手术室、检验室的专业设备的基础电力运行质量要求特殊；院内的电梯使用频繁，不同的人员流线关系复杂，使院内安全管理压力大等。因此，保持院内建筑设施稳定的运行状态，是创造良好的医疗环境的基础。医院建筑基础设施一旦出现故障，须在短期内启动应急响应，这对院内建筑设施管理和维护提出了很高的要求。

3）医疗建筑绿色低碳运行难度大

医院是传统的能耗大户，医院建筑运行的节能减排，需要在保障各项医疗需求的前提下进行相关节能降耗工作，医疗工艺需求对医院建筑设施的运行有着特殊的要求，需针对不同季节、不同医疗工艺制订最适合的建筑设施运行方案（表1），因此医院的建筑设施绿色运行管理比其他民用建筑更加复杂。

表1　综合楼暖通运行标准

参数	夏季		冬季		新风量	设备用电	照明用电	人员密度	噪声级
区域	tn ℃	Φ	tn ℃	Φ	$m^3/(h \cdot 人)$	W/m^2	W/m^2	$m^2/人$	dB(A)
门诊大厅	26	55%	18	—	10	15	9	6	50
办公室	25	55%	21	35%	30	20	9	6	50
值班室	25	55%	21	35%	30	15	9	6	45
休息室	25	55%	21	35%	30	15	9	6	45
诊室	25	55%	21	35%	2次/h	20	9	6	45
候诊区	25	55%	19	—	2次/h	20	9	6	45
医技科室	25	55%	23	—	2次/h	20	6	6	45
急诊部	25	55%	21	—	2次/h	60	20	6	45
病房	25	55%	21	35%	2次/h	20	9	5	45
配药室	25	55%	21	35%	5次/h	20	9	5	45

3. 综合楼建筑设施运行管理项目主要特点

1）建立有针对性的标准化建筑设施运维流程

中山医院综合楼项目建筑设施运行管理的标准化和流程化首先要以文档的形式进行

展示，并且能够指导综合楼的日常运维工作。建筑运维标准化、流程化就是对综合楼建筑设施运维工作的规范和要求。相比建筑设计和施工阶段，建筑设施运维工作直面医院运营要求，每一步建筑基础设施的运维操作与医院医疗系统能否正常运行息息相关，稍有不慎就易产生医疗事故。医院建筑设施运维智能化的落地工作也是建立在医院建筑设施运维标准化和流程化的基础上。因此，在综合楼项目建筑设施运行管理过程中，上安物业基于中山医院特殊的医疗需求，将综合楼建筑设施运行管理的标准化工作分为三个阶段：日常运维工作梳理、应急响应标准化流程制订和建筑设施运行质量评估，通过对综合楼项目建筑设施运维流程的标准化梳理，对综合楼项目的运行管理范围、运行管理质量标准和运行管理职责进行明确和规范，为综合楼项目的建筑设施维保工作提供依据和指导。如图 2 所示。

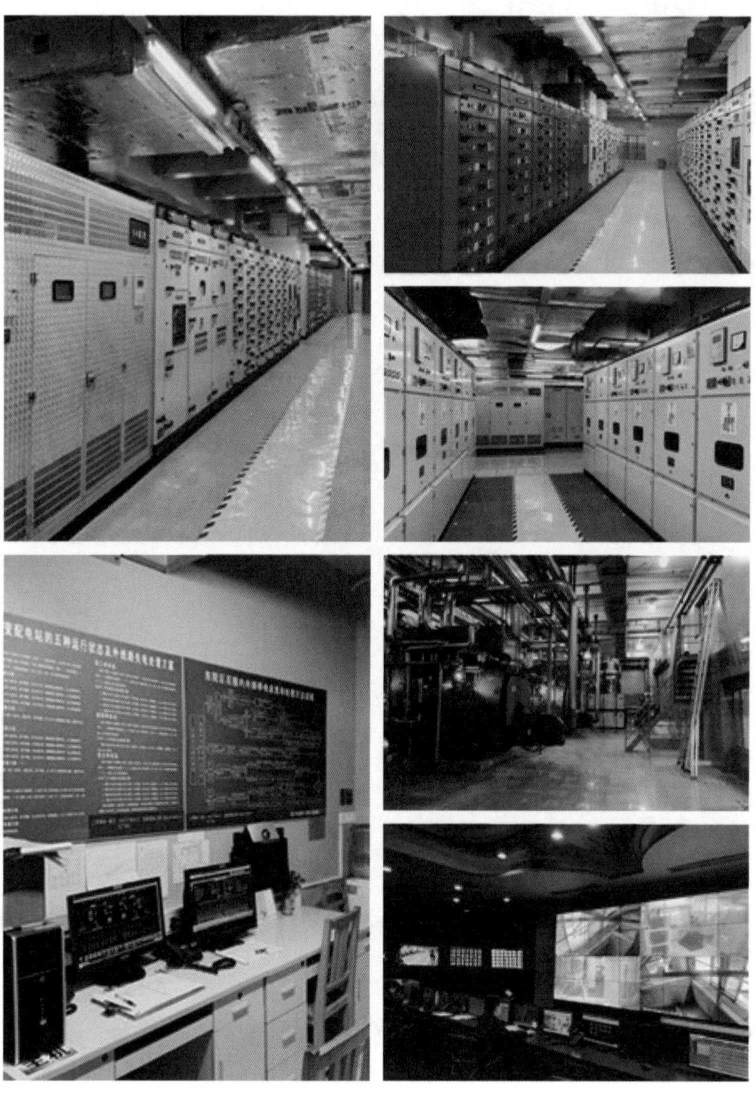

图 2　综合楼建筑运行管理现场

2）建立标准化建筑运行应急管理流程

医疗安全是医院目标管理的关键指标之一。中山医院综合楼建筑设施运行管理项目涉及强电、暖通、给排水系统等建筑基础设施的运行管理，为医院综合楼的医疗服务提供基础性运行能源动力支持，一旦建筑基础设施发生故障就会导致医疗服务无法稳定进行，甚至危及患者生命。因此在综合楼项目建筑运行管理方案设计过程中，针对医院综合楼的特殊医疗要求，对综合楼的建筑基础能源动力系统设计了运行应急处置方案，保障综合楼的关键基础能源动力的来源稳定，为医院医疗服务持续稳定进行提供持续稳定的保障性支持（图 3）。

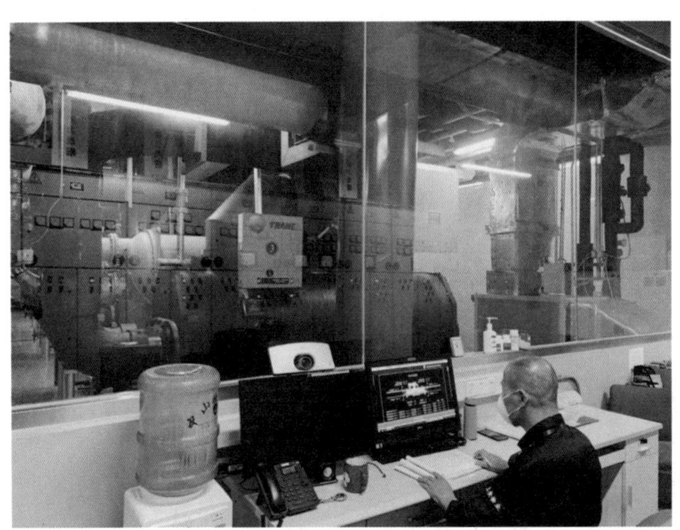

图 3　综合楼基础能源动力系统 24 h 值守

3）标准化的数据分析流程梳理建筑运行管理痛点

综合楼项目中保障院内医疗设备的正常使用并且满足临床治疗需求，是综合楼建筑设施运行管理的基本原则。根据综合楼诊疗模式的差异化需求、医院教学科研需求及医疗专业设备的运行要求，综合楼项目的建筑设施管理与服务面临的问题也趋向复杂和多样化。在综合楼建筑运行管理过程中，运维团队借助大数据，从建筑运行维保记录中提炼运行管理关键信息并进行量化分析，梳理了综合楼建筑运行管理的重点和难点，为综合楼的建筑运行服务提供决策依据（图 4）。

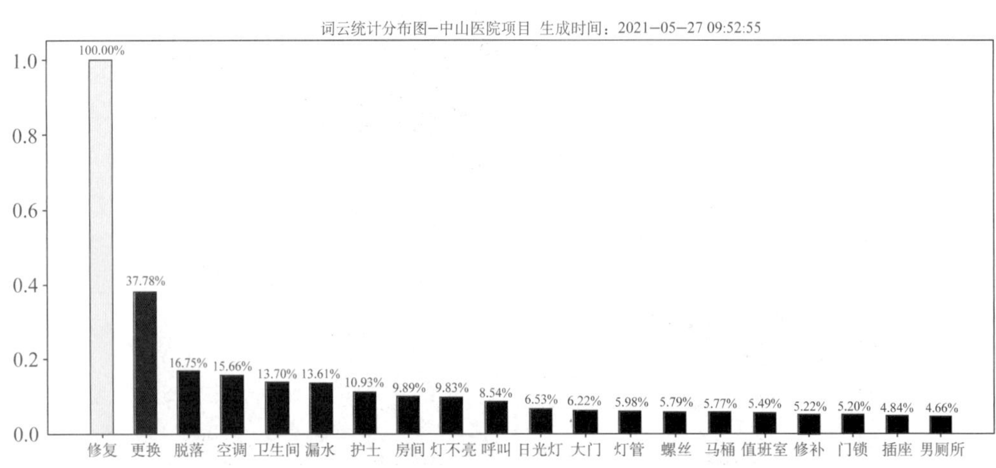

图 4　中山医院综合楼建筑运行维保数据挖掘

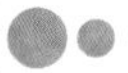

4）主动式医院建筑设施运行状态监测

在综合楼项目中，物联网等信息技术的应用无处不在，对综合楼建筑运行实现分区、分类、分项的数据监测和全面感知。因此在综合楼项目建筑运维管理过程中，通过主动式运维管理实现了综合楼内建筑物各个系统的互联互通，将建筑运行数据监测与关键运行指标的分析过程进行紧密结合，充分发挥主动式运维管理模式下的建筑物联网实时数据采集的应用价值，提高综合楼项目建筑设施的运行效率，主动式建筑运维服务管理是物联网技术与建筑运维管理相结合的产物，基于医院的信息化平台将综合楼的供电、供水、供气、供热等建筑设施系统的运行状态进行了无盲区、全参数的实时监测（图 5）。为综合楼项目的建筑运行规划与自动化运维提供准确的依据，进而在综合楼建筑运行管理业务范围上基于物联网技术应用获得了提高综合楼建筑设施运行效率、优化综合楼建筑运维成本的效果。

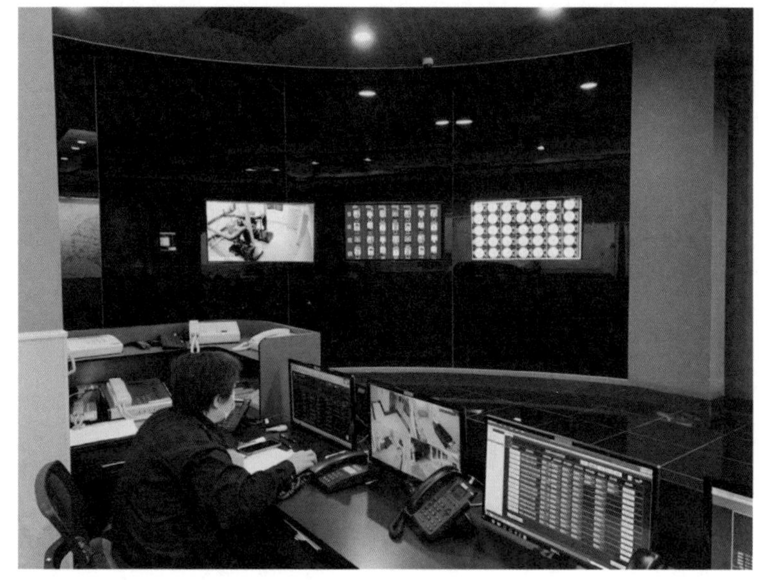

图 5　中山医院后勤信息化监控平台

5）医院建筑全生命周期建设和管理一体化模式落地

在综合楼建筑设施运行管理过程，基于建管一体化思路对医院综合楼基建项目全生命周期管理能力进行了提升。在医院综合楼基建项目建设阶段运维团队工作就已经前置到建设期，通过项目施工阶段的承接查验工作，对医院综合楼基建项目建设过程中出现的潜在问题进行识别并提出合理改进意见（图 6）。将医院建筑运行问题和矛盾在源头阶段予以消化解决，为后期医院综合楼建筑设施持续稳定的运行提供保障。

4. 项目标准化实施成效

1）医院建筑运行质量水平显著提升

综合楼建筑设施运行管理标准化工作的实施，综合楼建筑设施的平均无故障率和建筑设施应急响应能力显著提升，有效地满足医院后勤管理的要求，为患者和医务人员营造一

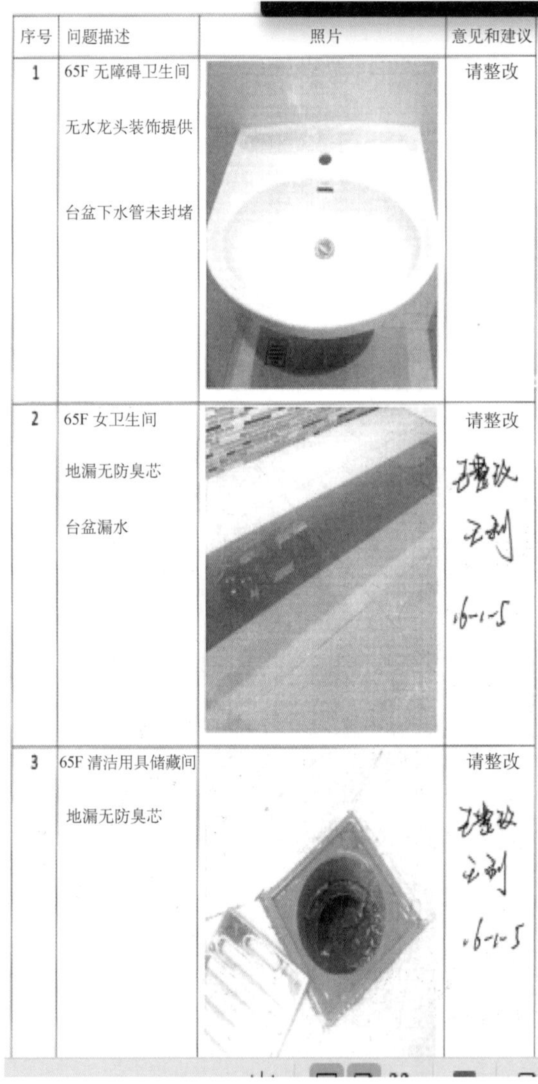

序号	问题描述	照片	意见和建议
1	65F 无障碍卫生间 无水龙头装饰提供 台盆下水管未封堵		请整改
2	65F 女卫生间 地漏无防臭芯 台盆漏水		请整改
3	65F 清洁用具储藏间 地漏无防臭芯		请整改

图 6　运维前期介入发现的问题和缺陷

个安全可靠的医疗环境。在建筑硬件设施层面加强了对一线医疗工作的支持，促进了医院工作的顺利开展。

2）医院医疗安全夯实巩固

综合楼建筑运维项目明确了楼内关键建筑基础设施的应急响应标准流程，建筑设施运维人员通过熟悉应急响应标准化的流程，保持了综合楼建筑运行应急响应能力和意外事件备份机制的激活能力，使医院医疗安全保障能力获得巩固。

3）医院后勤管理能力得到增强

综合楼建筑运维项目通过标准化医院建筑设施管理标准和管理流程，明确了运维团队的管理职责和范围，建立权责明晰的管理界面和建筑运维工作流程，为医院建筑运维信息化闭环管理提供基础，增强医院后勤的管理服务能力。

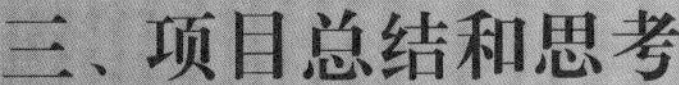

三、项目总结和思考

基于综合楼项目建筑设施运行管理标准化的实践，对于医院建筑设施运维管理标准化路径总结和思考如下。

1）医院建筑设施运行管理技术标准化

医院基建项目是建筑工程项目的一种，从建筑工程管理上需要将建筑工程中的技术标准与医院后勤管理需求结合起来形成适用于医院基建项目的技术标准体系。技术标准化能避免医院基建项目在建设过程中产生资源浪费和重复劳动，为医院基建项目进度和成本控制提供技术能力保证。综合楼基建项目建设过程中在设计、施工、验收环节将运营阶段的需求纳入技术标准统筹规范中，解决了综合楼基建项目在建设阶段不同专业协调性差、整体管控能力不强的问题。

2）医院后勤服务质量标准化治理

医院后勤管理大多依托于社会化外包服务模式，例如医院中央空调末端系统、净化空调系统、电梯维保、污水处理、医疗废弃物处理、保洁输送及被服清洗，膳食服务医院会采购第三方专业公司服务。在综合楼的后勤保障过程中，医院后勤系统化平台通过标准化的设计，将零散的医院后勤社会化资源整合到统一医院后勤服务平台中，形成统一指挥、集中调度、集中监控和实时评价的医院后勤管理和专业服务提供的双闭环管理，进而实现院内公共设施维修管理规范化、设施资产管理精细化、设备管理统一化、巡检维保管理标准化及医废管理优质化；将医院后勤被动服务转变为主动服务，将医院综合楼建筑公共设施资源实行统一调度、统一监管，提升医院后勤服务效率。通过信息化的后勤管理平台实现医院后勤专业经验的知识和经验的沉淀与分享；使每一个管理事件得到追踪；云技术、移动技术、物联网技术让医院后勤管理者、服务提供商、建筑设施维保单位的信息一致和同步；标准化的开放式信息化平台架构设计，保证综合楼后勤专业分包单位系统接入和整合，消除了信息壁垒。

新一轮“健康中国”医疗卫生改革正在加速推进，为医院后勤管理的转型升级提供了源源不断的动力，传统医院后勤管理正在依托标准化管理模式提升医院在建筑运行管理中的服务质量，触发医院后勤运维团队对现行医院建筑设施运行管理的重新思考与反思，寻求医院建筑设施运行管理优化的契机，进而提升医院建筑设施的运行管理水平。

（撰稿：上海上安物业管理有限公司）

服务型机器人于医疗场景中的应用研究

——上海市儿童医院物流建设探索

人工智能(Artificial Intelligence, AI)技术是人们为了让计算机能够从事一些只有人脑才能完成的工作而不断研究探索的方向,是当下科技发展的潮流趋势。随着工业4.0与中国智能制造2025等政策推进,物流机器人在生产与生活中,发挥着越来越重要的意义。随着人工智能2.0的出现,医院物流机器人借此应运而生。人工智能是“机器人”的技术基础,本文以医院物流机器人为研究案例,通过分析得出医院物流机器人的产品价值和产品设计要点,总结出了医院物流机器人产学研结合的思路,以及在医院项目实施过程中实现物流信息化、闭环化管理的要点所在,为后期在医疗机构智慧后勤建设过程中的可复制式应用推广,提供了良好的借鉴作用。

一、研究背景

本研究聚焦于人工智能技术于医疗场所中的应用探索,即已初步实现的智能机器人在医院物流中的应用。由国务院于2017年7月8日印发并实施的《新一代人工智能发展规划》通知,其中三步战略目标中明确第一步:到2020年人工智能总体技术和应用与世界先进水平同步,人工智能发展环境进一步优化,在重点领域全面展开创新应用,聚集起一批高水平的人才队伍和创新团队,部分领域的人工智能伦理规范和政策法规初步建立。人工智能从遥远的构想、理论,逐渐开始具备实践意义的希望与可能性。

随着智能物流的进一步发展以及绿色医院和智慧后勤的理念推广,智能物流机器人已经是该领域最具亮点的部分。国内医院物流环境的复杂性使得智能物流机器人未能在医院市场真正实现批量应用。因此,加快国内医院信息化、智慧化的升级,加快智慧医院的建设、加快国内智能机器人的发展势在必行。医院物流机器人由无人驾驶技术而来,是无人驾驶技术在医院复杂环境下的应用,并结合云端调度管理系统、院内IT系统等,将有效解决传统人工运输和机械化工具运输的弊端。同时本项目的规模实施,将有助于智慧医院物流建设,改进医院管理,如提升医护效率、实现物资安全闭环监控、对接信息化建设和有效降低库存等,同时支持医院产学研创新,树立智慧医院新形象。

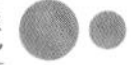

随着机器人技术的不断成熟与发展，机器人技术应用的普适性将逐步提高，技术应用的成本将受益于技术发展而逐步降低，而机器人的功能拓展与场景适应性将得到大幅度的提升。本项目的研究，在为同行业踏入人工智能时代铺好垫脚石的同时，促进医院管理、健康服务在高新技术支持下的质量提升。物流机器人的部署及管理机制研究具有泛用性，同行业的医疗机构可借鉴此模式开展机器人技术应用及运维机制设计，在此基础上尝试实现丰富的应用场景，这对于医疗机构智慧后勤建设具有积极的推动作用。

二、研究内容

1）基于智能机器人技术的智慧物流系统平台搭建

在上海医疗机构中，率先完成基于智能机器人技术的智慧物流系统平台搭建，在实现智能机器人于医院 PIVAS 静配药物运输、普通药品运输两种业务场景中的实际应用的同时，创新达成机器人系统与医院信息系统的对接，实现实时监控、全流程闭环、全自动运输和历史可追溯的智慧物流模式。

2）机器人机体及算法设计优化

通过智能物流机器人在医疗环境中的实际应用与测试，配合实际环境深度优化机体设计，利用四种以上传感器模块，基于多源融合算法，实现机器人在医院室内复杂环境下低漂移、无缝切换的自动导航定位，定位精度达到厘米级；实现单台机体最大负载大于 350 kg，传输速度达到 0.2～1.2 m/s，爬坡坡度不低于 8°，0 转弯半径，产品软硬件质量达到国家机器人认证标准（CR）；研发并实现可与机器人通信的梯控系统及门禁系统交互，实现机器人自主呼叫电梯并且乘坐电梯到目标楼层，自主控制门禁及通道门开闭。

三、医院物流现状及问题分析

1）传统人工运送模式分析

医院内部的物品运输具备如下主要显著特点。

（1）运输物品的多样性：大到被服、垃圾，小到药品、手术器械、化验样本等，需要运输的物品多种多样。

（2）物流运输的安全性：药品（尤其是特殊药品）、手术器械、医疗垃圾及特殊样本等，都要求在运输过程中必须安全可靠。

（3）运输环境的特殊性：医院中的部分环境，存在感染疾病的危险。

（4）运输任务的繁重性：医院内部各种物品“库房”相对分散，且大型医院病床、手术室越来越多，运输任务总体越来越繁重。

传统的“护工/护士 + 手推车 + 电梯”的物流运输方式，越来越面临一些挑战。国内人力成本上升、90后/00后不太愿意从事低端服务性工作、二胎政策放开等,使得医院护工、低端护士的招工和人员管理难度越来越大。部分医院、部分科室/区域的高传染性、辐射性等,使护工/护士存在健康风险。人工运送,还有其他诸多方面的不足和问题,如图1所示。

人力成本高
专人专岗仅完成简单工作,
而人力成本日益上升
A
B
管理成本高
人员流动性、老龄化
问题,重复培训
安全无保障
物品追溯困难,
对配送对象的安全
保障措施缺失
C
运输效率低
手拉肩扛的方式
等待耗时长
F
六大弊端
易污染环境
人流物流混杂、易感染
E
D
人员复杂性
操作不规范、惰性等,
造成配送误差

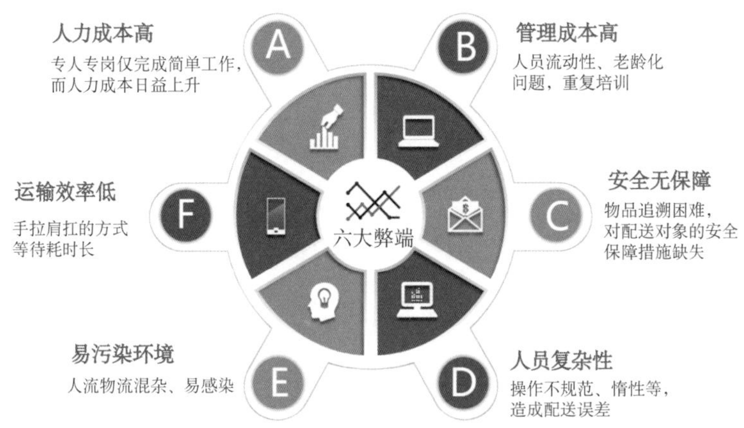

图1 人工运送问题分析

2) 自动化物流系统分析

随着科技进步,一些新型智能物流方案在医院也出现过,如气动物流传输系统(Pneumatic Tube Systems)和轨道小车物流系统(Track Vehicle Systems)。医院借助智能化物流传输设备,将院内大小物品进行科室之间安全高效的输送。院内搭建专有物流传输通道,运送期间无须人工跟踪、操作,全程智能化系统控制,运输记录可翻阅调取,做到传送物品有据可查,便于医院监管、时刻掌握后勤运输动态及医疗物品使用情况等。物流机器人与其他自动化物流系统的特点对比如表1所示。

表1 智能物流系统特点对比表

内容	人工配送	气动物流	轨道物流	物流机器人
运载重量	一般100～150 kg	<5 kg	<30 kg	<300 kg
传输速度	N.A.	6～8 m/s	0.6～1 m/s	0.2～1.2 m/s
传输体积	中	小	中	大
传输物品	被服、医疗器械、药品、餐饮、垃圾等各类物品	只能传输血液样本、药品等少量物品,无法运输被服	只能运输输液、检验标本、药品等,无法运输被服	被服、医疗器械、药品、餐饮、垃圾等各类物品
内容	**传统方案:护工+推车**	**气动物流**	**轨道物流**	**医院物流机器人**
管理难度	大,且随着招工日益变难,难度会越来越大	小,电脑全自动化管理	小,电脑全自动化管理	小,电脑全自动化管理
工作强度	需要间歇性休息	全天24 h工作,强度一致	全天24 h工作,强度一致	全天24 h工作,强度一致

（续表）

内容	传统方案：护工+推车	气动物流	轨道物流	医院物流机器人
差错率	较高，和人员素质相关	低	低	低
传输效率	中，人工搬运	低，每次传输一件	中，轨道内可连续传输	高，任意时刻调配多台
运营维护	人员需培训，人员有请假的可能，也有流失的问题	系统无法实时监控传输瓶位置，传输瓶易堵塞，堵塞时很难找到传输瓶	单个小车故障可通过控制系统快速找到并取下，但系统部件损坏率高，维护成本大	远程监控运行状态，机器人有故障报警机制，故障率低，维护成本低
楼宇改造	不涉及	需安装垂直和水平管道，占用空间小，安装简单	需安装垂直和水平轨道，医院建设时需预留井道间及防火窗，安装复杂	无须楼宇改造，只需部署网络。并与电梯、门禁系统对接即可

四、医院物流机器人的应用实施

上海市儿童医院于2018年9月完成了物流机器人运行模式所涉及的所有前期部署与调试工作，并将4台机器人投入全过程自动运行的PIVAS及住院药房药品配送场景中。机器人运行的主要流程是：从住院部5楼派单、装箱出发，自动呼唤并乘坐院方指定的电梯，按照派单情况到达目的病区，分别是位于13F的特需病区与位于11F的呼吸科、消化科病区。再由病区完成卸货动作后执行下一目标，完成单次任务中的所有目标节点后返回发货地待命，具体的工作流程如图2所示。实际工作场景如图3所示。

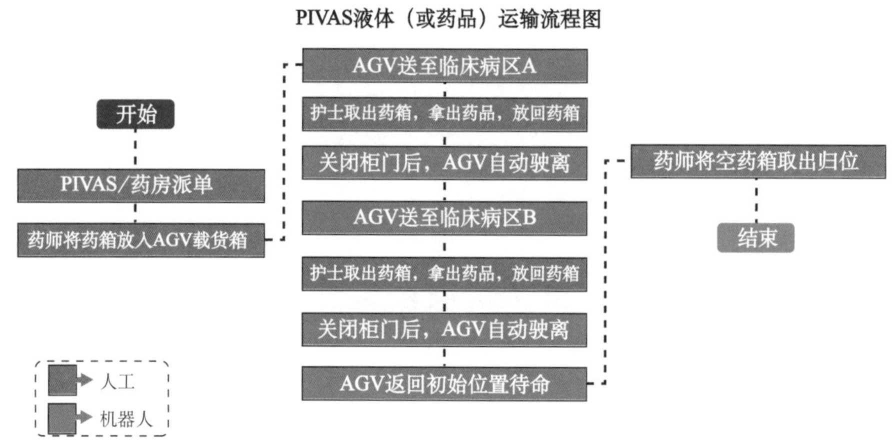

图2 物流机器人工作流程

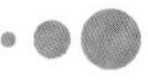

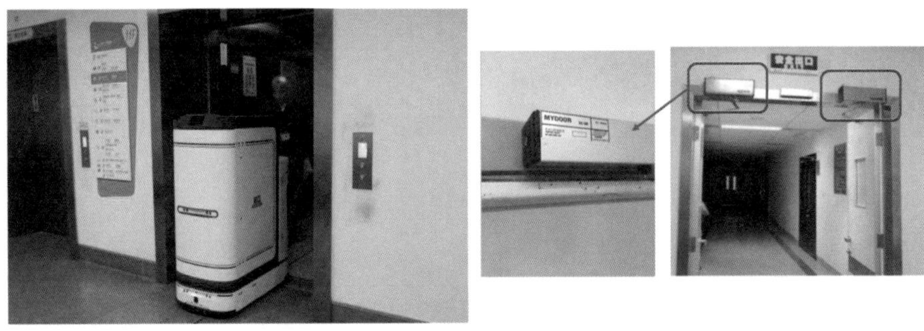

图 3　物流机器人自主乘梯及控制门禁

据统计，从 2018 年 9 月至 2021 年 4 月这段时间中，物流机器人已持续正常工作 843 d，成功配送至护士站总计 12 839 次，运输总距离约 1 790 km，运输总载重量约 184. 65 t，单次任务平均耗时 22. 6 min。

医院在将物流机器人应用于药品配送场景的同时，思考并设计了与整套工作流程匹配的监管手段，如图 4 所示。主要包括干系人岗位职责梳理、常见故障类型梳理与应急预案编制及机器人设备巡检维护方案编制。在成功将技术用于实践后，对于新的工作流程的监管机制也同步深化。

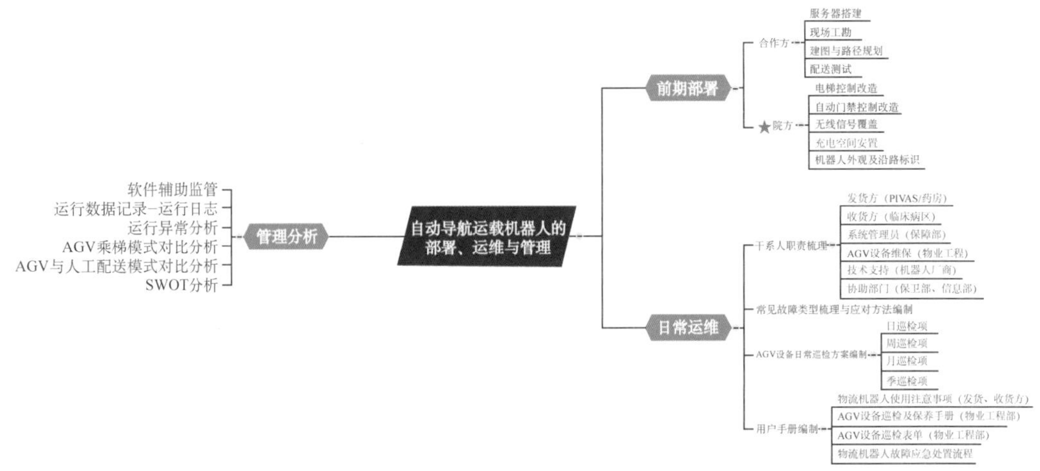

图 4　自主导航物流机器人部署、运维与管理模式架构

五、医院物流机器人应用效果分析

在上海医疗机构中，上海市儿童医院对于物流机器人的应用率先完成了基于智能机器人技术的智慧物流系统平台搭建，在实现智能机器人于医院 PIVAS 静配药物运输、普通药品运输两种业务场景中的实际应用的同时，创新达成机器人系统与医院信息系统的对接，

实现实时监控、全流程闭环、全自动运输和历史可追溯的智慧物流模式。上海市儿童医院通过物流机器人的实际应用，梳理并总结了观察机器人应用全过程的管理模式，包含前期工勘及流程设计、物流机器人工作环境部署（分为电梯控制改造、自动门禁控制改造、无线信号覆盖、充电空间部署、机器人外观及沿路标识）、机器人日常运维及管理机制（分为岗位职责梳理、常见故障梳理、应急预案编制、机器人设备巡检维护方案编制）。完整度较高的物流机器人应用管理机制，具有较好的可复制性，为同行业医疗机构对于物流机器人应用模式的借鉴具有积极辅助作用。

正常人的步行速度为 1.5 m/s，每步距离约 0.75 m；机器人半年的总配送距离为 36 639 m，相当于代替人工步行约 4.89 万步；人工配送单次最大载重约为 120 kg，机器人半年配送总载重量 38 815 kg，相当于代替人工配送 323.46 次。

成本效益方面，人工配送模式中，单个病区每次配送耗时约 16.97 min（往返），单个病区每天需配送共 4 次，共 13 个住院病区，则人工配送每日工时为 $16.97 \times 52 = 882.44$ min = 14.71 h，每个人工按 8 h/d 工时计算则需配置 1.8 人，该岗位薪酬支出按 3 500 元/月计算，年度人力成本支出约为 $3\,500 \times 1.8 \times 12 = 75\,600$ 元/年；本文讨论的医院环境中与物流机器人相关的单次投入改造成本约 121.20 万元，机器人充电耗费电能约为 4 kW · h/台/d，则4 台机器人年度耗电费用约为 $(4 \times 4 \times 365) \times 0.8 = 4\,672$ 元/年，4 台机器人的年度维护成本约为 5 万元。从物流机器人的全生命周期来看，机器人配送模式每年可节省的费用约为 $76\,500 - 4\,672 - 50\,000 = 21\,828$ 元。

通过 SWOT 模型分析法对机器人应用于药品配送场景中的内、外部条件各方面内容进行综合与概况，着眼于物流机器人自身的优势与缺陷及其在外部环境中存在的机会与威胁。分析内容如表 2 所示。

表 2　物流机器人应用 SWOT 分析

类别	内容
优势	1. 技术优势：柔性无轨自主导航、机器视觉、SLAM 算法、立体自适应交通、续航能力强。 2. 环境优势：安全性能强、流程信息化、幼龄患者心理疗愈
劣势	1. 技术不完善：温度、感染控制问题；无法自动装载、卸载；机动性较差。 2. 环境劣势：机器人部署量与空间资源的矛盾、维修难度较高、配套部署复杂性
机会	1. 政府、上级部门支持。 2. 市场投资热点。 3. 技术协作：5G、人脸识别、医警联动等
威胁	1. 管理机制不完善。 2. 专业人才缺失。 3. 与其他物流解决方案相比运输速率不占优势

上海市儿童医院对于物流机器人的应用，有效解决了药品配送应用场景中人工配送模式存在的痛点。传统的人工配送模式具有人力成本高、差错率高、安全保障低、人力疲劳、心理情绪和伤病等客观因素及人员管理复杂度高的特点，而物流机器人具有的配送过程自

主导航、自主充电、环境识别及自主避障等功能缓解了医院管理者对于配送人员的管理复杂度，而机器人的硬件设计则保障了配送对象安全等问题。

将物流机器人投入实际应用的同时，也要根据发现的问题进行潜在风险识别并拟定对策措施。在测试过程中记录的一次异常项中，机器人在驶出电梯轿厢时因轿厢与外部地面高差产生了剧烈的震动，机器人触发保护机制并紧急停驻。从该个例中反映出，电梯设备的平层校验和日常维护应按时进行，确保人员及机器人进出电梯轿厢时的安全。医院可根据该风险拟定的控制措施，按时进行电梯设备维保、调整机器人自动触发停驻的灵敏度参数、尝试更换抗震性能更优的机器人轮体部件。在导致机器人异常停运的发生的外部因素中，由于自动开闭门装置引起的故障占较大比重。机器人配送路径中通过的门均为双开门，在初次改造过程中团队采用了单机控制装置，即预先设置好自动闭门器的延时参数并独立控制每扇门的开闭。这种机制在实际使用中造成了在特定情况下两扇门若在关闭的时候顺序相反，则因为重叠造成的阻力而无法再次通过机器人远程控制打开，从而导致机器人在门处无法正常通过。针对该风险，采用双门联动的自动控制装置，每一樘双开门的两个控制器联动控制，规避关门时的故障，保证机器人稳定正常地配送。

六、结语

互联网、智能硬件、人工智能和智能制造技术成熟度的不断提升，为智能物流机器人产业化提供了可靠的技术支撑。中国占有全球医疗领域中的巨大市场，各种类型的医院数量众多，同时，中国也是全世界智能硬件制造的集中地，这都为本项目数字化医疗智能物流机器人产业化提供了有力保障。

智能服务机器人行业是新兴产业，根据业内预测，未来三年内产业规模将超千亿。智能物流机器人于医院除了完成包装良好的常规物资运输外，通过技术研究发展，未来可将运输对象拓展至更为复杂、环境要求更加严格的检验标本、手术器械、医用耗材等；而在运输对象的可拓展性之外，机器人应用技术在运输模式方面也有巨大的发展空间，首先就是运输过程中争取实现自主装载、卸载物资，如此在整个机器人的工作流程中就不再需要时效性要求较高的人工介入，实现更深层次的全过程自动化。而机器人的功能类型，也可能从物流运送发展至餐饮服务、安全巡视、医废处置等。

（撰稿：甘　粒　杨晓东　李锦康）

后勤智慧化发展趋势下的医院智慧水务系统建设与思考

——以上海中医药大学附属龙华医院为例

随着我国经济的高速发展，大型公共建筑高耗能的问题日益突出。医院作为大型公共机构建筑的重要组成部分之一，其特点是占地面积大、建筑物种类及数量多、自来水管网复杂且用水量较大。目前，许多医院存在水耗数据不健全、水资源管理不到位、用水浪费严重及缺乏非常规水利用等问题，因此亟须一个既能对全院用水管网进行24 h监测，又能起到有效节水作用的软、硬件系统，对全院用水体系进行全面管控。

一、项目背景

上海中医药大学附属龙华医院（以下简称“龙华医院”）位于上海市徐汇区宛平南路725号，占地面积43 155 m^2。平均每天门诊人数12 000人，医院职工人数2 600人左右。随着医院规模的不断扩大，医院用水量也逐渐增加，主要用水为住院用水、门诊用水等。我院自2019年起连续出现用水异常的现象，后勤保障处组织多次查漏、巡线均未彻底解决问题，因此通过医院后勤保障处多次调研，决定实施医院智慧水务系统建设项目，为全院供水管网做一次彻底“体检”，找到问题源头，彻底解决长期困扰医院的用水异常问题，建立医院供水管网智慧监管体系。

二、建设思路

1）以智慧水务推动医院用水监管

智慧水务是通过数采仪、无线网络、水质和水压监测仪等在线监测设备实时感知供水系统的运行状态，并采用可视化的方式有机整合水务管理部门与用水单位，形成“水务物联网”，可将海量水务信息进行及时分析与处理，辅助领导决策分析，以更加精细和动态的方式管理水务系统的整个生产、管理和服务流程，从而达到“智慧”的状态。随着智慧水务在城镇供水行业的普遍应用，必须在医院用水监管工作中引入智慧水务的建设思路，从而达到长效管理的目标。

2）以 DMA 实现精确用水管控

DMA 分区管理是控制供水系统水量漏失的有效方法之一，被定义为供配水系统中一个被切割分离的独立区域，通常采用关闭阀门或安装流量计的方式，形成虚拟或实际独立区域。通过对进入或流出该区域的水量进行计量，并对流量分析来定量漏损水平，有利于检漏人员更准确地决定如何检漏更为有利，从而进行主动漏损控制。目前利用 DMA 的思路实现城镇供水漏损控制，已成为供水行业的共识，通过 DMA 建设，可建立医院多级用水分析，能够精细到单体建筑，对用水的供销差进行全方位监控。

3）通过压力调控实现合理用水

利用智能化节水控制设备，对区域压力进行合理调配，根据建筑高度，合理分配供水压力，并采用智能控制的手段，结合建筑群的用水特点，实现压力的按需而定，从而实现精细化的用水管理，防止供水管网异常高压导致的滴漏、爆管等问题。

4）以 GIS 实现管网可视化管理

GIS 是随着地理科学、计算机技术、遥感技术和信息科学的发展而兴起的一个学科，GIS 独特的地理空间分析能力、快速的空间定位搜索和复杂的查询功能、强大的图形处理和表达、空间模拟和空间决策支持等，可产生常规方法难以获得的重要信息。GIS 用于供水管网的管理，不仅能够直观表达供水管网在地下的走向，同时使用者可在出现用水异常时，通过 GIS 空间分析及网络分析功能，及时发现并解决问题（图 1）。

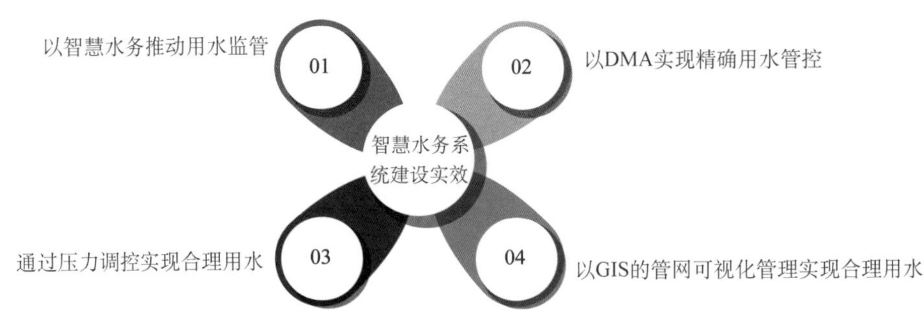

图 1　GIS 空间分析及网络分析示意图

三、总体架构设计

根据项目总体目标，采用面向服务架构（SOA）思想，以云计算、物联网、大数据等信息技术为支撑，以前端基础感知设施整合为先导，以供水和节水信息资源共享为核心，以医院节水管理应用推进为重点，采用“分布多级、统一管理、集中服务”的总体架构模式，构建智慧节水管理平台（图 2），推进医院水务信息化的全面渗透和深度融合，将节水工作提高到一个新的水平。

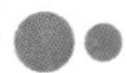

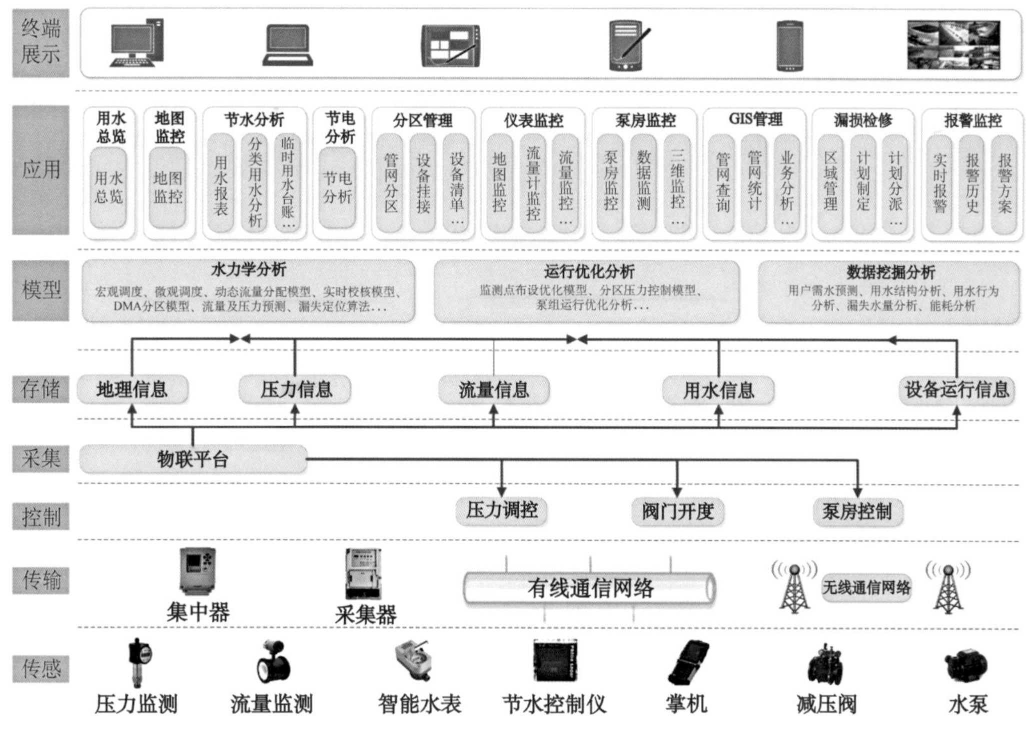

图2　智慧节水管理平台

1. 总体架构

1）传感

传感层主要包括压力监测设备、流量监测设备、智能水表、节水控制仪、掌机、减压阀和水泵等前端设备。

2）传输

传输层主要是利用集中器和采集器，通过有线网络、无线网络等进行前端数据的采集和传输。

3）控制

控制层主要包括压力调控、阀门开度等，为平台的远程控制和业务应用提供支撑。

4）采集

采集层是指通过物联平台能够对各厂家的感知设备进行统一接入，实现前端数据的采集。

5）存储

存储层是将平台的地理信息、压力信息、流量信息、用水信息和设备运行信息等数据进行统一存储和管理，为平台的大数据分析提供数据支撑。

6）模型

模型层是指平台提供水力学分析模型、运行优化分析模型、数据挖掘分析模型，为平台的数据整合、业务优化、数据分析决策提供技术支撑手段。

7）应用

应用层包括用水总览、地图监控、节水分析、节电分析、分区管理、仪表监控、泵房监控、GIS 管理、漏损检修和报警监控等板块，满足医院节水管理的多场景应用需求。

8）终端展示

终端展示。可提供指挥中心大屏、台式终端、笔记本终端、平板终端和手机终端等展示窗口，方便医院能够随时随地以多种方式查看医院节水运营情况。

2. 关键技术

1）"3S"融合技术

仪表监控、管网 GIS 管理、分区管理等节水业务绝大多数都和地理位置密切相关。作为空间信息获取、管理和分析处理的技术，地理信息系统（Geographic Information System，GIS）、遥感（Remote Sensing，RS）及全球定位系统（Global Positioning System，GPS）（即"3S"）成为节水管理的重要基础工具。目前，"3S"的研究应用开始向集成化方向发展，为节水管理信息化提供了更为广阔的空间。在这种应用背景下，GPS 主要用于实时快速提供目标的空间位置；RS 用于实时或准实时地提供压力、流量等变化，及时了解用水现状，综合分析节水效果；GIS 则作为基础平台，对多种来源的时空数据进行集成管理和综合处理，并为管网数据管理提供工具支持。

2）云计算技术

云计算（Cloud Computing）是网格计算（Grid Computing）、分布式计算（Distributed Computing）、并行计算（Parallel Computing）、效用计算（Utility Computing）、网络存储（Network Storage Technologies）、虚拟化（Virtualization）及负载均衡（Load Balance）等传统计算机技术和网络技术发展融合的产物。它旨在通过网络把多个成本相对较低的计算实体整合成一个具有强大计算能力的完美系统，并借助 SaaS，PaaS，IaaS 和 MSP 等先进的商业模式把强大的计算能力分布到终端用户手中。云计算的一个核心理念就是通过不断提高"云"的处理能力，进而减少用户终端的处理负担，最终使用户终端简化成一个单纯的输入输出设备，并能按需享受"云"的强大计算处理能力。

3）物联网技术

物联网技术是在互联网技术基础上的延伸和扩展的一种网络技术，其用户端延伸和扩展到了任何物品和物品之间进行信息交换和通信。因此，物联网技术的定义是：通过射频识别（RFID）、红外感应器、全球定位系统和激光扫描器等信息传感设备，按约定的协议，将任何物品与互联网相连接进行信息交换和通信，以实现智能化识别、定位、追踪、监控和管理的一种网络技术。在智慧节水管理平台建设中，可通过压力计、流量计、远传表等在线监测设备实时感知医院用水情况，能够将采集到的各种数据进行及时分析与处理，并作出相应的处理结果与辅助决策建议。

4）大数据技术

大数据技术是从各种类型的海量数据中快速获得有价值信息的技术。随着医院供水

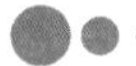

业务的日益扩大，医院面临的数据量也越来越大。传统的信息技术已无法满足海量数据实时处理的需求，通过基于大数据的数据挖掘和分析技术，可帮助各医院及时了解节水状况，发现节水问题，通过可视化的图表进行数据展示，让医院领导能够更快更准地作出决策。

四、项目建设内容

1. 完善计量体系

1）计量体系规划

在建设过程中，根据医院实际情况，梳理医院内部供水结构及供水关系，合理规划医院内部计量体系。

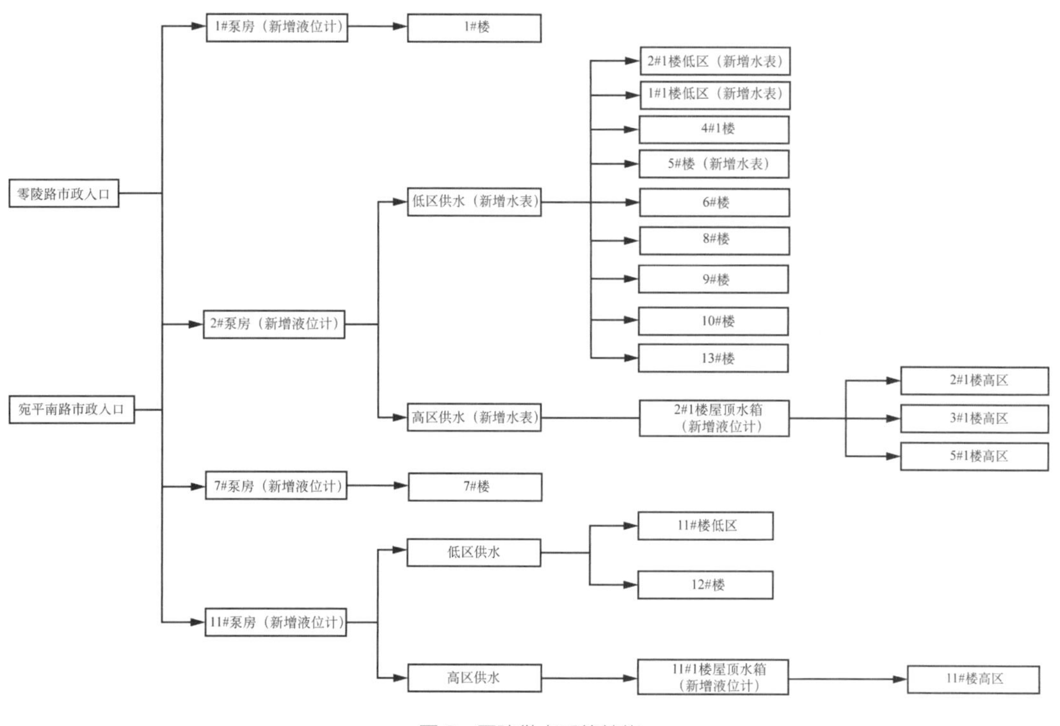

图3　医院供水系统结构

2）计量仪表规划

根据市政管网的供水路径，分析供水管网及医院的特点，对医院的整体供水区域进行合理的分区。在分区的边界安装流量监控设备，可以实现对该区域的供用水数据进行对比分析，并结合夜间最小流量监控的方式，能够及时发现管道漏损情况。根据医院的用水特性，可以分为一级、二级及单体建筑多个计量级别。

3）计量仪表选型

（1）智能远传水表

智能远传水表数据采用远传的方式进行采集。可通过 RS485 通信、GPRS 等方式进行无线传输，分区计量采用带压力的流量计，单体建筑可以选择水表，基本技术要求如表 1 所示。

表 1　基本技术要求

参数名称	技术参数
压力损失	＜16 kPa
最大工作压力	1.6 MPa
温度等级	T30(默认)，T50，T70，T90
准确度等级	2 级，1 级可选
材质	铜(HPb 59-1)，不锈钢 SS304，SS316\SS316L 可选
电池寿命	10 年
防水等级	IP68
工作环境温度	−40℃～70℃
电磁环境等级	E2
信号输出	PS485，LoRa，M-Bus，NB-IoT
气候和机械环境条件类别	C 类
数据通信	光电接口、RS485
连接方式	螺纹连接
上下游流场敏感度等级	U3/D0 或 U0/D0
测量频率	1～4 次/s
数据存储	7×24 h，365 d，72 个月，失电后数据永久保存
压力精度	±1%F.S
压力温漂	2%F.S(0℃～60℃)
压力绝缘电阻	50 MΩ/250 V
压力供电	3.3～5.5 VDC
压力输出	0.5～2.5 VDC
压力量程	1.6 MPa

（2）智能节水控制仪

智能化节水控制仪是专门针对医院用水规律研制而成，是一款集硬件、软件、信息和数字化于一体的高精度计量、分析、调节控制多模块集成的设备，该设备结构紧凑、工艺精湛、性能优良、运行良好且安全可靠，具有远程调节、远程测试、远程传输、远程控制及远程分析等功能，可实现一体化的监漏、控漏、爆管预警和智慧控制，从而达到节水的目的。

五、智慧节水管理平台

1. 用水总览

智慧节水管理平台集成展示各建筑区域的昨日用水量和昨日异常量情况，通过运营总图集中展示分区模块的分布情况及实时数据与历史数据变化趋势，展示分类用水平衡统计、分区用水统计及分区泵房供水数据详情(图 4)。

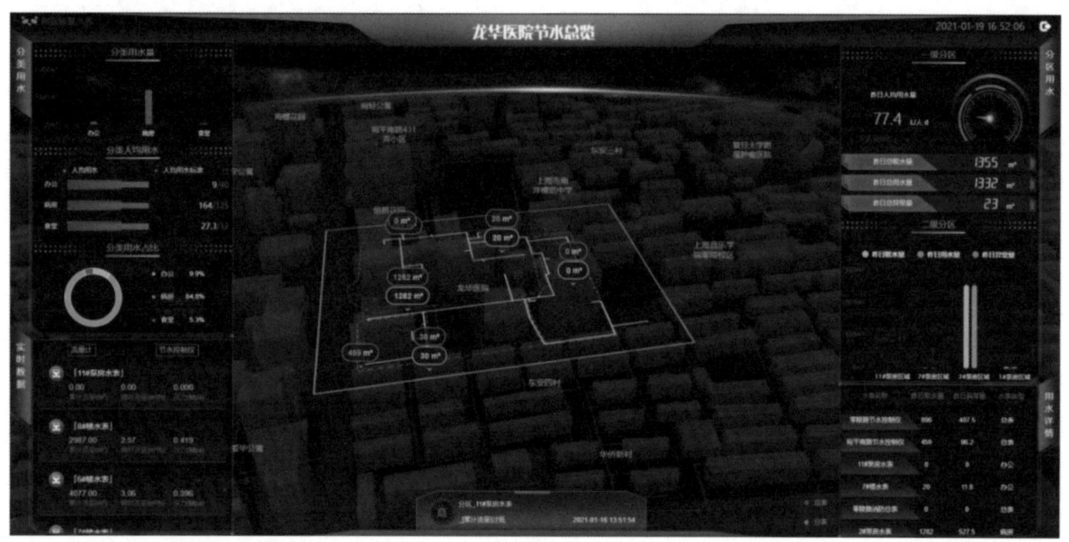

图 4 用水运营总图

2. 地图监控

汇总医院的节水关键指标，构建医院内部节水运营总图，实现跨业务系统的信息交互与共享，宏观展示医院的用水和节水概况，多维度数据挖掘与分析，全方位解读节水现状，有效评估节水工作效果(图 5)。

(1) 基本信息：展示当前医院的基本情况，包括占地面积及总人口。

(2) 节水分析：宏观展示节水情况，包括当前人均用水量、取水量、用水量、漏失量和漏失率等节水关键指标，直观了解当前节水现状。

(3) 专题展示：结合地图，针对分区、泵房、仪表等关注信息进行专题展示，明晰地图分布和运行情况。

(4) 用水分项计量：通过环形图的方式展示各类型的用水量，便于宏观了解用水情况。

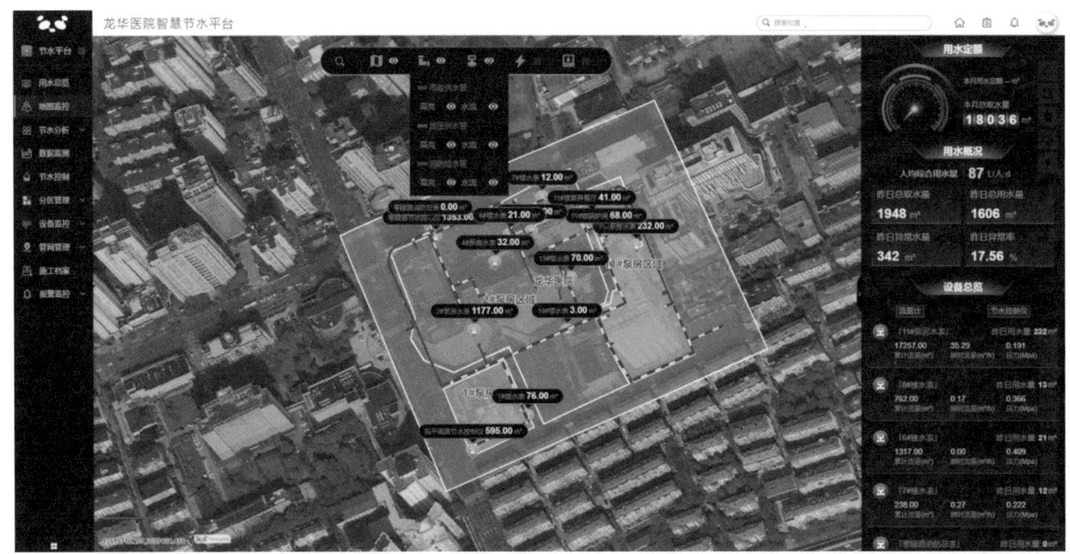

图 5　地图监控

3. 供水分析

智慧水务系统把计量体系和供水关系进行可视化的管理，针对整个供水关系进行直观的展示（图 6）。系统可以清晰展示每个设备、仪表之间所存在的供水关系，并且可以通过数据的实时监控，实现分区用水分析、分类用水分析、建筑物用水分析和取水总量对比分析等智慧分析功能，判断管道存在用水异常以及末端的用水异常等，同时进行实时报警。

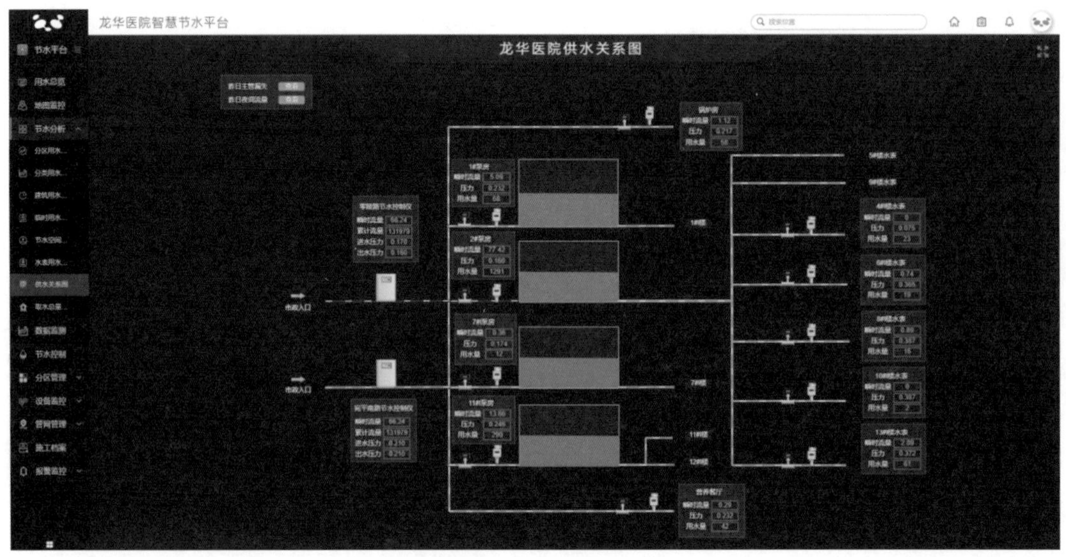

图 6　供水关系图

4. 节水控制

实时监控节水控制仪今日供水量、累计年供水量、累计年节水量和节水率等综合指标，以及设备的基本信息、报警信息；右侧部分展示节水策略、节水效益两个方面的内容，对进水压力与出水压力、开度与流量以及节水前后用水量的数据曲线进行综合对比展示。界面中央部分则展示节水控制仪三维实体效果图以及设备实时数据。支持恒定压力、分时段压力、不利点压力能多种智能调压节水策略，从而达到调压节水的效果。

5. GIS 管理

1）管网查询

（1）点击查询

系统可提供点击查询功能，主要用于查询管网上某点的设备信息。管理人员可单击需要查询的设备，系统将以 Tips 的形式列出设备的属性，并高亮显示该设备。

（2）快速查询

系统可提供快速查询功能，可快速查询出某一范围内的特定设备。在弹出的面板中设置查询范围后单击查询，系统会将查询结果全部列出。单击某一条记录，系统将自动跳转到对应位置。

（3）条件查询

系统可提供条件查询功能，支持设置多个查询条件。设置完成后单击确定，选择查询范围，系统会将查询结果列出。单击某一条记录，系统将自动跳转到对应位置（图 7）。

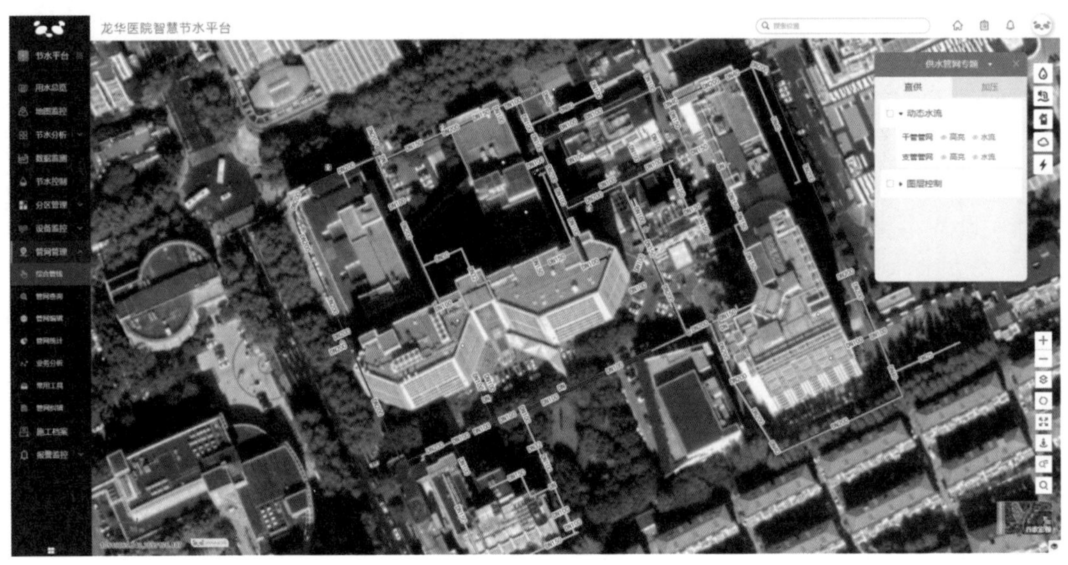

图 7　管网查询

2）管网编辑

系统可提供管网编辑功能，不仅能够对系统中的管网设备进行编辑，支持包括管网空间数据编辑、解析录入、撤销和回退等；同时还能够提供灵活多样的批量编辑功能，可根据属性统赋参数或者根据参数统赋属性等，可以直接挂接 Excel 属性表，可批量改变管点设备类型，提供管网设备编码工具(图 8)。

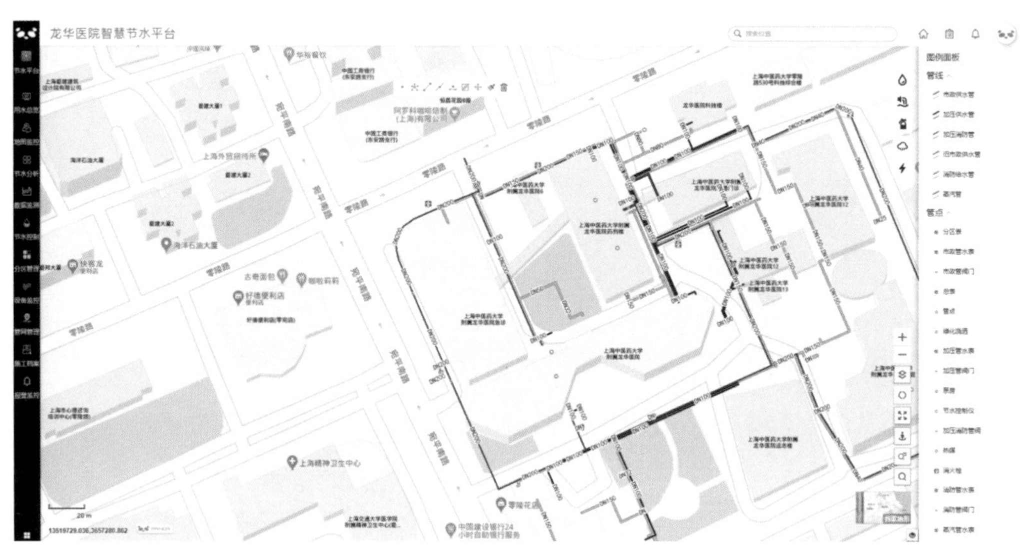

图 8　管网编辑

3）管网统计

系统可提供多种类型的管网统计功能，支持设置统计范围，单击统计后输出统计结果，包括统计数据和统计图，同时支持对统计结果进行导出。包括：按口径统计阀门、按管径统计管长、全设备汇总、管长统计、设备个数统计和通用统计。

4）业务分析

（1）爆管分析

系统可提供爆管分析功能，支持在地图上单击选择爆管点，系统自动分析，结果中显示了需关设备、受影响科室、受影响管段及受影响区域等信息。

（2）断面观察

系统可提供断面观察功能，支持设置断面类型，鼠标左键选取两点拉一条线切割所要观察的管线，系统将生成所切管线的横断面图。可查看断面图，点击查看大图，可放大断面分析图查看；点击下载，可将断面图下载为 jpg 格式图片。

（3）连通性分析

系统可提供连通性分析功能，支持鼠标左键选取两点，系统会判断这两个管点之间的连通性，并将分析结果列出。

（4）区域连通性分析

系统可提供区域连通性分析功能，支持设置分析区域和设备进行分析，并将分析结果列出。

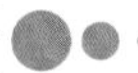

6. 巡检运维

1）区域管理

系统可对巡检的责任片区和执行区域进行区域范围、关键点、路径的设置（图 9）。系统中的一级区域（管理区域）一般按医院的业务范围或行政范围划分，执行区域为将一级区域再次细分的二级区域和三级区域，方便医院能够进行针对性的区域划分。

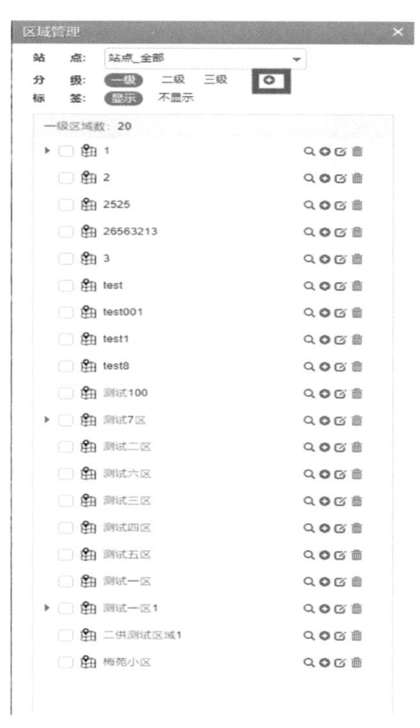

图 9　区域管理

2）计划制订

系统支持医院在线制订巡检计划，以列表形式展示计划内容，可根据计划的状态、执行时间、站点、创建人和巡检员等条件查询出新增的巡检计划，同时管理员可对计划进行编辑和修改，便于计划的统一管理和维护。

3）计划分派

系统可根据开始时间、计划类型、站点、创建人和巡检员等条件查询出待分派的计划，选择待处理的计划进行发送审核，从而实现巡检计划的快速分派。

4）计划总览

系统以列表形式展示全部的巡检计划，管理员可根据开始时间、计划类型、任务状态、站点、创建人和计划名称等条件进行查询，方便管理员能够快速查找。

7. 报警监控

1）实时报警

系统支持以卡片的形式对医院的报警情况进行展示，报警类型可分为阈值报警、硬件报警、突变报警以及超时报警，当出现流量过高、进水压力低、出水压力高和设备故障等情况时，可通过颜色、声音、弹窗、短信、微信公众号和 App 消息等方式及时进行报警提醒，可根据不同类型、不同级别的报警设定对应的报警方式，方便医院能够及时接收各类报警信息并处置。

2）报警历史

系统支持以列表形式将所有报警记录进行综合展示，可根据报警的级别、报警类型、查询时段等条件，对报警记录进行筛选查询，方便医院能够进行历史回溯，及时查找报警的原因（图 10）。

3）报警方案

系统支持对报警方案进行自定义配置，通过设置各报警方案的详情，包括：基本信息、作用范围、报警值配置等，以满足医院不同业务场景下的报警需求。

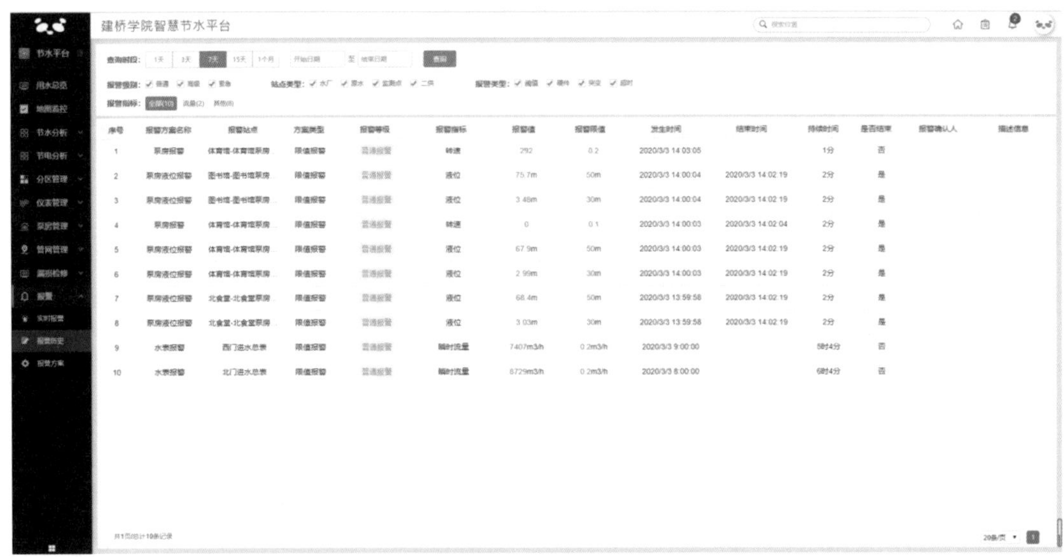

图 10　报警记录

8. 智能终端应用

掌天下结合移动和云技术，专为医院量身定制，通过移动端（微信小程序和 App）对用水信息进行全面把控，从宏观上了解用水概况，实时监控用水指标，实现场景化应用、移动化管理、智能化预测。

汇总展示取水量、用水量及人均日用水量的关键指标，点击各板块可查看具体关键指标，方便领导随时随地了解各供水环节的运行情况（图 11）。

首页
节水优先 空间均衡
系统治理 两手发力
上海中醫藥大學附屬龍華醫院
严谨、仁爱、继承、创新
昨日总取水量
1802 m³
昨日总用水量
1652 m³
昨日异常量
150.0 m³
昨日异常率 8.32 %
昨日人均用水量
82.6 L/人·d
首页
工作台
地图
报警
我的
分区用水
龙华医院
区域切换
日
2020/09/17至2020/09/23
水量信息
取水量
12041 m³
用水量
11186 m³
漏损信息
总漏损量
855.00 m³
漏损率
7.10 %
本区域输水管道漏损
855.00 m³
下级分区漏损
0.00 m³
11#泵房区域
0.00 m³
7#泵房区域
0.00 m³
分区用水
曲线分析
取水量
用水量
总漏损
本区域输水管道漏损
11#泵房区域
7#泵房区域
2#泵房区域
1#泵房区域
2020-09-17
2020-09-19
2020-09-21
2020-09-23
水表详情
水表名称
供用水类型
零陵路节水控制仪
供水表
8768
宛平南路节水控制仪
供水表
3272

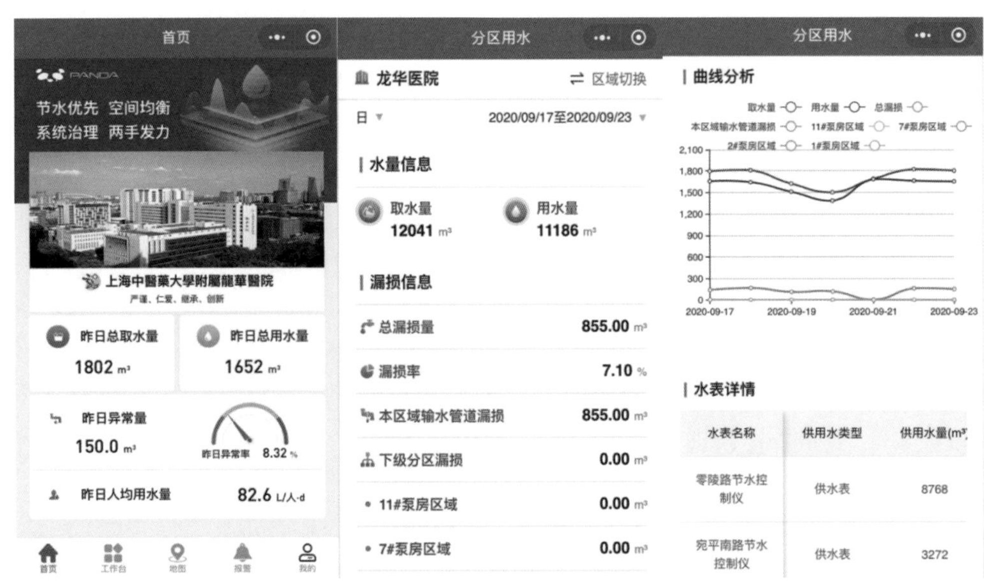

图 11　智能终端

六、总结与思考

1. 项目建设成效

1）整合医院供水、节水信息资源

通过建设智慧节水管理平台，可全面整合与集成供水、节水信息资源，全面掌握供水、节水信息资源的类型、数量和更新程度等数据，摸清医院供水系统及相关设施的建设情况，促进各部门的资源共享，改变以往数据分散、人工管理的模式，从而为医院的高效节水管理打下坚实基础，实现对供水、节水信息资源的科学化和规范化管理，从而帮助医院实现多水共治。

2）提升医院的异常风险感知能力

通过建设智慧节水管理平台，可建立一套基于物联网技术的综合感知体系，通过对前端监测数据进行实时分析，可快速识别异常情况并进行及时报警。结合电子地图，系统可快速定位异常事件的实际位置，及时调派现场周边人员核查，能够大大提升医院异常情况的处理速度和风险感知能力。

3）提高医院节水管理的工作效率

通过建设智慧节水管理平台，能够改变以往人工巡查、探漏、手工填表和定期上报数据的方式，系统可根据医院管理的需求自动生成各种报表，避免手工填表造成浪费时间和数据差错的情况，使统计分析数据服务于医院管理，大大提高了节水管理工作的效率和质量，促进医院节水管理的系统化和高效化。

4）辅助医院节水管理决策支撑

通过建设智慧节水管理平台，可建设和完善采集—分析—报警等环节的监测体系，实现对压力、流量、功耗等实时数据的采集。通过基于大数据的分析模型，能够对收集积累的历史数据进行综合分析，为医院的科学决策提供数据支撑，使得决策能够更加综合、合理、可行和准确。

5）降低医院整体水耗

该项目自 2020 年 7 月正式建成后，我院用水异常的问题得到彻底解决，一跃从“用水大户”成为上海市节约型公共机构示范单位，项目建设成效显著，相关数据如图 12 所示。

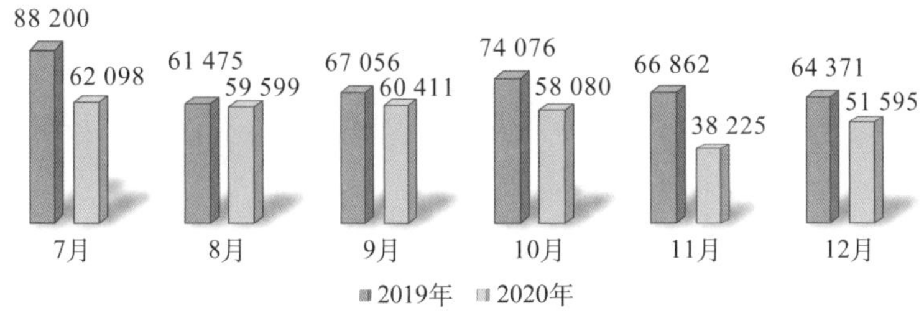

图 12　龙华医院用水量统计（单位：m^3）

2. 不足与思考

智慧水务系统在企业中的应用已相对成熟，但在医疗行业的应用尚未全面开展，此次龙华医院后勤保障处尝试开展该项目一期建设并取得成功，对同样存在用水问题的其他医院具有一定的借鉴意义。虽然项目建设取得一定成效，但其也存在一定的问题：

（1）智慧水务一期项目监测点位少，覆盖面小，尚不能完全反映医院水务管理现状。计划下一步开展项目二期，增加监控点位，进一步提升系统节水实效。

（2）监测内容单一。目前系统仅实现部分楼宇生活水用水情况，包括雨水回收、直饮水管理等均未纳入系统管理中，今后将继续加大系统升级力度，打造一个分析决策能力强、覆盖面广的医院供水智慧管理系统。

（撰稿：方赛峰）

大型医疗设备智能大数据应用的实践与探索

——上海市第十人民医院基于物联网技术的管理新模式

在 2019 年发布的《国务院办公厅关于加强三级公立医院绩效考核工作的意见》中明确要求以满足人民群众健康的需求为目标，强化绩效考核导向同时推动医院落实公益性，提升医院运行效能。医疗设备是医院运行的支柱，而大型医疗设备是医疗设备的重要组成部分，它具有价值高、数量少、精密度高以及分布广等特点，大型医疗设备是医疗设备管理的重中之重。现代医学技术的飞速发展离不开大型医疗设备的技术支撑，如何更好地发挥医疗设备在医疗过程中的作用，监管大型设备使用情况、使用效率，落实社会公益性成为提升医院资产运营水平的重要抓手。

一、项目背景

医疗设备作为医院固定资产中的重要构成部分，针对医疗设备所产生的效益予以分析，在整个设备管理中具有非常重要的作用。目前大部分医院在医疗设备管理中均引入了全生命周期管理的概念及手段，并在其中介入信息化手段，提高医疗设备的管理效率和精细化水平。在大型设备的购前论证中引入了市场调研、预测评估等，在使用监管上也普遍采用工作量统计等方法进行使用效率分析。但是，医疗设备的实时监测能力不足，大多数设备难以将工作量与患者检查信息直接对应，在采集到大量数据后，对数据进行合理的筛选、分析、计算，提取其中有效信息，为后续处理过程提供有价值的数据，是医疗物联网取得更深价值的体现。但目前的数据处理方法与医疗实际应用贴合性较差，导致数据利用率较低。致使设备效率效益分析大都依靠人工统计、反复比对，各类统计数据定义不统一。而本项目关注的正是解决大型设备的实时管理、效益追踪，旨在打通医院各大数据平台间的信息闭环，解决目前设备管理存在的不足，实现大型医疗设备的使用数据自动采集与分析，通过运营数据分析推动管理工作开展。

大型设备管理目标。在医院设备管理过程中，分析大型医疗设备的经济效益并保证其使用价值是相当重要的一环。从设备管理角度来看，管理角度决定了解决问题的方向与目标，对日后的运用范围、管理提升起到了重要作用。在本项目中我们从管理者、使用者、患者以及医疗设备四个角度出发来寻求答案。

管理前置：通过大型设备使用工作量、运营效益、投资回报率和同类型设备对标等关键指标，在大型设备购置论证、医院支出调整、设备运行评价及设备共享等管理阶段中为管理者决策提供大数据支撑，将部分设备监管功能前置。

使用科学：单台设备检查特殊功能使用率、患者来源统计、检查部位统计和技师工作量等。便于临床技术人员找到自身工作盲点，合理分配设备使用，提升设备使用效率。

患者公益性：患者检查时长、等候时长、报告等候时长和检查阳性率等。通过不断缩短患者各类等候时长提升患者就医满意度，监管设备检查阳性率杜绝过度检查，确保医院公益性体现。

设备质量：监控故障频次、累计故障时长、质控完成率和PM一次性通过率等安全指标。数据化呈现设备的整体运行状态，实时监控、杜绝安全隐患是提升科学管理能级的基本前提。

二、项目设计

1. 系统架构

数据中心体系的架构采用私有云分布式架构，节点即中心，节点与节点可以自由组合连接的整体架构策略。架构基于工业互联网数据应用的原生思维进行设计，可以实现跨机构、跨地域、跨平台、跨场景和跨要素的智能协同(图1)。

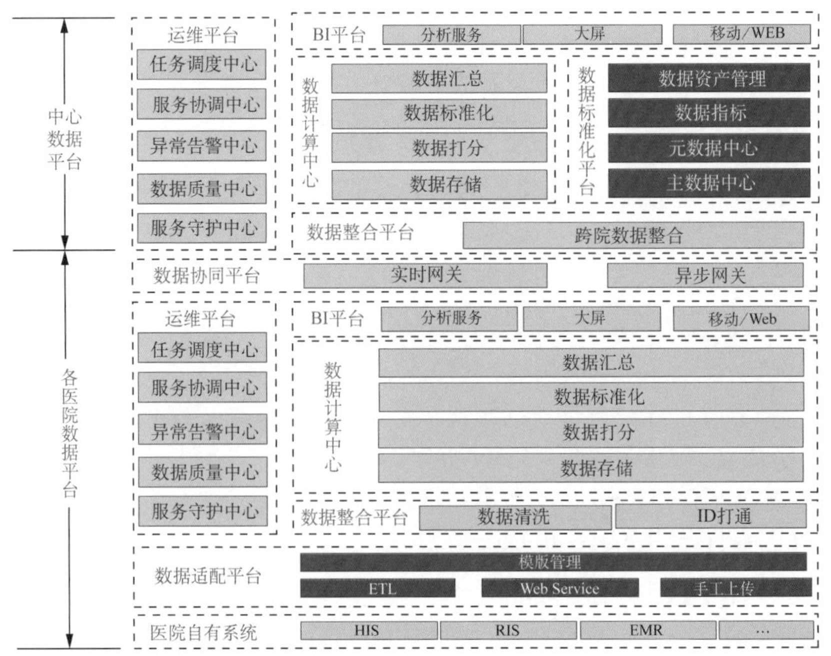

图1 数据中心体系架构

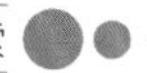

支持在中心端搭建设备资源管理数据中台。中心数据中台可以实现和关联机构的天枢平台进行数据连接与协同，中心平台包含数据标准化以及数据分析模型管理平台，赋能中心及各关联结构的设备资源管理应用。

2. 数据接口

本平台集成了院内信息系统及数据资源(如 RIS，HIS 等)，同时集成了医疗设备管理系统，在本数据平台整合后，将数据上报至医院数据平台。其中包括设备工作量数据、临床效果数据、设备保障数据、设备收入和设备成本接口的改造。

数据共享与交换标准规范主要是为数据共享接口和数据交换接口定义相应的标准与规范，以实现本次项目模块间数据共享和交换的松耦合，也为不同的应用模块以及其他应用提供标准的数据共享和数据交换标准。

本平台完全支持与医院接口的无缝对接，提供各种技术接口的自动化对接功能，支持 Web Service\ETL\API 等现阶段主流接口，如表 1 所示。

表 1　医院数据资源及共享

数据域	业务指标	数据源	接口改造方案
设备工作量数据	大型设备检查量、单次检查、技师工作量等信息	PACS/RIS/LIS 等系统数据	Web Service、ETL 等接口
临床效果数据	检查阳性率(X 光机、B 超、CT、MRI 等)、增强率等	PACS/RIS/LIS 等系统数据	Web Service、ETL 等接口
设备保障数据	大型仪器设备可用率、故障率、质控率等	医疗设备管理系统数据	Web Service，ETL 等接口
设备收入	单次检查费用等	HIS，RIS 系统数据	Web Service，ETL 等接口
	检查耗材费用等	HIS，RIS 系统数据	Web Service，ETL 等接口
设备成本	设备采购价格等	HRP 系统、采购管理系统、资产管理系统	Web Service，ETL 等接口
	设备成本(人员费用、维修、折旧、耗材、水电和维修合同)	财务系统、医疗设备运营管理系统数据	Web Service，ETL 等接口

3. 数据存储

通过智能数据采集，对接 RIS、HIS、财务管理系统，HRP 等院内医疗系统及多渠道的医疗设备有关数据信息采集与存储系统，对数据进行统一管理、编辑加工、交叉利用等，构建医疗设备行业综合信息模型，并提供实时、近实时、批量计算的基础服务。

根据数据标准平台定义的数据交换规范标准，规范医疗设备有关应用、维护等多种业务系统数据流程，建设与下属医疗机构数据平台的信息交换与共享机制，实现设备管理数据的交换与共享，为医疗设备产业化及行业应用提供服务。

建立设备管理元数据和主数据管理系统，支持设备数据（通用名、品牌等）、检查数据（耗材名称、费用编码等）等的主数据标准化及发布；统一数据上报标准、数据规范、统计口径、指标体系，为数据质量管理体系建设、扩充和数据交换、数据共享打下基础，为数据质量管理提供支撑。如图 2 所示。

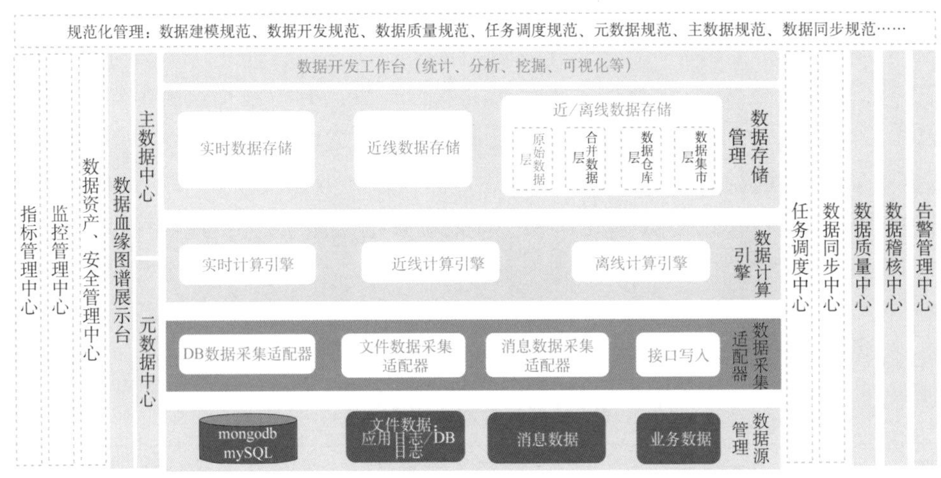

图 2　数据存储

4. 项目成效

选取试点设备 4 台 MR，区间 12 个月的完整数据。下面分别从“使用效益效率”“基准工作量折算模型”“科学配置与使用预警”三个方面展开讨论。

1）使用效益效率

对大型医疗设备进行经济效益分析，使用成本核算方法十分关键，能促使数据分析工作更准确。结合全成本核算从 HIS 中直接统计周期内各设备下所有完成报告审核的检查次数，即可得到实时相关设备的使用情况。其中全成本核算中分为可变成本与固定成本两部分。可变成本中主要包含检查中使用的影像增强剂等耗材费用、维修费用、水电费等可通过管理系统软件对接直接采集，固定成本包含设备折旧、人力成本、场地费等可由人工按比例核算后填入系统执行。

从使用量据中看出，新安装设备在初始运行的前六个月呈现一个爬坡期，随后趋于稳定。折旧期内的设备除春节、国庆等节假性使用率下降外，检查人次及收入持续稳定（图 3、图 4）。折旧期外设备从主力机器中退下来，并没有完全废弃，持续提供了可观的使用量（图 5）。

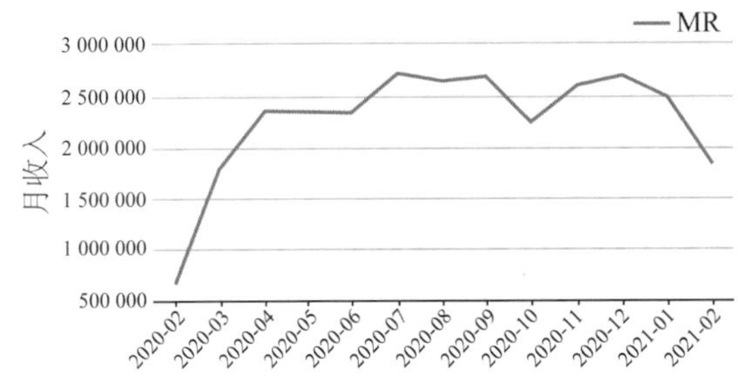

图 3　新安装设备的设备使用量曲线图

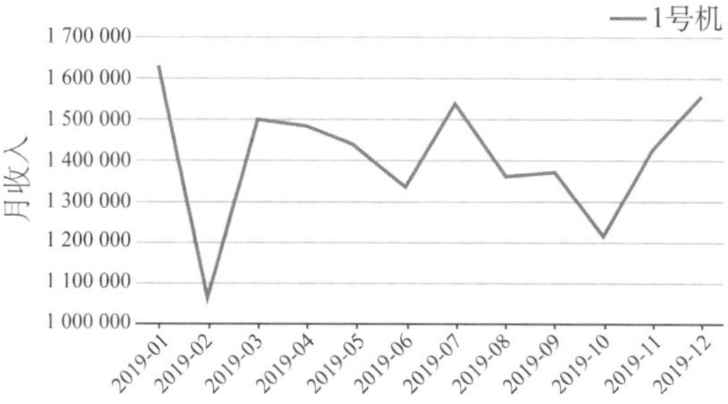

图4　设备收入曲线图

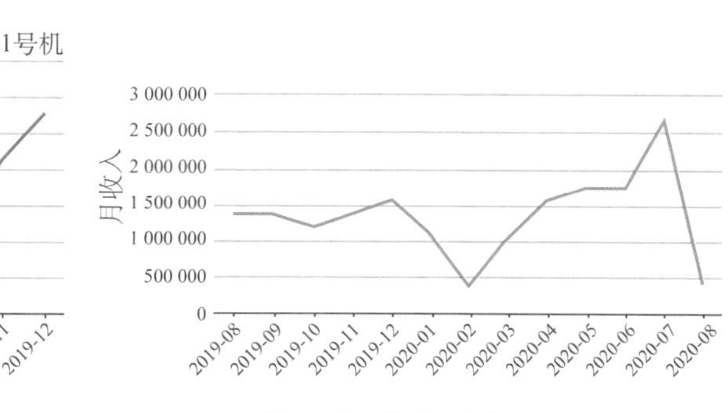

图5　折旧期外设备使用量

2）基准工作量折算模型

定义“基准工作量”。基于折算后的基准工作量，可以直接通过图表直观体现同类设备使用效率的横向比较。利用基准量逻辑，增加年总收入和年标准工作总量的比值，可以计算出基准工作量收入，并进一步体现基准净收益、净成本。建立适合自身管理目标的基准量模型，便于同行业、同类型设备对标差距。临床通过基准工作量的可视化运用，在设备布局、患者预约、技师调配等方面自主调整更科学。应对患者检查峰值时间段，灵活实施人员安排，不仅改善患者就医体验，显著提高自身工作效率，还能减少患者人流对冲安全风险。

3）科学配置与使用预警

BI 模块可以实时呈现 MR 的整体运行状态。现有 4 台磁共振仪，平均使用年限 4.1 年，诊断医师 24 人、操作技师 19 人，年度收入 2 956 万元，预计成本回收时间 12 个月、预计月利润 362 万元。日检查人次峰值 241 人次，日均检查人次 198 人次，阳性率 90.5%，平均检查等候时间 158 h，平均报告等候时间 35 h。结合单台设备关键指标，即平均故障率、PM 一次性通过率、增强率和阳性率等，进行运行状态报警（图 6）。

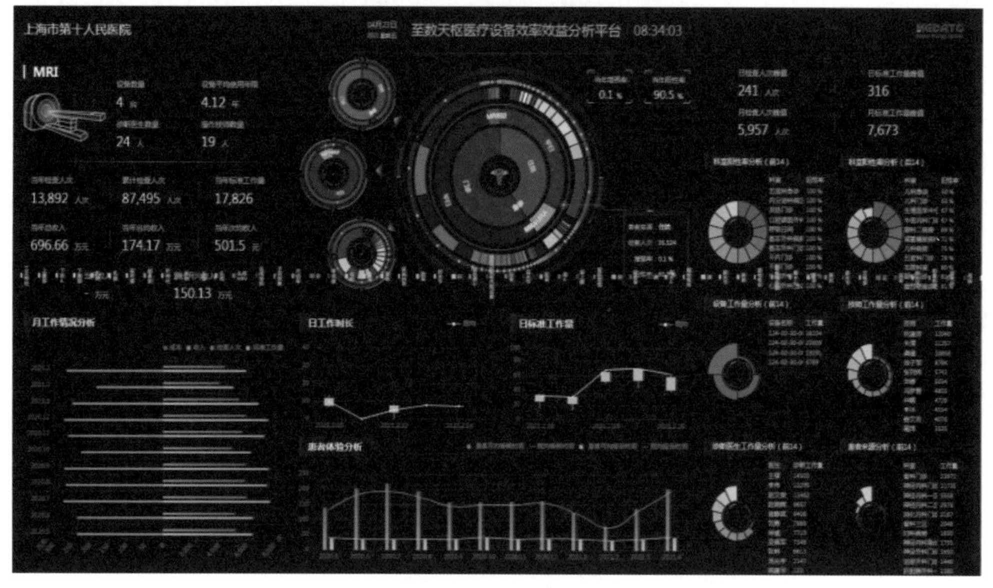

图6　医疗设备效率效益分析平台

大型设备新增购置论证中该类设备至少达到95%平均工作量以上，同时不同品牌、不同磁场强度的磁共振使用情况以及效益分析均可为医院成本控制、科学管理提供评价依据。

平均故障率、PM一次性通过率等安全质量数据高于同类设备均值时系统进行安全警示。质量监管提前介入、评估设备运行状态，避免带病运行、减少安全隐患。

三、总结与讨论

1. 项目深化

通过本次项目的开展，在大型设备监管信息化中存在三个方面需要不断深化。

1）管理维度不统一

在各个管理要求下形成各类表单不统一，其中的业务术语在各系统中不但名称不同甚至定义不同，导致数据冗余。须在现有基础上逐步完善管理目标，确保维度统一。

2）缺乏数据字典

字段信息存在不明确，无法确认部分指标的归属。医务、信息、财务和设备共同建立医院统一的数据字典。统一各系统的字段明确定义、单位等，有利于建立数据库供大范围智能化应用。

3）信息颗粒度大

例如在HIS中只能抓取到患者的预约时间与报告结束时间，因此患者的报告等候时间无法精确统计，只能从呈现的数据中判断趋势。尝试引入物联网技术，通过有源监测进行分析，从而精准获取检查治疗的开始、结束时间，各类设备功能的应用等。通过进一步细化数据颗粒度，不断提高智能分析系统的精准度。

2. 医疗设备大数据平台未来发展展望

大数据时代已到来，数字化医院建设已成为现代化医院发展的新趋势。未来的医院医疗设备管理将会以一个综合性的、多系统协同工作的、拥有智能数据分析功能的多功能信息化数据平台为基础，协同医院的HIS, LIS, PACS等各类基础信息系统，异构大型医疗设备与装备管理软件融合工作并联动医院各个部门、科室以及患者，打造成一个高度便捷、高效、快捷的平台。

3. 小结

信息化是提升医疗设备使用效率的必要手段，打通医院内部的信息孤岛是大设备管理的瓶颈。一个符合现代医疗设备管理要求的系统不再仅仅是普通的全生命周期信息的记

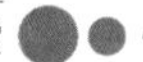

录平台，它一定是通过医院多系统协同工作相互交换各类数据，结合各医院的管理目标形成实时的、直观的、智能的数据分析平台。然后综合考虑医院的战略目标、定位、社会效益以及经济效益等因素，科学合理地配置大型医用设备，实现资产的优化配置。

（撰稿：陈　文　余汇灵　于　靖）

智慧医院背景下医院物流系统集成规划设计与应用

——以上海市同济医院智慧物流系统项目为例

随着国家对智慧医院建设的大力推进、对医疗领域基础建设加大投入及科学技术的飞速发展，越来越多的医院已将医院物流系统纳入医院基本建设中。智慧化传输系统作为智慧医院建设的关键一环，也是实现医院现代化的重要标志，它已成为大型综合性或专科医院实现智慧医院建设的基础保障。本文详细介绍了上海市同济医院智慧物流系统建设方案。通过对不同物流传输系统比较分析，因地制宜地选择适合本院实际情况的气动物流、箱式物流和机器人物流系统。同时根据建筑布局设计联动全院的智慧物流传输路径，有效缓解医疗物品运输效率低下、人流与物流交叉的问题，实现多维度、多层次、全方面覆盖的医院智慧物流系统，推动医院运营高效、安全发展。

一、项目背景

医院物流主要是指医院物品的存储、拣选、传输和回收等物流管理流程①。国内医院日常用品传统的运输方式都是由护士和工勤人员借助手推车和电梯完成，占用了大量的工作时间，同时不可避免地会出现“人流”和“物流”交织混杂的现象，存在运输成本高、工作效率低、易错送、碰撞、交叉感染及安全隐患多等问题②。随着国家对医院物流形式的革新提供了新的发展思路，以互联网、人工智能技术引领的智能化物流形式逐渐广泛地出现在国内医院，为解决医院内部各类型的物品运输作出贡献。然而，国内大部分医院虽然对于几乎所有的物流运输种类都有所涉及，但仍然停留在物流系统应用的初级阶段，已有的物流设备大都只能解决某一栋建筑或单一物品的运输，对现有的物流传输设备没有设置配送优先级，暂未实现精细化设备及流程管理，导致设置的现代物流设备无法发挥最大效益。

基于此，本研究以上海市同济医院为背景，从系统性、整体性等角度出发，介绍全院智慧物流系统及物流系统方案的整体规划、分步实施，探讨智慧物流传输系统建设，从而提高工作效率，提升医院整体运营效果。

---

① 金桂根，张悟移.医院智能物流传输系统应用分析[J].物流技术与应用，2014(2)：88-91.

② 郭璇，牛赞宇.气动物流传输系统在现代化医院的应用分析[J].医疗卫生装备，2016，37(5)：127-129.

二、医院物流系统发展及效益分析

1. 国外医院物流发展分析

国外发达国家的医院对物流管理及技术非常重视，力图通过物流运作流程的合理化以及削减不必要的物流活动来降低运营总成本①。

早在20世纪50年代，国外发达国家就将工业常用的货物运输系统引入医院建筑中，有效缓解了医院物资输送的难题。1963年，以气动物流运输方式进行小型物品的输送在国外首先开始应用；随着传输物品的数量及传输要求的变化，1971年出现轨道物流，开始发展托盘式传输设备；为了解决传输速度及传输容量的问题，1986年，日本医院开始出现箱式中型物流，同时，欧洲发达国家也在实践的基础上研发了自动引导车（Automated Guided Vehicle, AGV），广泛应用于医院内部大宗医疗物资的输送。

20世纪末，美国有接近98.6%的医院设立了"物流部"。据统计，到2000年，欧洲有1万家、日本有3 000家以上的医院都已经配置了物流系统，日本的物流技术的发展也在世界上趋于领先地位。

2. 国内医院物流发展分析

相较于国外医院物流的发展，我国医院的物流应用起步较晚，发展还不成熟。

20世纪80年代末，深圳市人民医院率先从国外引进一套医用气动物流②，但并没有实现国内医院的广泛推广；直到2001年，首都医科大学附属北京友谊医院才率先使用新型的舒密气动物流传输系统。伴随着国内工业水平和劳动力成本的提高，国内大部分医院开始意识到传统的物流运输方式已经不能满足医院的需求，开始尝试使用气动物流。2002年中山大学附属肿瘤医院引进了国内首个轨道小车物流输送系统，2008年，国内医院首次使用箱式中型物流、垃圾被服传输系统。2006年，国内医院首次在同层科室内部应用AGV，目前由于受技术成熟度和高价格影响，在国内还未被大规模地应用，但其灵活性、智能性与其他物流相比有很大优势，正在稳步发展、抢占物流市场。

随着2015年国务院《中国制造2025》的发布，国内自动化产业迎来发展的热潮，借助互联网+、大数据技术，国内医院物流系统正朝着智能化、信息化方向发展。

3. 医院物流系统效益分析

医院物流系统的核心作用是实现院内各部门、各楼宇之间物品通过物流系统快速且自

---

① 王瑞嵚.国内医院物流传输的发展趋势——访清华大学工业工程系博士李斌锋[J].中国医院建筑与装备，2009，10(05)：18-19.

② 刘丽华，王珊，鲍玉荣，等.国内外医院床位资源变化比较[J].解放军医院管理杂志，2012(2)：179-181.

动化的传送、跟踪、记录和分析。其效益主要体现在经济、安全和管理三个方面。

1）经济效益

（1）运输效率提升。医院传统运输模式基本是靠人力运输，运送速度慢，而物流系统的应用可以大大节省运送时间，提高运送效率。

（2）人力成本降低。物流系统的应用可以减轻医护人员的工作负担、减少专职运送人员的数量，从而降低这部分人员劳务支出，从长远来看，可抵消物流系统的建设费用。

（3）建筑空间释放。传统人力运输占用建筑物垂直交通空间，而在高峰期，电梯等待时间长一直是各大医院的痛点，物流系统的应用可以释放出医院宝贵的电梯空间。同时，运送速度的提升能加大库存周转率，从而减少库房面积，为医疗功能腾出更多空间。

（4）医疗流程优化。物流系统的应用将改变医院传统布局模式，实现以患者为中心，物品找人的运送模式，从而使医疗流程更高效且具有人性化。

2）安全效益

（1）交叉感染概率降低。人力运送流线一般和医院主要医疗功能的流线重叠，因此容易造成交叉感染。采用物流系统后，有专门的物资通道（设备管井、管道等），和病人就诊及医生工作流线分离，从而减少交叉感染的概率。

（2）就医舒适度提升。医院人流和车流量大，人力运送占用医院大量就诊区域的公共空间。物流系统应用后，明晰人流物流空间，有效改善医疗环境，提升病患就医舒适度。

3）管理效益

（1）配送及时性、准确性提高。专用物流通道无须等候，能保证物品送达的时间。物品运送有标准流程，全程可管控、可溯源，避免物品运输过程中的遗失。

（2）管理精准化实现。物流系统的应用能提高医院整体运营管理水平和整体运营效益，加速医院后勤智能化进程。

三、上海市同济医院智慧物流系统项目实践

上海市同济医院是上海市普陀区唯一一所集医疗、教学、科研及预防功能为一体的大型三级甲等综合性医院，占地 46.7 亩（1 亩≈666.67 m^2）、建筑面积约 10×10^4 m^2、开放床位数 1 500 张。

2019 年，国家卫健委提出的“智慧医院 = 智慧医疗 + 智慧服务 + 智慧管理”的建设理念。为响应国家号召，医院智慧后勤的建设愿景将围绕安全、高效、可持续和以人为本四个核心价值展开，逐步进行智慧升级改造。

医院从智慧医院基本建设发展的角度出发，通过因地制宜的论证和使用需求的分析，运用科学的管理理念，根据医院的建筑布局和物流特点，对全院物流系统方案整体规划、分步实施，确定目前阶段医院的物流系统建设主要集中在和医疗工作相关的范围内，如图 1 所示。

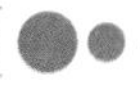

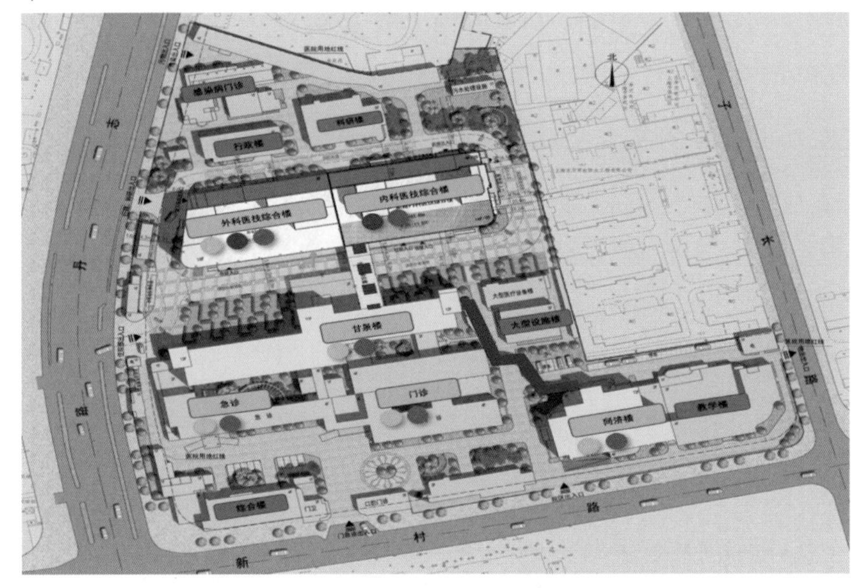

图 1　上海市同济医院物流分期建设示意图

1. 一期：已建医疗用房增设气动物流系统

在外科楼标准病区、外科楼中心供应室、手术室、甘泉楼医技科室（检验科、病理科、病区药房）及同济楼标准病区建立气动物流系统，共设 34 个站点，2 个机房，详见图 2 所示。目前，通过气动物流传输系统，可以将小批次的检验样本、药品、手术器械和文书类物品等点对点传输，且通过室外管线和连廊，实现跨楼宇间传输。

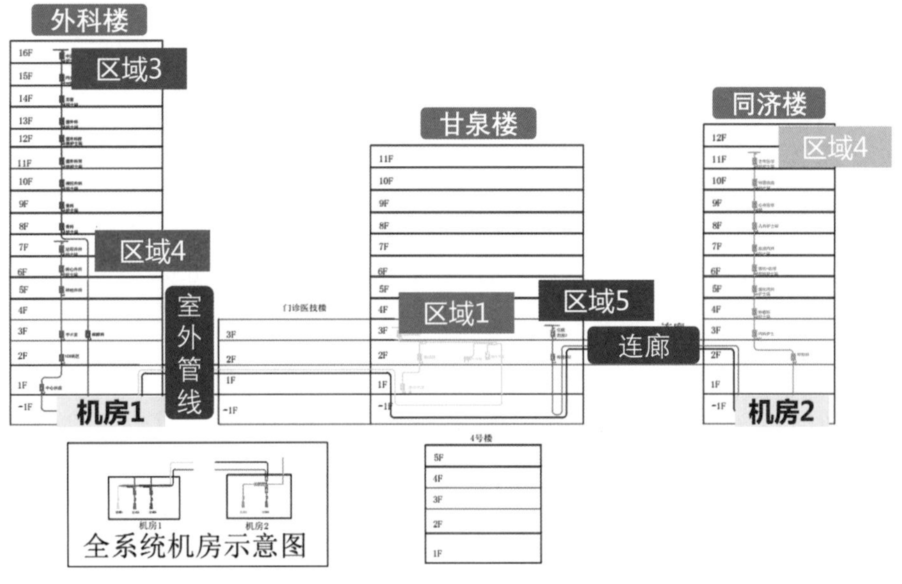

图 2　上海市同济医院一期气动物流传输系统示意图

本期物流建设已于2019年中完成并投入使用，并在各科室中取得良好反馈。该项目在上海市财政项目绩效评估中获得优秀等级。

2. 二期：新建医疗用房智慧复合型物流系统

内科医技综合楼落成后将和外科医技综合楼合并为一栋医疗楼宇。在前期规划阶段，论证采用气动物流、箱式物流、机器人物流的综合物流系统。本期物流建设和内科大楼建设同步进行，将于2021年年底投入使用。

1）新建医疗用房建筑基本信息

目前正在新建的内科医技综合楼，地上16层，地下2层，建筑面积32 560 m^2。建成后将和现有的外科医技综合楼无缝对接，楼层空间相互连通，如图3所示。

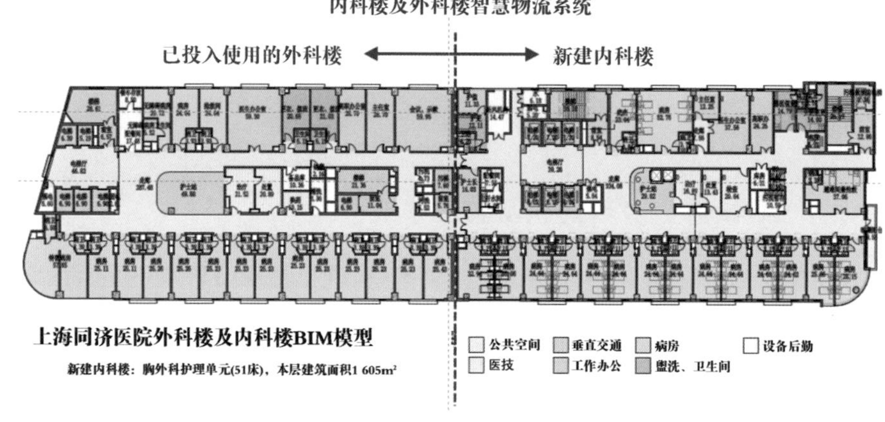

图3　内科医技综合楼与外科楼BIM平面图

2）智慧物流系统选型

医院智能物流系统主要包括气动物流、轨道传输、箱式物流、自动引导车传输以及自动拣选和仓储物流系统等。在目前的医院建设过程中，因物流系统产品众多，每种物流系统都有其优势和劣势，并没有一种占有绝对优势。只有需求与功能相匹配时，才能发挥该种物流系统的最大优势，因而需重点分析本院物流系统的选型。

本院物资种类繁杂，涉及部门科室多，有关内外科楼室具体分布详见表1，主要分为运送仓储中心和接受中心两个部分。其中，主要运送仓储中心为内科楼一层静脉配置中心及一层病区药房、外科楼中心供应室。主要接受中心为内科楼二层输血科、外科楼二层重症监护室、内外科楼三层手术室、内科楼四层病理科、内外科楼五层介入中心和内外科楼六～十六层标准病房。

落成后的内外科楼总建筑高度约64 m，一个病区的水平长度约100 m。通过对建筑楼宇基础条件分析，并基于不用物流系统的适配性，最终确定采用复合式的物流系统（表2）。用箱式物流搭配机器人解决竖向传输问题，用气动物流搭配机器人物流解决水平向传输问题。

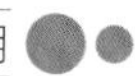

表 1　内外科楼科室分布

楼层	外科楼	内科楼
地下二层	/	停车库/设备间/人防
地下一层	配电房、设备间	柴发/锅炉房//设备间/人防/太平间
一层	收费大厅/中心供应室/消控中心	大厅/静脉配置/病区药房
二层	SICU 病区/CT	放射医技/输血科(MRI 2 台 CT1 台/DR 2 台/B 超等)
三层	手术室	手术室
四层	麻醉科、手术办公/净化设备层	净化设备层/病理科/生物样本库
五层	神经血管介入中心	心脏介入中心
六层～十六层	标准病区	标准病区

表 2　医院主要物流传输系统类型对比分析

类型 指标	气动物流	小车物流	中型箱式物流①	AGV 机器人
传输重量	≤5.5 kg	≤15 kg	≤50 kg	50 kg 以上
传输速度	5～8 m/s	水平 0.5 m/s,垂直 0.3 m/s	水平 0.5 m/s,垂直 2 m/s 150～600 箱/h	0.5 m/s
等候时间	高峰期排队等候	叫车等候,科室配备小车数目有限,尤其在高峰期等候时间较长	几乎没有等候现象,科室配备周转箱较多,随发随走	一次性运输多个周转箱,返程需要等待,但一般用于局部传输
主传物品	少量血液、少量标本、少量药品、小型器材	血液、标本、药品、小型器材、文件、档案、部分输液	血液、标本、药品、文件、器械、中心配液、中心供应物品、被服及配餐等几乎所有物品	用于物资的局部传输,如静配中心、供应中心、住院药房或仓库
实际传输重量	理论 5.5 kg,但受载体空间限制	10～15 kg,但是受载体空间限制	50 kg,周装箱可不受载体空间限制	单趟载重量大
优点	速度快、效率高	比气动物流传输量大,一条垂直轨上可以有多个小车同时发送,安装方便	传输量很大、基本不受体积限制、周转箱使用存放方便、物品始终水平放置和可以实现专科专用	单趟载重量最大,适合局部区域物品传输
缺点	体积小、重量轻、液体需密闭传送	速度慢、车离不开轨、物品翻转和物品形状受限	井道和水平空间需要提前预留	很难做到全院传输
适用场景	已建建筑/新建建筑	新建建筑	新建建筑	已建建筑/新建建筑

① 赵皎云.医院物流系统机遇凸显[J].物流技术与应用,2017,09:69.

3）本院物流方案介绍

(1) 箱式物流系统

箱式物流系统是借助传送带的动力，通过传输箱体在垂直管井和水平传送带中运送物品的一种传输系统，该种物流方式可将各种物资传输到医院大楼任意方位的指定科室，解决了各病区护士站和功能科室大量药品和配液的传输问题，将病区需求的大量药品及配液等物品进行准确、安全、快速的发送①。

医院在内科楼方案设计时，就预留了箱式物流专用井道，包括洁物传输和污物传输两个部分。洁物传输是通过在内科楼设置箱式物流垂直通道来负责大输液和批量药品的运送。物流站点连接内科楼一楼静配中心、住院药房、三楼手术室、六楼 CCU 及其他各标准病区。各病区箱式物流智能化工作站点均设在该楼层护士站内，工作站集成智能交互系统、安全防护检测系统、贵重物品电子化全程追溯系统、电子化签收系统、视频智能监控系统和语音通话系统。而内科楼污物传输是通过利用内科楼手术室内部污梯，设置箱式物流垂直通道，内科楼手术室污物出口与外科楼中心供应室污物接收分别设置站点，实现内外科楼手术室污染器械的无人化回收，如图 4 所示。

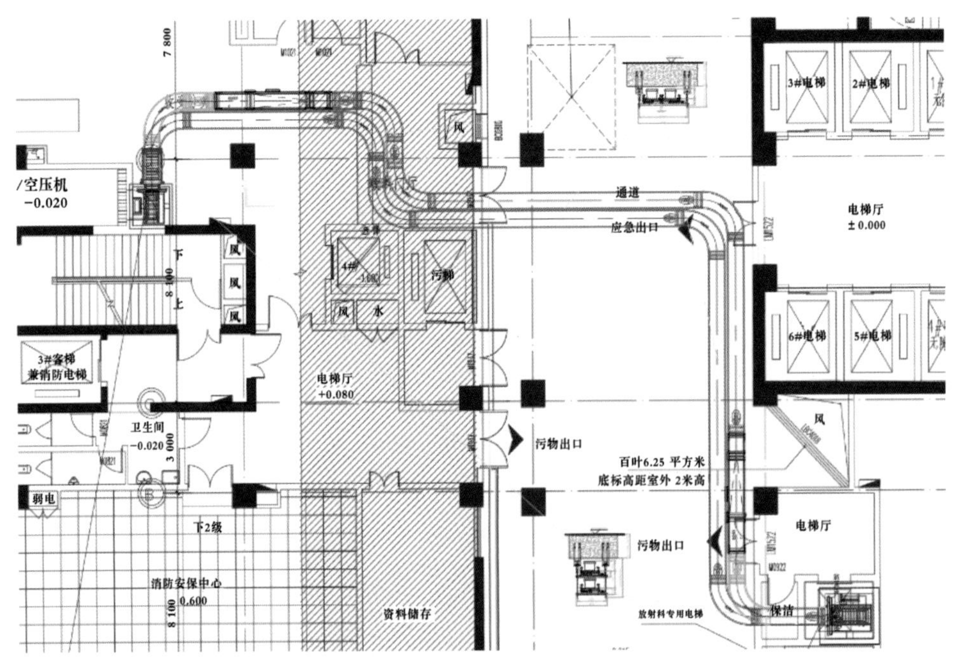

图 4　内科医技综合楼箱式物流系统

箱式物流同时配备智能承载周装箱，如图 5 所示。周转箱装有 ID 卡，配置 RFID 芯片或条形码，可以有效地存储发送目的站、发送源地址、发送箱号和记录发送时间等信息，同时周转箱根据运输物品的需求，分类配置。

① 蒲兴.医院建筑物流系统规划设计研究[D].深圳：深圳大学，2019.

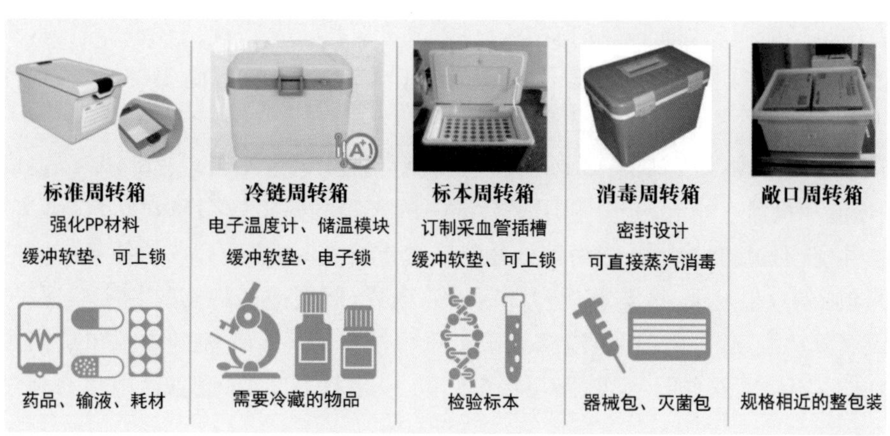

图5　不同周装箱的分类配置

(2) 机器人传输系统

智能机器人既可以满足传统轨道物流与中型物流物品的传输要求，又能实现解决轨道和箱式的载重与安装维护问题，满足全院内物资的传输需要。

在洁物传输中，采用机器人传输和箱式物流传输共用井道技术，用机器人解决外科楼的静脉配液和药品的运输问题。共设5台机器人进入箱式物流井道。在手术室中采用2台内部物资运输机器人，通过外科楼中心供应室内原有洁梯，将手术器械包运送至内外科楼三层手术室的目标仓库内。污物传输主要用于手术室的污染器械。在手术室污物通道内设置接驳台，医护人员将使用后的医疗用品放入周转箱中，由接驳机器人自动拿取送至中污物收集间的箱式物流库内，通过箱式物流传输至一层供应中心进行去污。

(3) 气动物流系统。

气动物流系统是目前最常用的医院物流传输系统，它是通过以压缩空气为动力，实现物品在管道中的传输①。一般而言，气动物流系统在医院中主要用于传输时效性高、体积小的物品。

本院内科楼二期气动物流系统通过地下室气动物流机房内的换向器可以和已投入使用的一期物流系统无缝对接。待内科楼投入使用后，气动物流系统可实现全院区主要医疗楼宇之间的互联互通。

洁物传输包括小批量药品及文书类用品。路径以内科楼一楼病区药房为始发站点，传输至内外科楼手术室等医技科室及内外科楼标准病房。同时通过机房，传送到甘泉楼及同济楼标准病房。污物传输包括内外科楼手术室小型标本，可传送至内科楼四层病理科或通过机房传送至甘泉楼检验科。同样，内外科楼、甘泉楼及同济楼病房内的检验样本也可通过气动物流传输至内科楼病理科及甘泉楼检验科。

4) 智慧物流系统建设与运维

通过对智慧物流系统采用BIM+PM的建设和管理模式，实现物流系统全生命周期的

① 黄勇，邵文硕，许建亮.气动物流在苏州五院项目中的应用[J].江苏建筑，2018(5)：75-77.

管理。在内科楼前期规划阶段，模拟物流流线，改进医疗工艺设计。在设计阶段，将物流模型和其他各专业模型进行管线综合及协调。在正式施工前，进行施工模拟，预判各类风险并进行规避。

在管理运维阶段，建立基于 BIM 的智慧物流可视化运维平台（图 6），平台集成箱式物流、气动物流和机器人物流，充分利用平台统一的流程和知识库引擎，规范运维流程，实现运维信息共享，通过终端平台，对医院的物流系统进行实时监控。3D 监控系统实时监控画面以 3D 动画的效果呈现，真实展现物资输送的场景，便利地了解实时物资状况。3D 画面具有无级缩放功能，运行监控时，能够无限扩展可视空间。可监控的内控包括药箱任务查看、药箱追溯查询、可视统计报表、路径状态分析、设备状态监控、设备故障报修及设备能耗分析等。

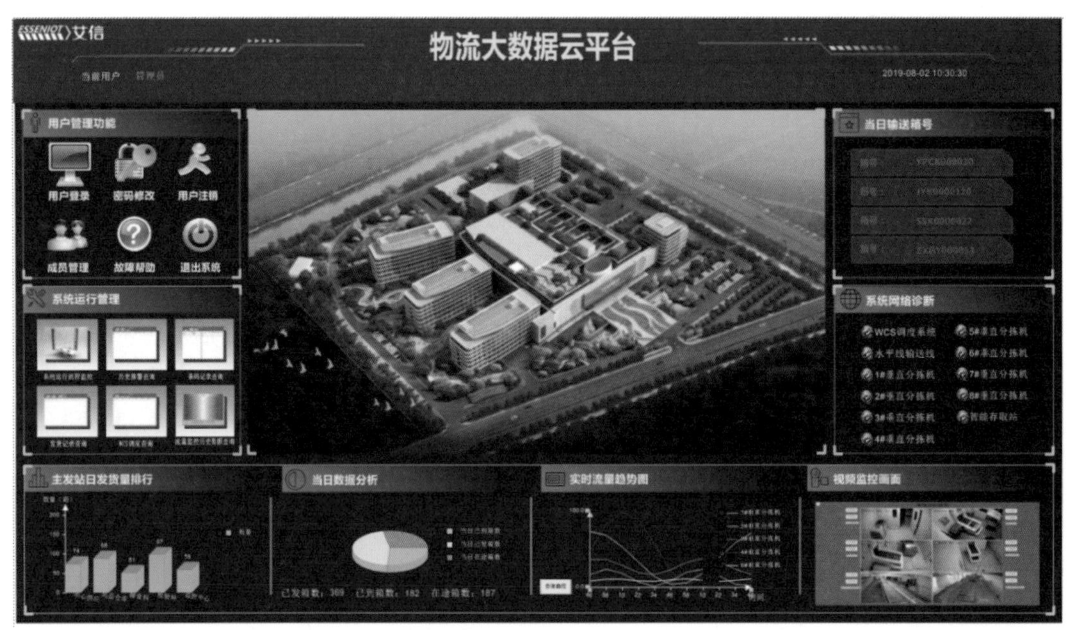

图 6　基于 BIM 的智慧物流可视化运维平台

3. 三期：本部院区智慧复合型物流系统

待本院内科医技综合楼建成后，医院的医疗物品传输以内科楼静配中心、病区药房、中心供应室为配送中心，以箱式物流为纽带，组合机器人物流、连通各主要医疗楼宇之间的中型医疗物资传输。气动物流作为辅助，连通各主要医疗楼宇之间的小型医疗物资传输。物流系统通过四栋主要医疗楼宇的连廊，实现四栋大楼医疗物资的封闭运输。

同时，整个医院将对后勤辅助用房进行功能性整合。配餐中心、被服仓储中心、垃圾收集中心重新规划建设。届时，非医疗物品的传输也将逐步以物流系统代替人工运送。

四、结语

智慧物流系统的建设是构建智慧医院的重要一环，本研究在考虑院区建筑位置及布局的基础上，综合选择气动物流、箱式物流及机器人传输为一体的复合型物流系统，形成深层次、多维度、全方位的智慧物流交通网，减轻医护工者负担、提升本院库房周转率，真正实现医疗流程高效化、医院服务人性化、医院建设现代化。

（撰稿：沈宇杨　赵海鹏　宋　雪）

后疫情时代医院人员进出管控智能化应用

——上海市华东医院人员闭环管控智能化探索

为进一步做好新冠肺炎疫情防控工作，华东医院针对疫情期间医院内人员进出，按照《关于进一步加快智慧城市建设若干意见》文件精神，充分运用互联网、大数据、人工智能等信息技术手段，提高医院科学化、精细化、智慧化管理水平，有效减少相关人员投入，降低防疫工作压力，实现智慧管控，保障就诊患者、陪护人员及医务人员的健康安全。

一、医院简介

华东医院建于 1951 年，前身是 1926 年成立的宏恩医院。目前，医院为三级甲等综合性医院。“十三五”建设完成后，医院占地面积 $4.12 \times 10^4\ m^2$，建筑面积逾 $16 \times 10^4\ m^2$。医院核定床位 1 050 张，实际开放床位 1 350 张。

目前医院拥有国家临床重点专科 2 个、上海市重中之重临床重点学科 1 个、上海市“强主体”临床重点专科 1 个、上海市卫生计生系统重要薄弱学科 3 个和省部级重点实验室 1 个。医院在 2016—2019 年间稳定位列复旦版中国医院排行榜老年医学专科声誉前四，还是上海康复医学会、上海市康复治疗质量控制中心挂靠单位。

华东医院现前端共 1 400 多点位，门禁 370 多套，监控中心采用窄缝拼接大屏，通过管控智能化把医院原有的门禁系统和前端摄像头及相关系统进行了很好的联动和集成。

二、医院智能化应用目标

通过智能化应用探索，实现医院进出人员信息数据实时采集、分类管理、精准统计和动态分析，为相关管理工作提供决策支持。

（1）智能视频分析；

（2）运动目标事件检测和分析；

（3）运动物体流的统计；

（4）周界警戒及入侵检测；

（5）医院 AI 智能应用；

（6）人脸门禁应用；

（7）病区访客管理智能系统应用。

三、医院智能化管控建设内容

1. 智能化概述

随着安防技术的不断发展，传统视频监控技术已不能完全满足监控系统的需求，视频智能分析技术的应用，将传统被动的视频监控变为主动监控，在某种程度上真正实现“人防＋物防＋技防”三防合一。

智能监控系统就像给视频监控系统装上“大脑”，使其具备“人脑思维”，成功代替人对视频画面进行 24 h 全年无休的监控和分析，并实现提前预警、报警等动作。与传统监控系统相比，智能监控技术优势非常明显：

（1）不需要一直紧盯屏幕，值班人员只需在系统报警时进行确认即可，避免了值班人员因长时间观看屏幕造成疲劳而降低注意力，提高了实际监控的效果，真正做到 7×24 全天候监控；

（2）智能监控系统可以识别出人眼无法分辨的细微变化，例如在遥远距离、光线不足、低对比度和环境伪装等情况下的入侵行为和威胁；

（3）智能监控系统可以对摄像机异常状态进行检测，如视频线断开、摄像机被破坏及摄像机被移动等；

（4）智能监控系统具有事件后检索功能，能够对系统内任意一路视频进行快速事件检索，及时定位异常事件发生的时间点。可以利用基于服务器平台的 IVS 智能视频分析技术，采用视频技术和智能视频分析技术处于国内外领先水平、完全符合国际数字图像音/视频压缩标准。

2. 行为分析

对特殊区域内人员进行特点的分析，比如对快速奔跑、徘徊检查、翻越围栏和人群聚集等情况进行预警并作行为预警和大数据分析。

智能行为分析功能支持对跨界入侵的行为进行自动检测，并可对进入区域和离开区域的行为分别布防；也可对区域入侵的行为进行自动检测，并可对入侵区域的物体的占比进行自动识别，减少误报率。摄像机侦测到以上行为后可联动报警及录像等功能。

3. 智能化应用目标

1）智能视频分析

智能视频分析为更多的事件提供了实时报警和预警，充分体现了智能产品在目前网络视频监控上的优势，而且该系统极大地发挥了网络资源共享的优势，可根据不同级别的需要，实时调用所需图像。同时，系统也加强了安全管理的功能，确保用户在使用中保证数据的安全性。

智能化图像识别处理技术，对各种安全事件主动预警，如区域入侵、区域徘徊、滞留、物品丢失、场景变化、人数统计及人脸识别等进行自动分析判断报警，产生报警信号进行相关联动。

2）运动目标事件检测和分析

在摄像机监视的场景范围内，对出现的运动目标进行检测、分类及轨迹追踪，可应用于各种监控目的，如周界警戒及入侵检测、绊线检测、非法停车车辆检测等。可根据需要设置各种警戒要求，一旦系统检测到的运动目标及其行为符合预先设定的警戒条件，则自动产生报警信息。

运动目标检测和分析是一种基于视频监控系统的运动目标检测方法，这种算法主要包括：图像预处理、运动目标的检测、运动速度的求取。这种算法在帧差法的基础之上提取出运动目标，并对其求取运动速度。这种技术可以用于各类图像监控系统，用来检测运动目标，对于现实应用有重要意义。

3）运动物体流的统计

运动物体检测技术就是在视频场景内能找到和发现符合规格要求的运动物体。既然能找到该物体，从视频背景里面区分出来，就可以做到对该物体流的数量的统计。软件并且可以通过设定物体流经过的区域和流向来判断是否作为统计目标，因此具有非常广泛的应用。

4）周界警戒及入侵检测

在摄像机监视的场景范围内，可根据监控需要和目的设置警戒区域，系统可以自动检测入侵到警戒区域内的运动目标及其行为，一旦发现有满足预设警戒信息，并用报警框标示出进入警戒区的目标，同时标识出其运动轨迹。

（1）功能特征

入侵检测可以设定多个任意形状的防区，多个防区位置可以重叠，互不影响；各防区内各类型的参数可以独立设定，互不影响。

满足预设条件的多个目标进入警戒区域，可以同时对所有目标分别检测、分类和跟踪。

根据预设条件，可以自动区分防区内入侵者的类型（人和交通工具），只有符合指定特征的入侵行为才会引发报警，而其他不符合条件的入侵将会被忽略。

与被动红外传感器（PIR）、地面震动传感器等传统直线（或点式）传感器相比，智能视频入侵检测功能可以提供更大的检测范围、更高的检测率（POD）和更低的误报率（FAR），因此可以用它来替代各种类型的直线（或点式）传感器来进行入侵检测和报警。

适用于各种场合的非法入侵检测，如入室盗窃、高危区域、无人值守仓库、攀越围墙和财务室等。

（2）系统功能

智能视频分析功能，主要有以下应用。

① 穿越围栏检测

自动检测从内向外或从外向内翻越围栏警戒线的行为(图1)。

② 区域入侵检测

进入离开区域检测：自动检测人或者车辆，进入或者离开指定的警戒区域的行为(图2)。

③ 区域内检测

当警戒区域内给定类型(人、车、物)的目标个数超过范围的时候报警，并且显示当前区域内的目标个数(图3)。

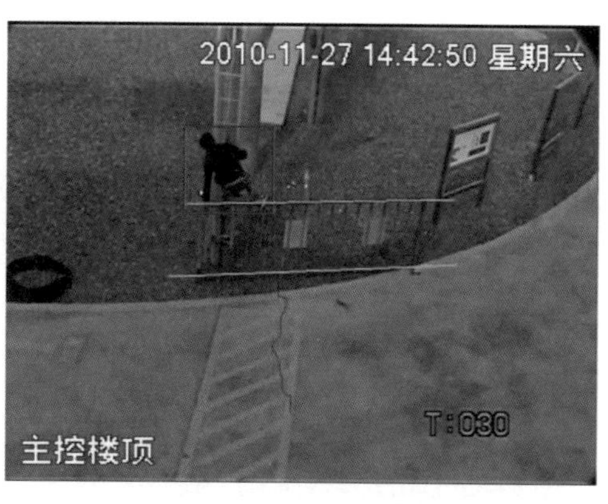

图1　穿越围栏检测

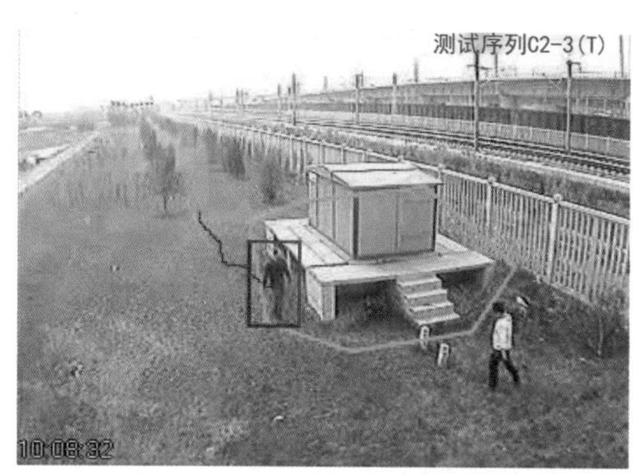

图2　区域入侵检测

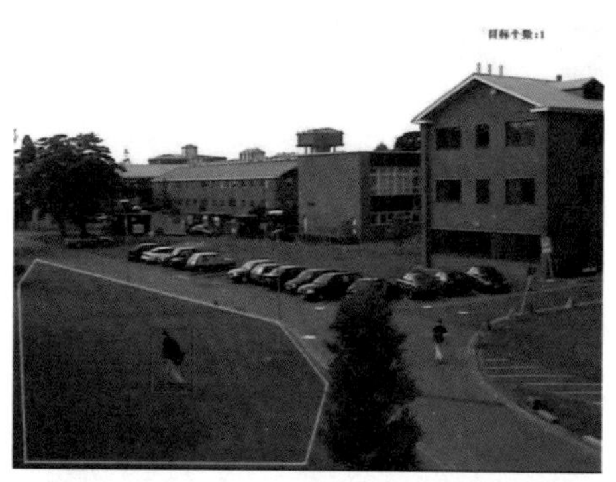

图3　区域内检测

④ 徘徊/滞留检测

检测人员在目标警戒区域内徘徊(在警戒区域中停留时间超过设定时间，并且存在运动)或者滞留(在警戒区域中停留时间超过设定时间，并且无运动)(图4、图5)。

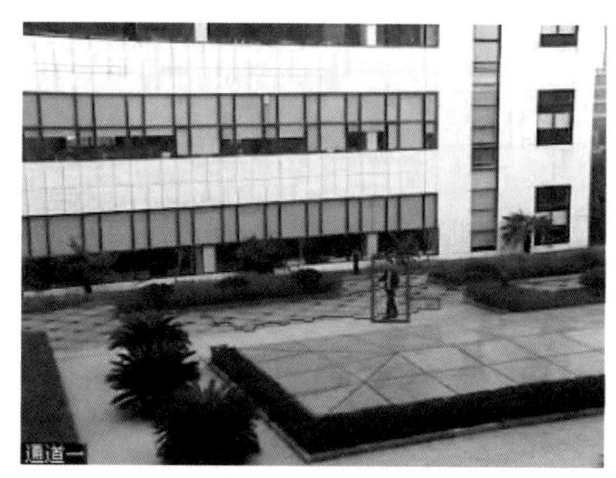

图4　徘徊检测

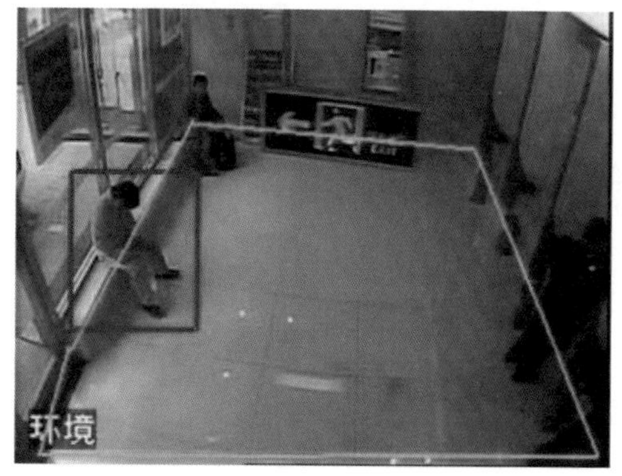

图5　滞留检测

⑤ 遗留检测

检测是否存在遗留的物体超过设定时间(图6)。

⑥ 非法停车检测

检测在给定警戒区域内的车辆停留时间超过设定时间(图 7)。

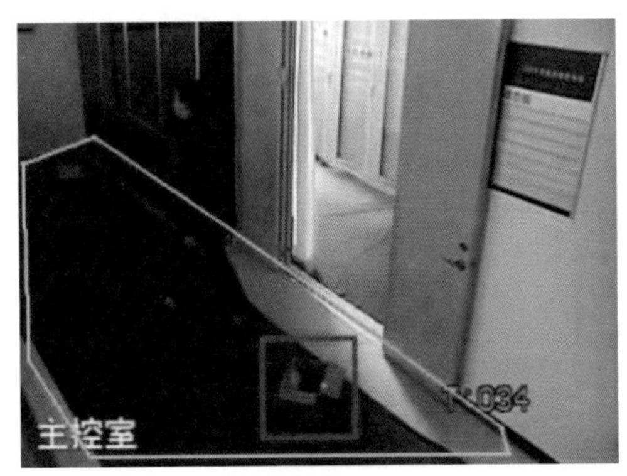

图 6 遗留检测

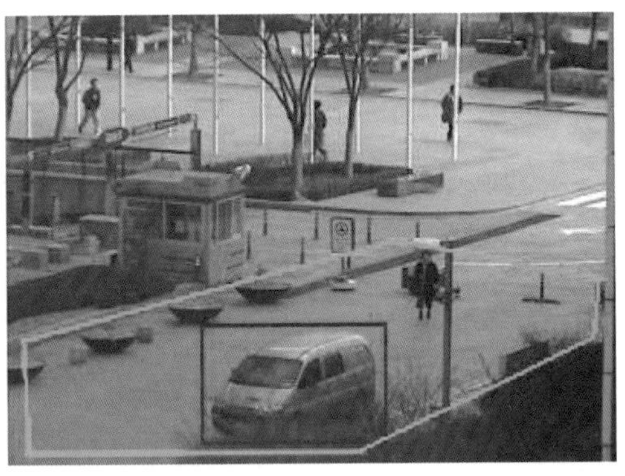

图 7 非法停车检测

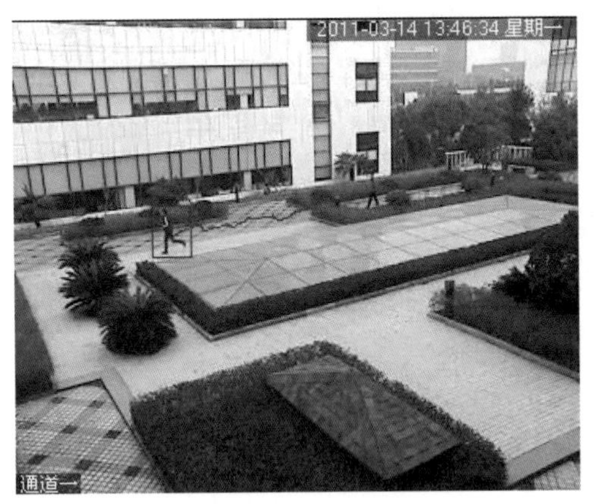

图 8 异常奔跑检测

⑦ 搬移检测/物品保护

物品搬移:检测给定警戒区域内是否有目标被搬移的时间超过设定时间。

物品保护:检测给定警戒区域中的目标被搬移的时间超过设定时间,该警戒区刚好包含需要保护的目标。

⑧ 异常奔跑检测

检测区域中的人员的突然变速,包括突然加速奔跑和突然减速事件(图 8)。

⑨ 逆行检测

对以规定方向反向运动的人、物体或车辆进行实时检测,用以识别在禁行方向的逆行行为。

5) 医院 AI 智能应用

AI 人工智能布控解决方案以图像识别智能算法对检测区域内出现的人/车/物进行人脸、人体、车辆检测,以人脸识别、车辆识别、行为特征等技术提供医院安防等级,快速识别可疑人员和车辆,并通过结构化查证,可节约 90%以上的查证时间。

(1) AI 布控需求分析

大型医院的进出人员密集程度和复杂程度正呈几何式增长,位于城市核心老城区的医院又面临着多通道和多出入口的问题,导致传统简单的管理已无法满足复杂的医院管理需求。

传统人工布控,对医院已知的黄牛/惯偷/医闹人群的潜入,保安人员无法快速发现并处理,使整个医院存在较大安全隐患,需要对上述人群行为进行有效监管。

针对出现的治安事件,往往需要多人对整个区域的视频监控进行追溯,工作量大、效率

低，急需通过体貌特征的快速检索查证方法。

(2) 系统设计框架

系统设计框架和界面如图 9 和图 10 所示。

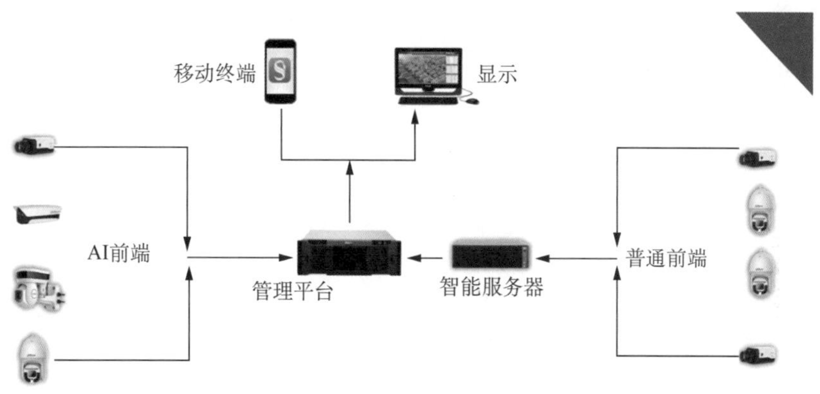

图 9　系统界面设计展示

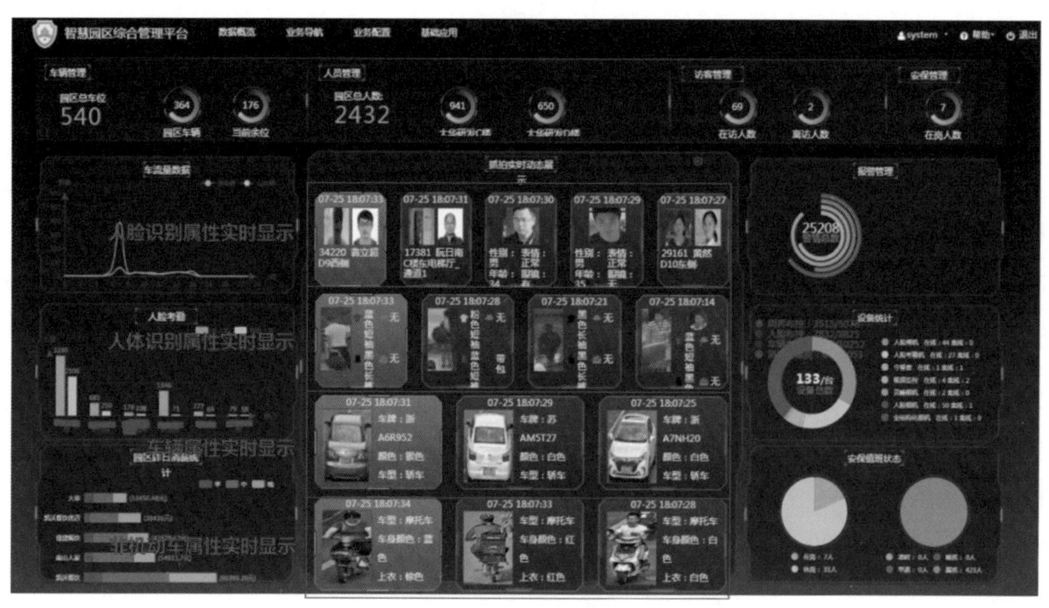

图 10　系统功能及特点

(3) 人脸识别入侵报警

将医院的内部人员/访客导入白名单库，在布控范围内，通过人脸摄像机或普通摄像机 + 智能服务器实现陌生人或黑名单人员的出现进行弹窗式报警，对医院的异常人员进行管控，控制潜在治安事件。同时还可增加对出入口门禁、打卡机等多维度接入设备打通，对陌生人、黑名单人进行无死角人脸抓拍、布控预警，进而实现对区域内人员精准管控，省人工，更安全(图 11)。

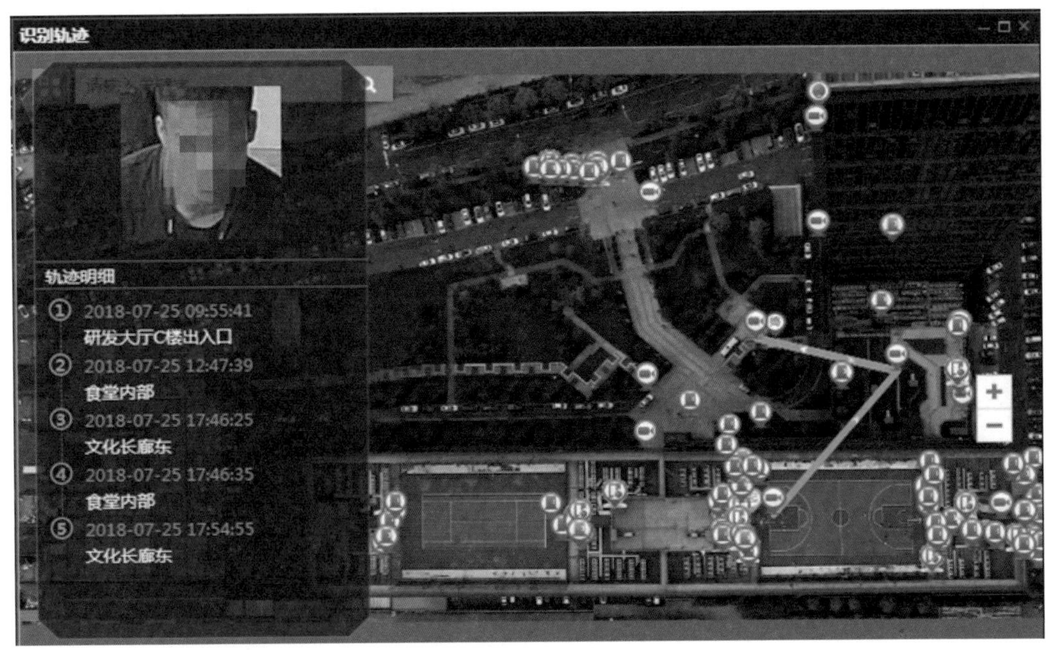

图 11　人脸识别系统界面

（4）结构化查证

通过被调查人员的人脸信息，在系统中进行人脸以图搜图，输出人员活动轨迹及时间分析，亦可通过人脸、人体、车辆及非机动车特征属性的结构化数据分析后的结果进行快速查证，节省 90％以上查证时间。

（5）人脸识别

职业医闹和黄牛票贩子是最令医疗单位头痛的人员，针对医疗单位的这个问题推出了人脸比对系统。

职业医闹经常进出医疗单位，寻找机会推波助澜，形成并扩大医闹事件以获取利益，黄牛倒票影响医疗单位的正常工作秩序，通过人脸比对系统可以很好地将这两类人识别出来，提前预防该类事件发生。

采用高效使用的人脸监控和比对系统，第一可帮助医院保卫人员快速识别＋辨别特定人员真实身份，把过去难以想象的海量照片库比对需求变成现实，从而有效地为防止职业医闹、抓捕惯偷等工作提供实战上的有效帮助和解决方法。第二可帮助保卫人员发现案犯后追查和通缉，控制危害事件的发生。

医院人脸识别系统的前端点位部署，通常人员抓拍相机对于安装的场景有比较高的要求。

① 人脸大小：100 像素以上（双眼距离大于 50 像素）。

② 角度：上下角度在 15°以内，左右角度在 30°以内（眉尖可见）。

③ 图像质量：聚焦清晰，光照均匀，特别注意避免逆光、侧光，必要时进行补光。

④ 其他：表情自然，尽量避免帽子、围巾、墨镜等遮挡面部信息。

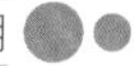

进行人脸识别点位布置时，应该充分考虑不同位置的不同防范需求和紧急程度，建立多级防区机制，通过技防报警和人防管制，防止医院发生恶性事件。

第三层防护：楼宇内重点区域，丰富的预警预案机制，加强应急指挥能力
第二层防护：园区，使用视频、智能功能，结合人防
第一层防护：周界、出入口，使用多重技防防护

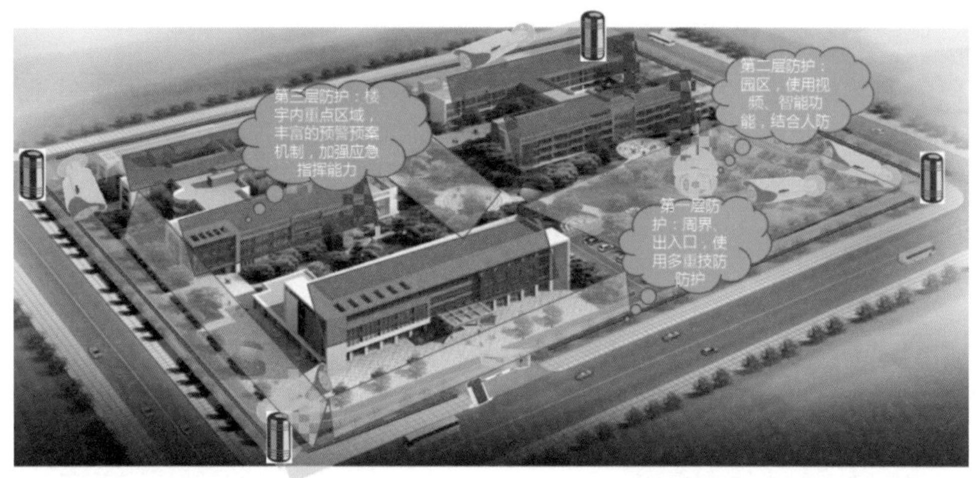

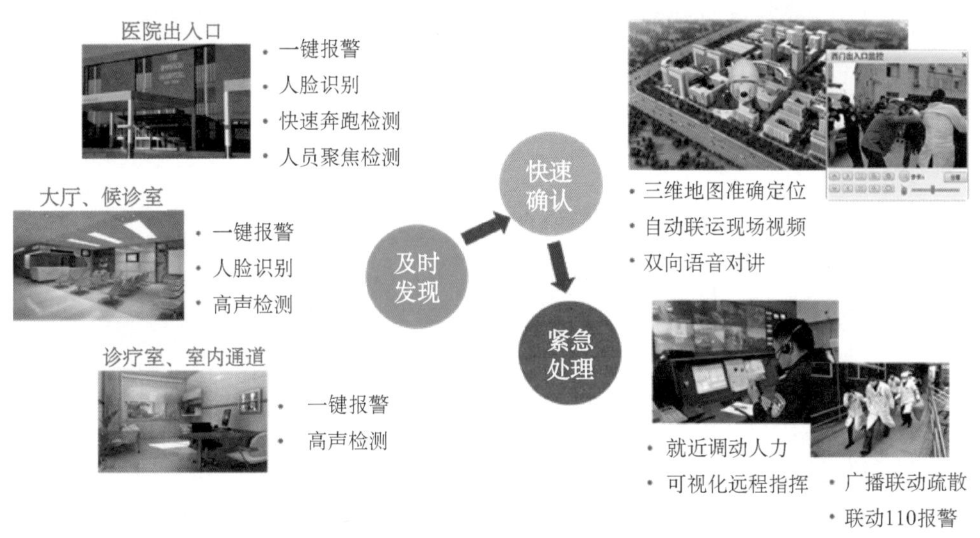

图 12 多级防区机制

(6) 医院典型抓拍地点和场景

① 一级防区：医院大门出入口

医院大门口的防控是医院安全保卫的第一道防线，及时识别有过不良记录的人员，可以有效防止职业医闹、黄牛等进入医院。

② 二级防区 1：急诊室出入口

急诊室出入口是急救的紧急通道，关系到病人的最佳救治时机。一方面，急诊室出入口要确保通畅，防止不法分子延误救治时机，通过人脸识别可以及早发现危险人物。另一方面，留存的视频影像可以作为救治过程的证据，减少医患纠纷。

③ 二级防区 2:住院部出入口

住院大楼里患者多,一方面要保障患者的安全,同时要防止医闹分子进入住院楼闹事,通过人脸识别系统,可以对进入住院楼的人群做好管控,防止恶性事件的发生。

④ 二级防区 3:行政楼出入口

同样,行政楼也是医闹经常发生的地方,需要通过人脸识别提前发现职业医闹,提前预案处理。

⑤ 三级防区 1:大厅、挂号处

门诊大厅出入口、挂号处有可能存在黄牛恶意挂号的情况,通过人脸识别技术,能够准确检测到黄牛惯犯,通知相关部门及时处理。

⑥ 三级防区 2:过道等室内

如果在室内检测到职业医闹,属于紧急事件,需要立即告知医生及院方相关人员,如果有持械闯入的不法分子,应该启动报警,立即疏散医生和患者。

6) 人脸门禁应用

(1) 系统概述

为加强医院内部重点区域的门禁出入管理控制,通过人脸识别门禁系统,完全使用人脸识别技术替代刷卡、密码等门禁出入方式,做到精准识别、安全人员进出。

人脸门禁集成了人脸识别系统和门禁控制器,系统通过 IP 网络接入 8900 管理平台,方案构架简单、部署方便(图 13)。

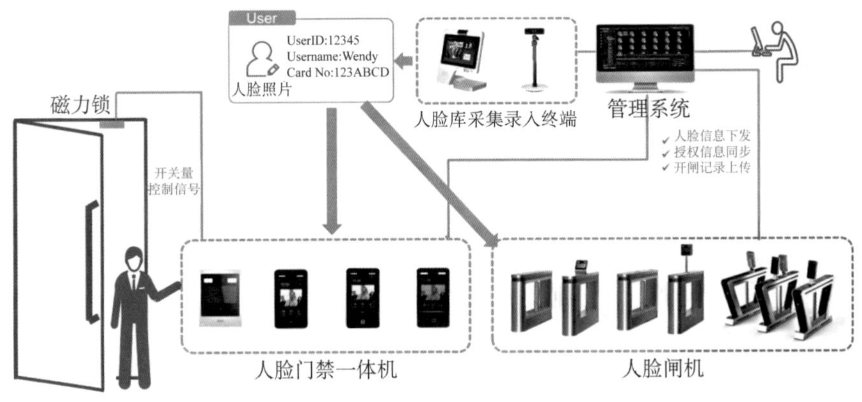

图 13 产品方案架构说明

人脸门禁系统通过前端人脸识别或后端人脸识别比对方式,利用人脸数据实现数字化安全管理,其目的是为了有效地控制人员的出入,规范内部人力资源管理,提高重要部门、场所的安全防范能力,并且记录所有出入人员身份信息的详细情况,来实现出入口的可视化管理,从而有效地解决传统人工查验证件放行、门锁使用频繁、无法记录信息等不足。

(2) 功能特点

活体防假检测:防止使用视频或照片进行人脸识别通行,杜绝人脸复制冒用。

侧脸高精准识别：利用生成对抗网络的侧脸识别演算法降低对人脸角度的要求。

高识别率：精准定位目标人脸 360 个以上关键点位置，识别率达到 99%以上。

(3) 系统功能

人脸识别系统和门禁系统，可以根据人脸库大小、项目建设类型（改造、新建）以及功能要求灵活选用前端人脸识别比对方式或后端人脸识别比对方式。前端人脸识别门禁系统（支持 1 万张人脸库）结构如图 14 所示。

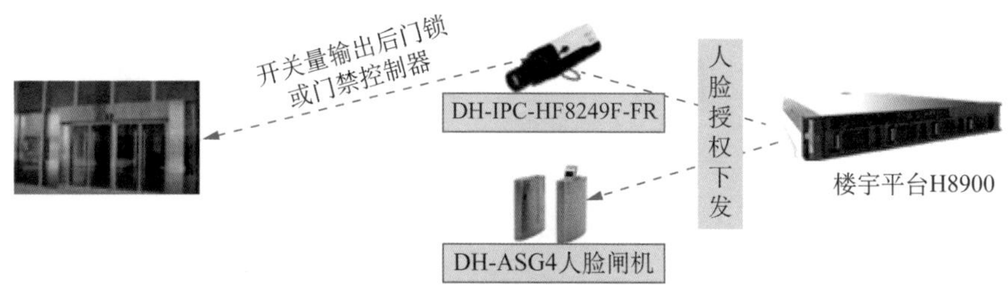

图 14 前端人脸门禁系统结构示意图

(4) 应用优势

① 不受网络延时影响，开门相应时间快，时效性较好。

② 支持离线开门，网络中断或平台宕机不会影响正常开门业务。

③ 对于改造项目，可复用原有闸机，性价比高。

7) 病区访客管理智能系统运用

(1) 系统概述

疫情以来，病区实行封闭式管理，病区访客受到严格管控，启用访客管理子系统主要用于访客的信息登记、操作记录与权限管理。访客来访，需要对访客信息做登记处理，为访客指定接待人员、授予访客门禁点/电梯/出入口的通行权限、对访客在来访期间所做的操作进行记录，并提供访客预约、访客自助服务等功能。这主要是为了对来访访客的信息做统一的管理，以便后期做统计或查询操作。利用 DSS-8900 综合管理平台通过将访客管理系统、报警系统以及智能分析系统整合，提升了系统安全级别，减轻了管理人员的负担，弥补了一般访客管理系统的漏洞，从而加强了访客管理系统的安全防范能力。访客管理系统由访客管理一体机、身份证扫描仪等设备组成，搭配大华抓拍摄像机、智能高清摄像机以及智能分析服务器，可以全面对访客身份信息进行确认。

通过这样的系统架构以及智能设备的引入，DSS-8900 综合管理平台访客管理系统将一般访客管理系统的被动事后查询转为主动检测、防御，做到了真正的智能化、人性化，并能根据具体项目情况进行旧系统的兼容、扩容，为各企事业单位、各建筑管理人员提供了满足自身情况的访客管理系统的整体解决方案（图 15）。

(2) 功能特点

疫情以来，病区实行封闭式管控，病区患者家属探望需要提前与院方预约沟通。访客系统利用人脸识别进行访客人员身份信息确认，通过微信公众号预约简化访客登记流

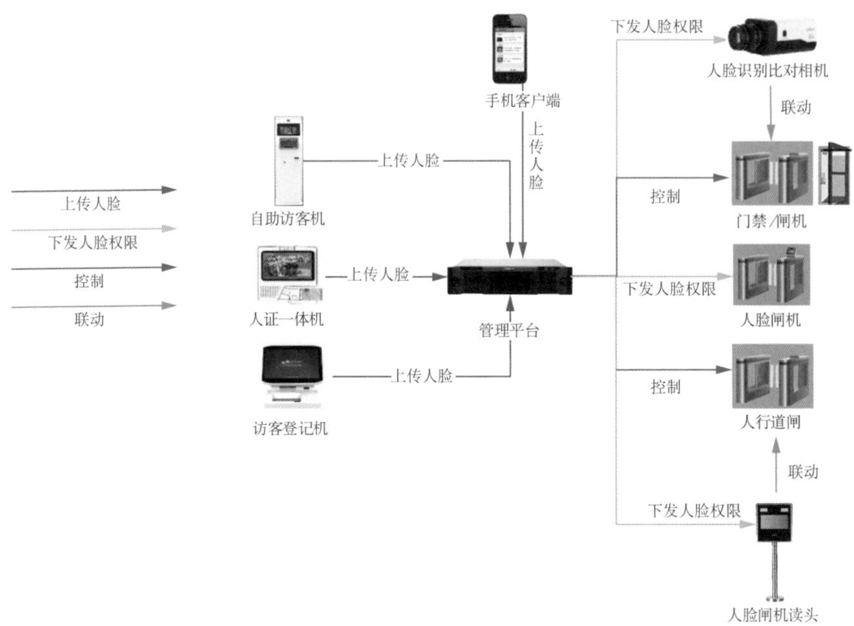

图 15　产品方案架构说明

程，提高医院管理者的管理效率及医院安全等级，提升医院访客进出体验与医院形象，并有效减少接待人员接待工时和工作任务，配合门禁系统，实现人脸访客医院安全进出管理（图 16）。

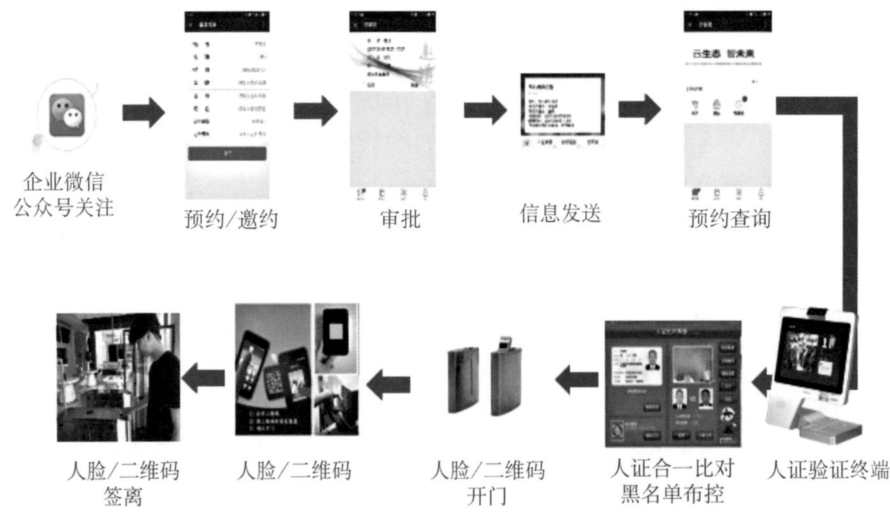

图 16　外部访客业务流程说明

快速登记：可实现微信公众号远程预约和访客机现场预约进入医院，传统登记字迹潦草、手续复杂的情况得到改善。

保存记录：访问信息可实现数字化保存，改善传统登记易丢失、难翻阅的状况。

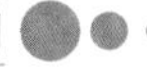

提升效率：提升院区访问效率，降低人力管理成本。

（3）系统功能

本系统由人脸识别比对设备、人脸库录入设备、后端应用管理平台组成，具体说明如下。

① 人脸识别比对设备：本次系统设计分为前端识别对和后端识别比对这两种方式。

② 前端识别对比方式：主要由前端识别比对相机、人脸一体闸机、人脸门禁一体机、人脸闸机读头和人脸广告一体机组成；其内置人脸识别比对算法，可实现人脸属性实时提取及人脸比对，适用于人脸库小于或等于 1 万人的楼宇应用场景。

③ 后端识别比对方式：主要由 AI 智能服务器（睿智 NVR）、前端高清 IPC、人脸门禁设备和人脸广告一体机等设备组成，前端高清 IPC、人脸门禁设备、人脸广告一体机等设备采集视频、图片上传至 AI 智能服务器进行实时智能分析处理，实现人脸属性实时提取及人脸比对，适用于人脸库小于或等于 10 万人的楼宇应用场景。

④ 人脸库录入设备：本次系统设计分为 USB 相机拍照录入、人证验证终端人证核验录入、手机 App 自助录入、人脸照片手工导入四种人脸底库录入方式。USB 相机接入客户端电脑实现拍照录入人脸底库，简单便捷，适用于现场登记录入。

⑤ 人证核验终端：人证合一比对，比对成功后进行拍照录入，避免冒用他人照片导入底库，适用于安全登记要求较严格的场景。

⑥ 手机 App：通过手机 App 拍照自助录入，适用于员工数较大的大型企业。

⑦ 人脸照片导入：将拍摄的人脸照片通过管理客户端直接导入（支持批量导入方式），适用于 HR 或管理员统一收集员工照片进行集中导入。

（4）后端应用管理平台

系统通过医院管理平台实现人脸系统相关的设备管理、识别场景规则设置、人脸授权、门禁控制、业务展现和管理，并结合客户端实现对图像的预览检索、进出人员信息的查看等操作。

四、结语

此次新冠疫情，也反映出医院对进出管控智能化建设的迫切需求。随着安防行业全面迈入 AI 时代，智慧安防已成为行业趋势，无论是产品成熟度还是设备成本都大为降低，加之医院对业务场景细节要求的不断提高，智能化安防已然成为行业趋势。医院对减少人力投入、提高院区安全的要求日益凸显，势必要提高医院进出管控的智能化程度，通过智能视频分析、运动目标事件检测和分析、运动物体流的统计、周界警戒及入侵检测、医院 AI 智能应用、人脸门禁应用及病区访客管理智能系统应用，构建了人防、物防、技防相结合的三防系统，有效提升了医院安全管理水平，维护了医院秩序总体的持续稳定，实现院区进出口的综合监管智能化，突出从事前预防、事中处理和事后回溯三个阶段入手，以技防取缔人防，减少安保人员投入，降低系统使用复杂度，提高一体化调度指挥能力，使医院更安全，人力更精简，更好为医院安全保驾护航。

后疫情时代，医院进出口管控智能化建设热度很高，但实际上只完成了“概念模型”的建立，尚未达到“有效利用”的理想效果，人工智能真正赋能安防尚需等待，智能安防才刚刚进入初级阶段。目前，医院智能化建设基础还较薄弱，在应用过程中还有较多问题需要完善和解决，在建设过程中还需要我们深入思考、大胆实践、及时总结，探索出一条符合医院进出管控智能化建设之路。

（撰稿：王振荣　杜　平　陈旭丹）

医院中央空调能源闭环管理模式的探索与实践

——上海市儿童医院节能管理工作创新

对于具备一定规模的中、大型医院楼宇而言，中央空调的应用已渐渐成为主流。然而随之所带来的能耗居高不下、能源浪费等现象成为困扰医院后勤管理人员的难题。如何通过现代化管控技术的引入，构建中央空调能源闭环管理模式，达到高效运行、节能降耗的目的是本文讨论的重点。

一、医院电能结构分析

电能是医院最为主要的能耗类型，是绝大多数保障类设施以及医疗设备的动力之源，大部分医院单年度电费成本少则百万元，多则上千万元。据统计，电能结构分布方面，无论是建筑年限较长的老院区亦或现代化程度较高的新建院区，其最为主要的消耗源均为各类空调设备，不同的是老院区往往以各类分体式空调为主，新建院区以中央空调为主。平均空调设备耗电占医院整体电能消耗的40%左右，部分冬夏两季制冷供暖均以空调为主的医院，其空调电耗占比甚至高达45%以上。上海市儿童医院冬季区域供暖以燃气锅炉为主，仅夏季依靠空调进行制冷，但空调用电占比依然可达35%左右，是我院的“电能消耗大户”，如图1所示。因此，对于医院楼宇而言，对空调设备的合理管控是控制医院电能成本的关键。我院于2014年正式启用的泸定路新院区以中央空调为主要冷源设备，探索中央空调能源管控模式成为我院节能工作的重点研究与实践方向。

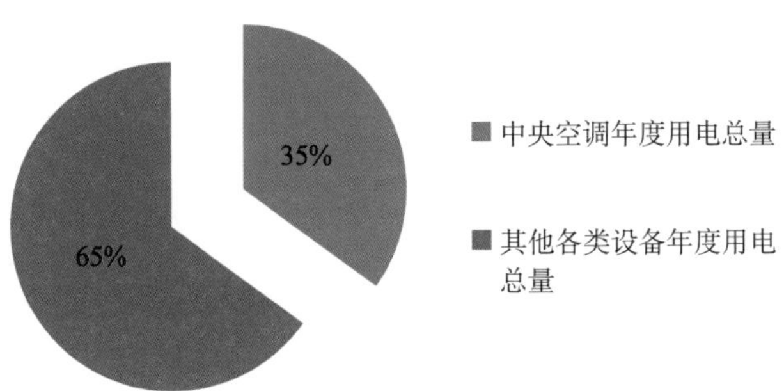

图1　本院电能消耗结构

二、中央空调的管理难点——“前端可控、末端失控”

1）前端核心机组的管控

目前，较为常见的中央空调主机有：离心机组、螺杆机组、风冷热泵机组和溴化锂机组等。除了溴化锂机组可燃油或燃气外，绝大多数机型以用电为主。但无论是使用何种能源进行制冷或制热，各类机型依靠其成熟的控制技术，可满足后勤管理者多样的输出控制要求。管理者通过控制机组开机台数、开机时长、出水温度等可有效控制冷热源的产出；部分引入群控技术的中央空调机房，机组可以通过群控系统根据实际需求自适应的分配调整开机台数、时间以及各机组负载等。总之，在中央空调的管理上，对于其前端核心机组的管控并非难点，依托先进的自控技术可有效地控制冷热源生产。

2）末端使用区域浪费现象普遍存在

然而，医院的后勤管理者对于楼宇内中央空调的末端使用区域往往缺乏有效的管理手段。除医院公共区域外，绝大部分末端使用区域，均设有空调控制面板。开关、温度、出风量均交由各使用区域人员控制，空调不及时关闭或温度设置过低或过高等现象时有发生，这就造成了对中央空调冷热源的浪费现象，而单纯地加强人员节能宣教收效有限。末端存在冷热源浪费现象，势必造成前端机组须产出额外更多的冷热源来确保整个空调系统的需求，产出更多的冷热源就意味着更多能源的输入，即使后勤设备管理人员对前端机组进行再精细的管控，也无法规避能源浪费的问题。这就好比制作蛋糕，能源就像是鸡蛋、面粉等原材料，前端的空调机组就好比是各类制作蛋糕的工具，而后勤管理者好比面点师，对蛋糕的大小、数量都可以控制。面点师对于吃蛋糕的人群是否浪费蛋糕、是否吃得过多等情况均无法掌控，只有在得知其蛋糕不足时盲目地补充蛋糕，如此循环则节约工作无从谈起。因此，在中央空调能源管控方面，最为主要的难点即是如何处理好“前端可控、末端失控”的状态，不但可把控能源的输入，还能把控能源的输出，在管理上做到真正闭环。

三、闭环管理体系构建

针对中央空调前端可控、末端失控的管理难点，我院引入了面向末端设备的集群控制技术——末端风机盘管群控系统。与前端已有的机组群控系统进行联合运用，形成了首尾相呼应的闭环管理链。

1）前端空调机组群控系统功能定位

我院楼宇冷源的生产结构主要为 3 台离心机组以及 2 台螺杆机组，均由同一品牌提供。我院在采购设备的同时，同步引入了针对前端机组的群控系统，我院中央空调机组群控系统部分界面如图2所示。该系统集成了各机组内部工况参数以及主要循环系统内的传感数据。通过对回水温度的监测，自动化控制各机组负载，在满足医院整体空调需求的前提下，合理控制机组输出。

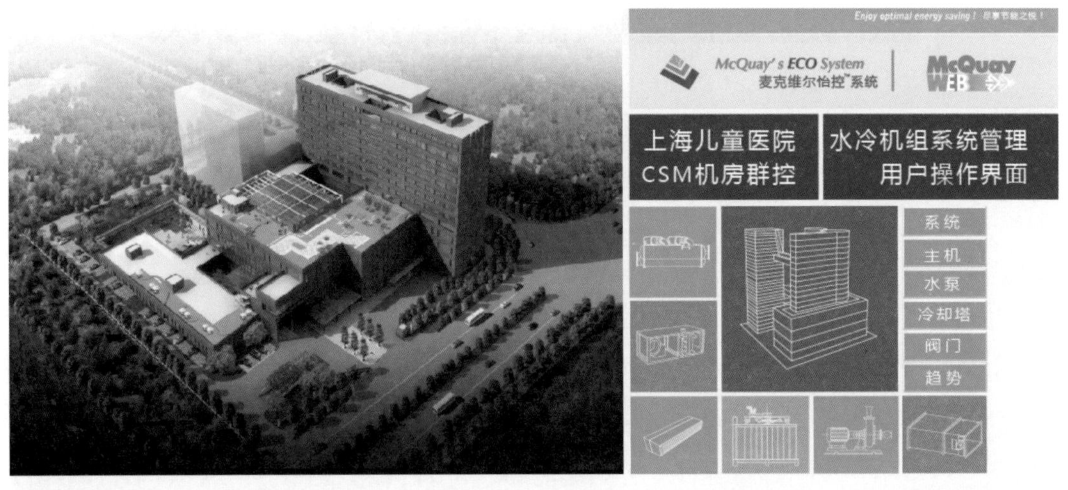

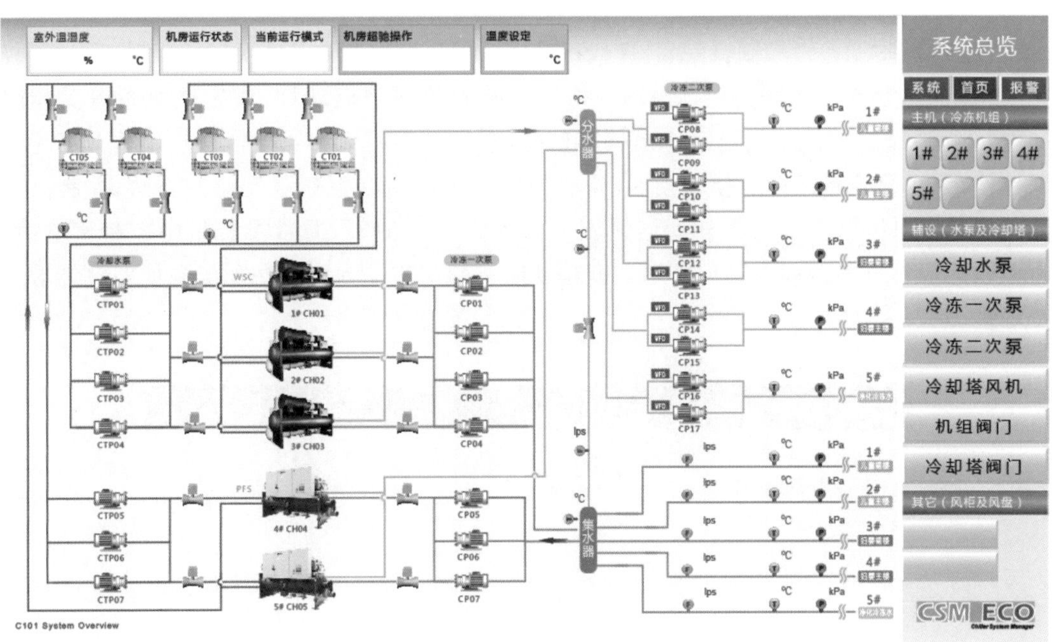

图2　中央空调机组群控系统部分界面

2）末端风机盘管群控系统的建设

末端风机盘管群控系统其功能定位从字面上即可理解，主要是针对各个末端区域的风机盘管进行集中控制。其主要功能如下。

(1) 区域恒温控制：通过安装无线温控器，实时采集各区域温度数据反馈至后台系统，现场控制执行器根据管理人员预设的温度来自动调节风机盘管的出风量(图 3),当现场温度未达设置温度时,风机盘管以最大风量档位进行冷热源释放;当达到预设温度值时,自动调整至低风量档位进行区域保温,有效规避了区域冷热源的过量释放。

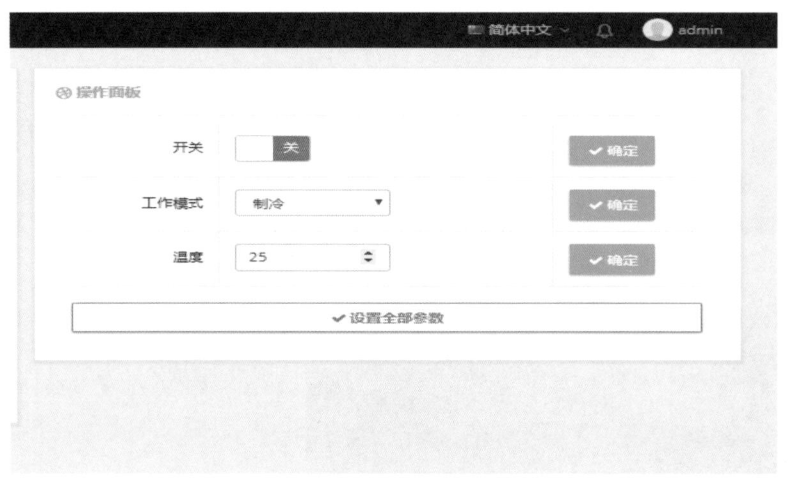

图 3　系统设定区域空调温度

(2) 区域空调定时控制:针对临床或行政区域下班后空调未及时关闭的问题,通过群控系统亦可有效解决。系统内根据现场各工作区域的常规排班计划,设定风机盘管关闭时间(图 4),系统在关机时间自动输出数字信号,通过无线网络将数字信号传递至现场无线温控器,无线温控器进行数模转换后,将模拟信号控制指令下达至现场控制器,控制器自动关闭现场风机盘管。若部分现场区域人员须临时性加班,通过拨打集中控制室电话,由空调运行人员进行远程开启即可。此项功能有效解决了人为疏忽所导致的空调能源浪费现象。

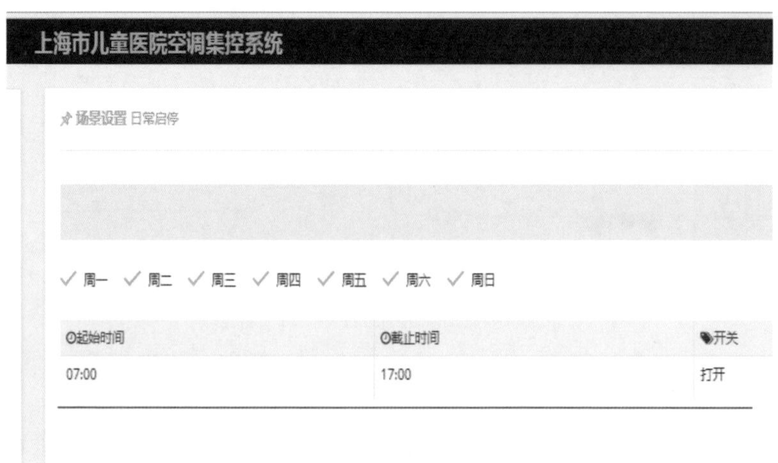

图 4　系统设定区域空调关停时间

(3) 延伸性功能：在群控系统所具备的核心功能基础上，我院根据实际管理需求，与软件公司共同设计开发了个性化的延伸功能，其中包括：区域温度监测电子地图、区域空调能耗分析统计等。区域温度监控电子地图主要通过在系统界面内加载本院区各楼层平面图，各公共区域、房间内的空调开启状态以不同颜色标注进行实时展示，其温度状态则通过实时温度数据进行展示(图 5)。该功能可协助空调运行人员及时了解整体医院楼宇内的温度状态，从而调整前端空调机组的输出负载，同时捕捉定位温度异常区域并前往现场进行问题查验。区域空调能耗分析统计功能则是通过在各风机盘管供电回路中增设远传电表，将用电量数据实时反馈至后台系统，系统通过计算生成多种维度的能耗报表(图 6)。此项功能可帮助后勤管理人员分析各区域的空调用能占比以及整体医院空调能耗的变化趋势，对能耗异常情况进行及时干预，同时也为能源成本分摊提供了有效的科学依据。

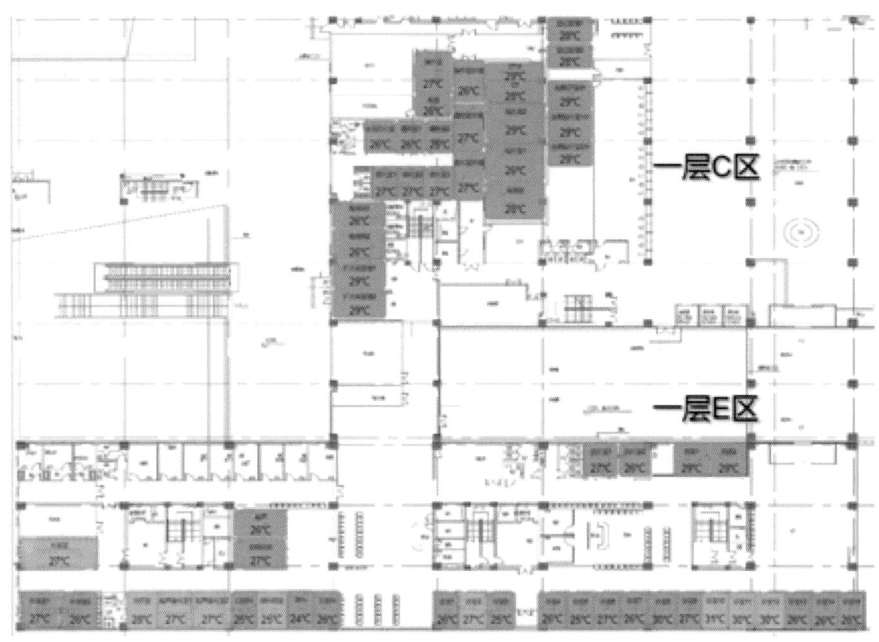

图 5　区域温度监测电子地图(门诊楼一层)

3) “双群控系统”联动运作模式

在中央空调前、末端控制系统的辅助下，我院逐步形成了成熟的双群控系统闭环管理链，如图 7 所示。前端冷源机组将冷源输出至各楼层后，通过末端风机盘管群控系统进行合理的区域冷量释放，保持区域恒温。空调运行人员根据末端群控系统所反馈的区域温度状态作为中央空调运行策略调整的依据，对前端空调机组群控系统进行相应的控制指令设定(如出水温度、开机台数设定等)，使其对空调机组的负载分配达到最优化。此举完全颠覆了以往空调运行人员“经验化”控制的管理模式，使各项机组运行策略的制订有据可依。

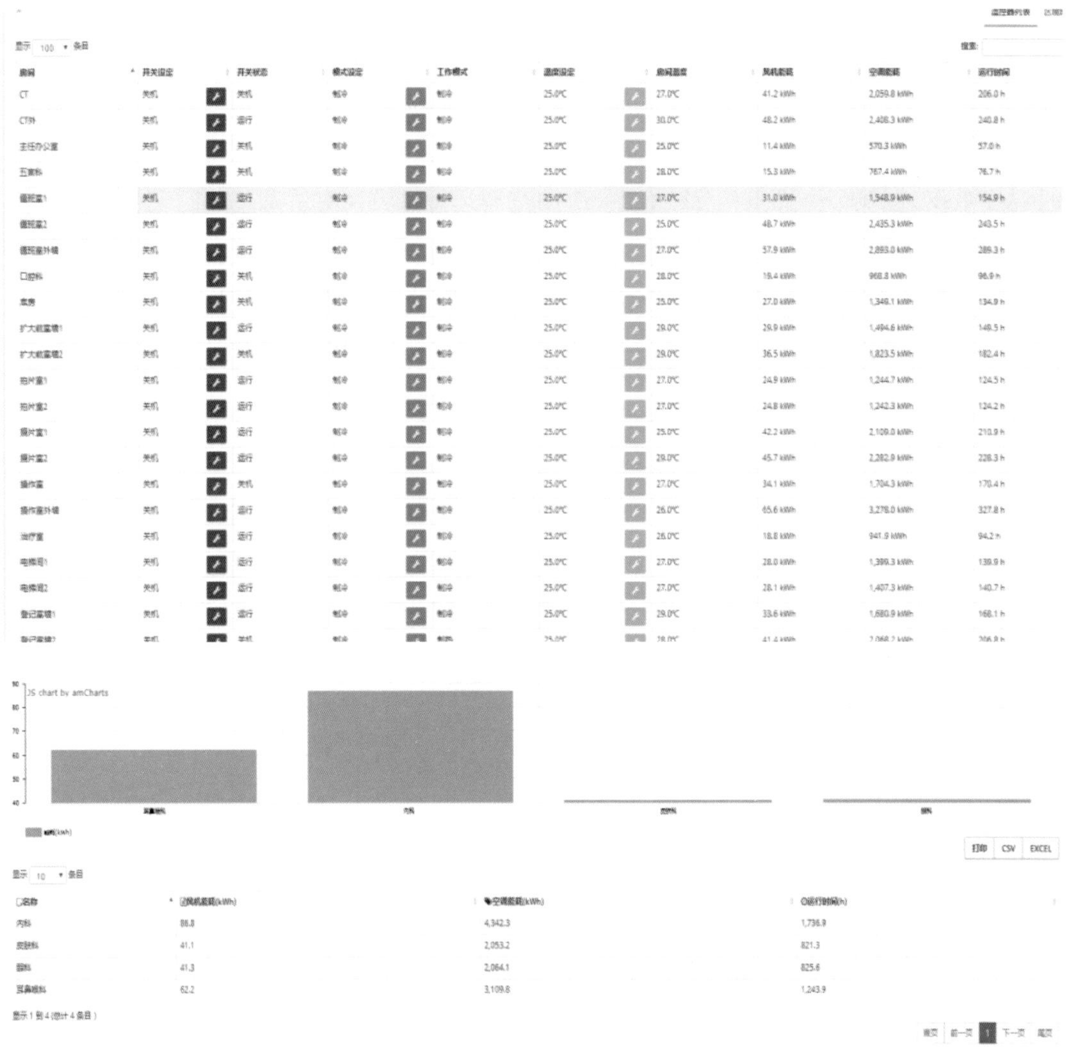

温控器列表

显示 100 条目　　搜索：

房间	开关设定	开关状态	模式设定	工作模式	温度设定	房间温度	风机能耗	空调能耗	运行时间
CT	关机	关机	制冷	制冷	25.0℃	27.0℃	41.2 kWh	2,059.8 kWh	206.0 h
CT外	关机	运行	制冷	制冷	25.0℃	30.0℃	48.2 kWh	2,408.3 kWh	240.8 h
主任办公室	关机	关机	制冷	制冷	25.0℃	25.0℃	11.4 kWh	570.3 kWh	57.0 h
五官科	关机	关机	制冷	制冷	25.0℃	28.0℃	15.3 kWh	767.4 kWh	76.7 h
候诊室1	关机	运行	制冷	制冷	25.0℃	27.0℃	31.0 kWh	1,548.9 kWh	154.9 h
候诊室2	关机	运行	制冷	制冷	25.0℃	25.0℃	48.7 kWh	2,435.3 kWh	243.5 h
候诊室外侧	关机	运行	制冷	制冷	25.0℃	27.0℃	57.9 kWh	2,893.0 kWh	289.3 h
口腔科	关机	关机	制冷	制冷	25.0℃	28.0℃	19.4 kWh	968.8 kWh	96.9 h
库房	关机	关机	制冷	制冷	25.0℃	25.0℃	27.0 kWh	1,348.1 kWh	134.9 h
扩大候诊区1	关机	运行	制冷	制冷	25.0℃	29.0℃	29.9 kWh	1,494.6 kWh	149.5 h
扩大候诊区2	关机	关机	制冷	制冷	25.0℃	29.0℃	36.5 kWh	1,823.5 kWh	182.4 h
拍片室1	关机	运行	制冷	制冷	25.0℃	27.0℃	24.9 kWh	1,244.7 kWh	124.5 h
拍片室2	关机	运行	制冷	制冷	25.0℃	27.0℃	24.8 kWh	1,242.3 kWh	124.2 h
摄片室1	关机	运行	制冷	制冷	25.0℃	25.0℃	42.2 kWh	2,109.0 kWh	210.9 h
摄片室2	关机	运行	制冷	制冷	25.0℃	29.0℃	45.7 kWh	2,282.9 kWh	228.3 h
操作室	关机	关机	制冷	制冷	25.0℃	27.0℃	34.1 kWh	1,704.3 kWh	170.4 h
操作室外侧	关机	运行	制冷	制冷	25.0℃	26.0℃	65.6 kWh	3,278.0 kWh	327.8 h
治疗室	关机	运行	制冷	制冷	25.0℃	26.0℃	18.8 kWh	941.9 kWh	94.2 h
电梯厅1	关机	运行	制冷	制冷	25.0℃	27.0℃	28.0 kWh	1,399.3 kWh	139.9 h
电梯厅2	关机	运行	制冷	制冷	25.0℃	27.0℃	28.1 kWh	1,407.3 kWh	140.7 h
登记窗口1	关机	运行	制冷	制冷	25.0℃	29.0℃	33.6 kWh	1,680.9 kWh	168.1 h
登记窗口2	关机	关机	制冷	制热	25.0℃	28.0℃	41.4 kWh	2,068.2 kWh	206.8 h

JS chart by amCharts

耳鼻喉科　内科　皮肤科　眼科

打印　CSV　EXCEL

显示 10 条目

名称	风机能耗(kWh)	空调能耗(kWh)	运行时间(h)
内科	86.8	4,342.3	1,736.9
皮肤科	41.1	2,053.2	821.3
眼科	41.3	2,064.1	825.6
耳鼻喉科	62.2	3,109.8	1,243.9

显示 1 到 4（总计 4 条目）

首页　前一页　1　下一页　尾页

图 6　区域空调能耗分析统计功能

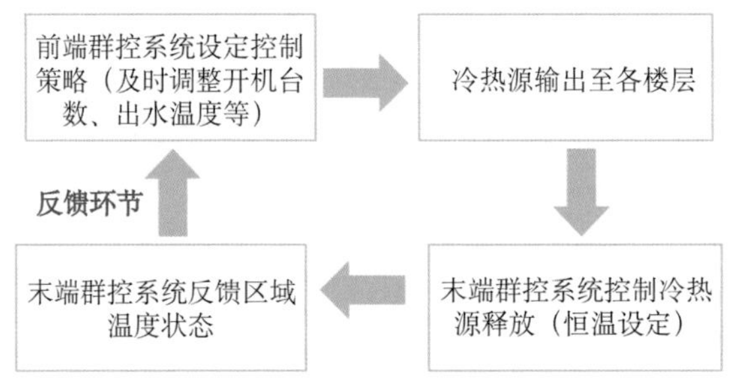

图 7　双群控系统闭环管理链

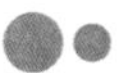

四、管理成效分析

1）定时集中控制的重要意义

通过末端群控系统可非常直观地了解门急诊诊疗区域下班后，人员自觉关停空调的比例(在空调状态区域电子地图中，蓝色点位表示风机开启，绿色表示风机关停，橘黄代表故障状态)，如图8所示。我院门诊区域常规下班时间为下午5点，后勤管理人员选取某日下班时间点进行监测试验，在末端群控系统不进行系统远程干预的情况下，监测到三个层面的门诊区域，总计162个末端空调监控点位，存在79处空调未及时关闭，人员未自觉关停空调的比例高达48%。进一步现场验证，其中仅有极少部分区域属于加班情况，绝大部分区域属于人为疏忽所致。此项试验表明，在医院楼宇内不自觉或遗忘关闭空调的行为普遍存在，充分印证了定时集中控制中央空调末端风机的重要节能意义，具备了集中定时控制功能的群控系统可极大程度上规避楼宇内的空调浪费现象。

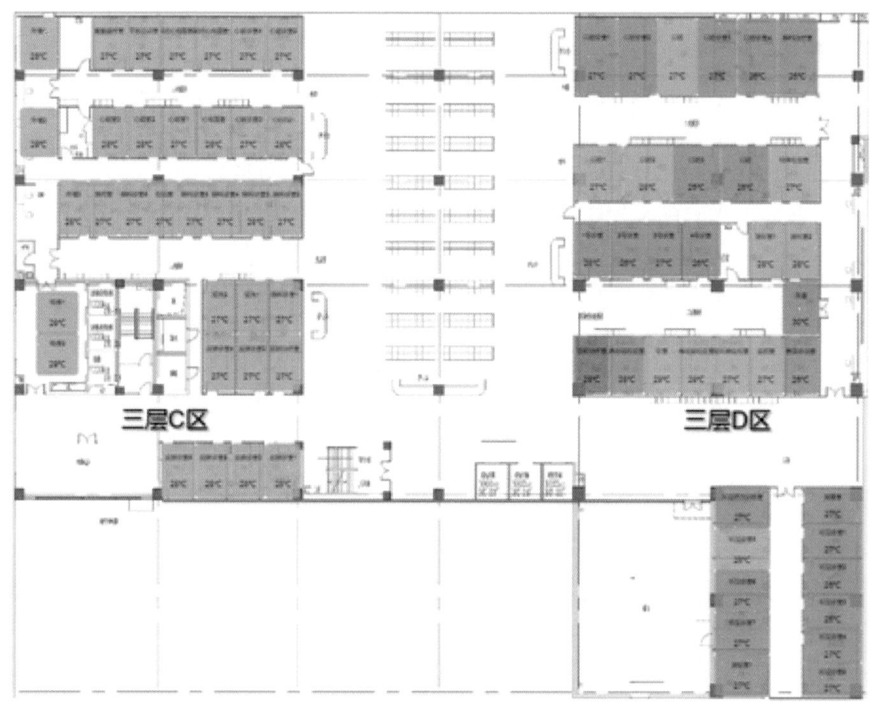

图8　某日下班后门诊三层空调状态电子地图
(绿色代表关闭、蓝色代表开启、橘黄色代表故障)

2）节能效果

对于整体空调系统节能效果进行分析，须具备一定的客观气温条件，温差较大的气温情况下不具备同比条件，须尽可能选取气温相仿或最高气温相同的天气进行对比。经对比末端风机盘管群控系统上线前后的风机运行电流，相同区域风机在相同天气温度条件下，同比平均运行电流量下降近28%。因此也直接影响到了前端核心机组的能耗。同样通过在相同气温条件下对比（选取最高气温同为37℃的天气），我院采用了闭环管理模式后的中央空调前端冷源机组用电量下降近20%，如图9所示。此项检测，充分印证了闭环管理运作模式对于中央空调节能的良好效果。

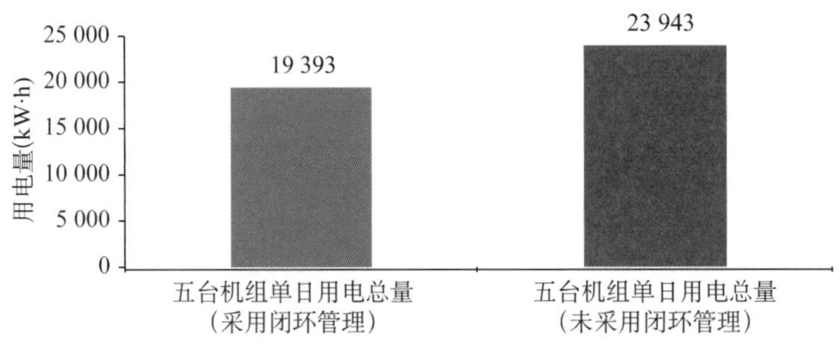

图9　相同气温条件下单日空调机组用电量对比

五、结语

随着医院楼宇的现代化发展，中央空调的利用率将不断攀升，在享受中央空调所带来的舒适性的同时，探索更高效、更科学、更节能的运作管理模式，对于做好医院节能工作，从而为庞大的能耗支出成本"减负"有着重要意义。通过应用成熟的自动化、互联网等技术实现生产力可调控、消耗量可管控、区域状态有反馈的闭环管理模式，可有效地消除空调能源浪费、机组"经验化"运行等管理上的难点，从而达到经济节能的目的，将医院的智慧后勤建设提上新高度。

（撰稿：倪雨嘉　杨晓东　李锦康）

数据驱动下的智慧后勤运营

——以上海市第一人民医院后勤智能化管理平台建设为例

随着医疗水平的快速发展，医院后勤管理的智能化与精细化需求也日益增强，而构建或集成一个高效的医院后勤智能化管理平台是个难题。文章以上海市第一人民医院后勤智能化管理平台的建设与应用为例，阐述了医院后勤智能化管理平台的系统架构与建设内容，介绍了平台的功能和已经实现的应用，并对平台未来的发展进行了展望。随着需求的不断提升以及信息技术的不断完善，平台的建设和应用还将继续深化，以期为一线医疗提供更好的后勤保障，为患者提供更为舒适的就医环境。

一、项目背景

随着绿色医院和智慧医疗的快速发展，医院后勤保障服务的智能化和精细化管理需求也日益迫切。同时信息科学技术的快速发展，使医院后勤也具备了信息化管理的条件。然而，在医院后勤信息化推进进程中，因业务系统众多且繁杂，构建或集成一个高效的后勤智能化管理平台并非易事。

二、平台建设

上海市第一人民医院始建于 1864 年 3 月 1 日，是全国建院最早的综合性百年老院之一。2017 年医院职工 3 820 人，实际开放床位 2 458张，南北两部临床三级学科和医技学科共 68 个。全年门急诊人次 385. 8 万，出院人次 11. 6 万，住院手术人次 8. 5 万，平均住院天数 6. 76 天，CMI 达到 1. 06。医院后勤管理主要是保障医院水、暖、电、气、电梯及电话等系统正常运行，保障医院日常物资的正常供应，为临床一线的医护人员提供优质、高效、全方位的服务，让他们将精力全部投入为患者服务的临床工作中。医院的安全运行关系到患者的医疗质量和生命安全，而医院后勤保障则是医院安全运行的重要生命线。

本院自 2014 年 10 月开始投入建设“市级医院后勤智能化管理平台”，至 2015 年 8 月竣工。

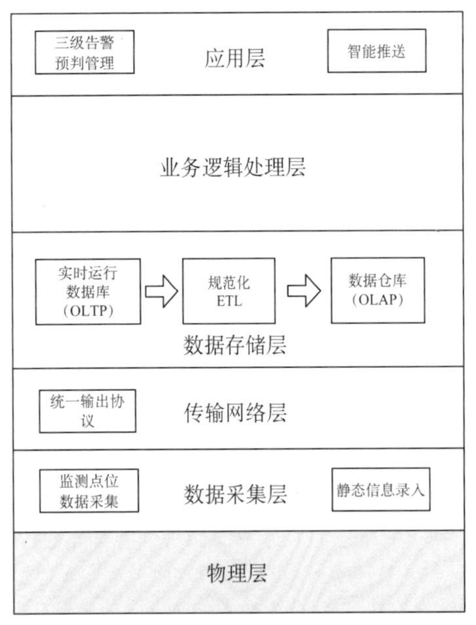

图1　系统架构图

1）平台架构

平台系统（图1）由物理层、数据采集层、传输网络层、数据存储层、业务逻辑处理层和应用层六个层次组成。

（1）物理层：系统采集信息前端，包含医院各既有建筑、计量装置及各监测系统。其中监测系统对象包括：配电系统、通风及空调系统、锅炉系统、照明系统、电梯系统、给排水系统（给水、生活热水、排水系统-集水井、太阳能系统、雨水回收系统和污水处理系统）及医用气体系统（压缩空气系统、负压吸引系统、氧气系统）。

（2）数据采集层：通过各种设备传感器的多协议数据采集系统采集物理层的信息及医院静态信息采集。

（3）传输网络层：通过传输介质以及网络技术实现端到端的数据传输，网络传输层在给定的链路上通过流量控、分段/重组和差错控制，向上层提供可靠的数据传输服务。

（4）数据存储层：对采集并以联机事务处理（OLTP）的方式保存到平台数据库的数据进行规范化数据提取转换和加载（ETL）处理后，保存至数据仓库，以联机分析处理（OLAP）方式来进行相关数据分析。

（5）业务逻辑处理层：处理各种业务规则和业务逻辑，如告警规则、专家知识库、能耗挖掘分析方法等。

（6）应用层：通过图、文、表格及动态图形处理引擎（DGE）直观地在界面上展现信息，提供运行决策支撑。

2）平台建设内容

平台建设由以下几个部分构成：用电计量系统、集水井系统、空调系统、冷源系统、生活水系统、电梯系统、空压系统及锅炉系统等。竣工完成集水井系统监测的32个点位、空调系统监测的442个点位、冷源系统监测的114个点位、空压负压系统监测的18个点位、生活水系统监测的38个点位、锅炉系统监测的24个点位及电梯系统监测的60个点位。楼层电计量电表：PE310R电表143块；低配间电计量电表：网关电表208块；电表监测数据点达2 353个。整套系统是由数据采集设备、模块监测控制设备、网络通信设备、数据处理计算设备和操控监视平台设备组成。

（1）数据采集设备是对各个监控点位数据采集的各种传感器、计量表、开关等执行设备的总称，用来采集各种数据。

（2）模块监测控制设备包括各种主模块、拓展模块、执行控制模块和各类执行控制器等设备，分配监控执行命令。

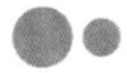

(3) 网络通信设备包括各种通讯线、MOXA 网关、集成控制器、网线、交换机、光纤和中央交换机等通信设备，组成通信网络传输数据。

(4) 操控监视设备包括了中央显示大屏、中央数据处理器、BA 通讯执行控制系统、中央控制监测电脑及各种数据运算和执行控制软件。负责最终的数据采集运算、状态监测和命令控制的发出，实现平台的最终监测控制。

三、平台功能与应用

医院后勤智能化管理平台是一套以医院设备实时监控、数据分析为主，结合后勤静态信息管理和数据上报等功能的智能化管理系统。设备实时监控在一定程度上节约了人力资源，大大缩短了设备实时信息收集与处理的时间；数据分析部分综合各项采集数据，以图文方式展示，提供简单直观的分析效果，以供分析参考。本系统通过智能化处理海量数据，进而转化为准确的图文界面，并且结合各项基础数据进行相应的分析并以图文展示。

1. 平台功能

1) 后勤基础信息管理

对医院建筑、后勤设备设施、业务量、大修、维护保养和能源账单等各后勤基本数据进行信息化记录与查阅，建立电子信息数据库(图 2)。

H-ADS
孙翔
注销
0
一级预警
0
二级预警
1
三级预警
应急启动
个人工作平台
基本信息管理
运行保障管理
运送服务管理
人力资源管理
资产管理
数据分析
知识库
秩序管理
医院基础概况
编辑
医院基础信息
修改记录
医院名称 • 上海市第一人民医院
创建年份 • 1864
医院级别 • 一级甲等 二级甲等 三级甲等
医院简称 市一
院长 • 郑兴东
医院类别 • 综合医院 专科医院
省 上海市
市 虹口区
区
电话 021-63240090
传真 • 63240090
详细地址 • 上海市虹口区武进路85号
邮编 • 200080
医院详细情况
可选年度: 2021
信息分类
具体信息
2021年
帐内（万平方米） 10.9545
图 2 后勤基础信息——医院基础信息

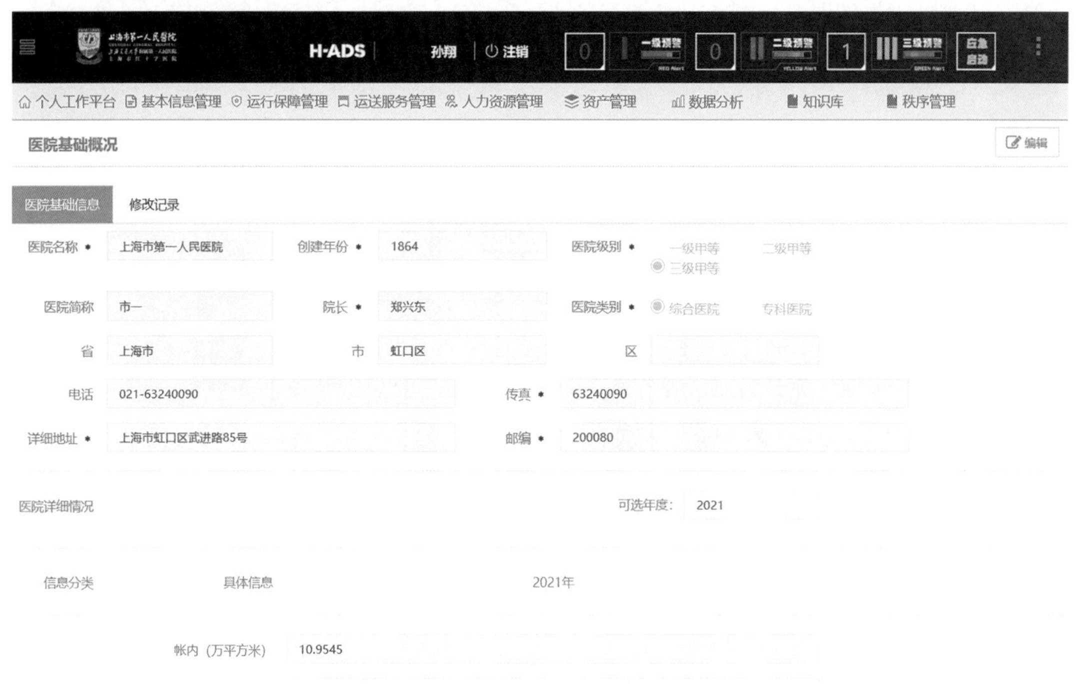

(1) 医院基本信息：医院全称、医院类型、医院占地面积、医院建筑面积、核定床位数和开放床位数等基本信息。

(2) 医疗业务信息：门诊人次、急诊人次、出入院人次。

(3) 楼宇信息：楼宇编码(楼宇编号、楼宇名称、曾用名)、投资额、建筑面积、功能分区及面积、楼层数(地上、地下)、建筑高度、结构类型、基础形式、抗震等级、竣工日期及竣工图纸。

(4) 设备信息：资产编号、设备编码(设备编号、设备类型、设备名称)、安装位置、品牌、设备型号、生产单位、产地、生产日期、安装日期、使用日期、使用年限、质保期、采购价、使用能源和设备图纸。

(5) 维修巡检保养：维保合同编号、维保频次、维保内容、维保单位、联系方式及维保级别。

(6) 能源(资源)账单：账单类型、日期、金额、单价、用量和用户编号。

通过后勤基础信息管理，建立了医院后勤资料电子信息数据库，改变传统人工记录模式，有力解决了台账不清、标准不一等问题，实现医院后勤基建、业务信息、设备等资料信息电子化，可随时查阅，提高医院后勤管理效率。

2) 后勤设备实时监控

对医院后勤各类系统设备设施实时仿真监控与预警(图 3)，方便维护人员全面了解情况。

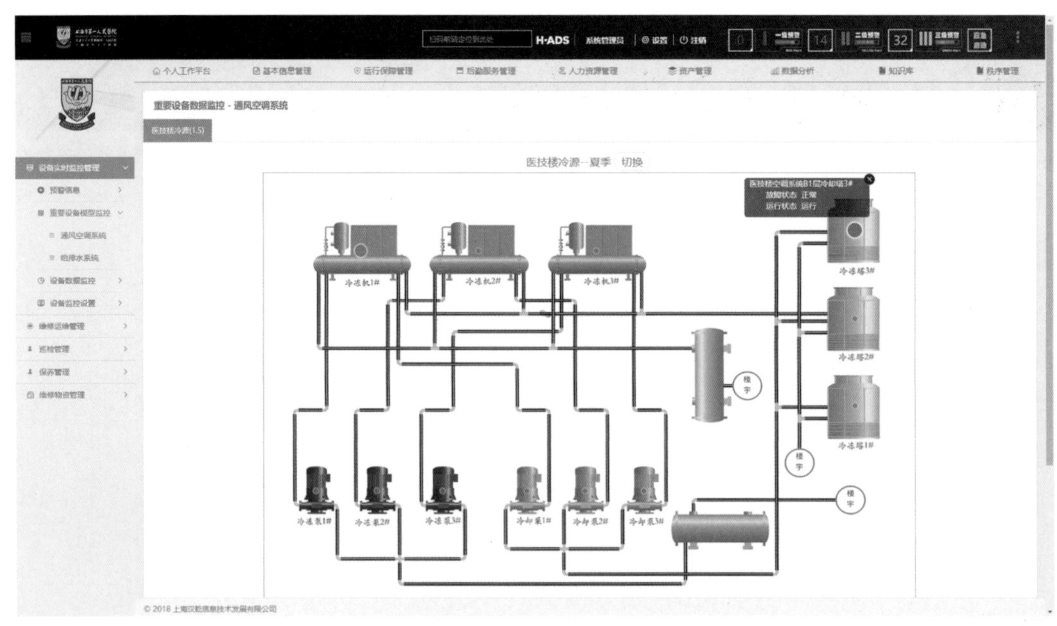

图 3　实时监控——通风空调系统

设备实时监控包含“空调系统、锅炉系统、照明系统、电梯系统、生活水系统、集水井系统、医用气系统、空压系统、负压吸引、能源计量和电力安全”等 11 类设备监控模块。包括机

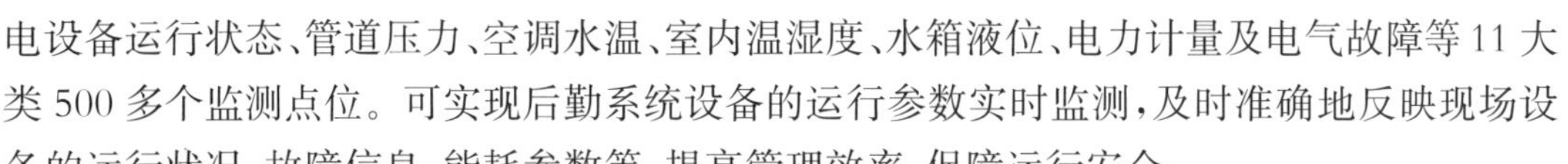

电设备运行状态、管道压力、空调水温、室内温湿度、水箱液位、电力计量及电气故障等11大类500多个监测点位。可实现后勤系统设备的运行参数实时监测，及时准确地反映现场设备的运行状况、故障信息、能耗参数等，提高管理效率，保障运行安全。

3）数据分析

平台可根据时间、设备类型、计量类型等各种维度，进行数据动态分析，满足使用者对数据分析的不同要求。

对安全告警信息、能耗信息、建筑信息和设备信息等多维度信息进行整合管理。根据需求，自定义组合各类信息进行数据统计分析，目前主要应用的有：楼宇能耗分析、楼层能耗分析、告警信息分析及维修信息分析等功能。本系统充分利用现代技术的优势，将不同维度的数据进行整合。同时，由于本系统为实时数据系统，可将时间维度细分至秒级，可以最大限度地利用数据分析系统，排查医院运行管理中的安全隐患，提高管理效率，提高能耗使用效率，优化设备的运行模式，提供医院日常运行的各类数据支撑。

2. 平台应用

1）节能降耗

平台为管理人员提供后勤设备设施分布式集约管理，能够直观及时地追踪反馈设备的生命周期和运行状态（图4），并基于智能和关联分析，保障后勤设备设施安全运营在高效率区间，有力降低了能源消耗，实现“降能耗”的管理目标。

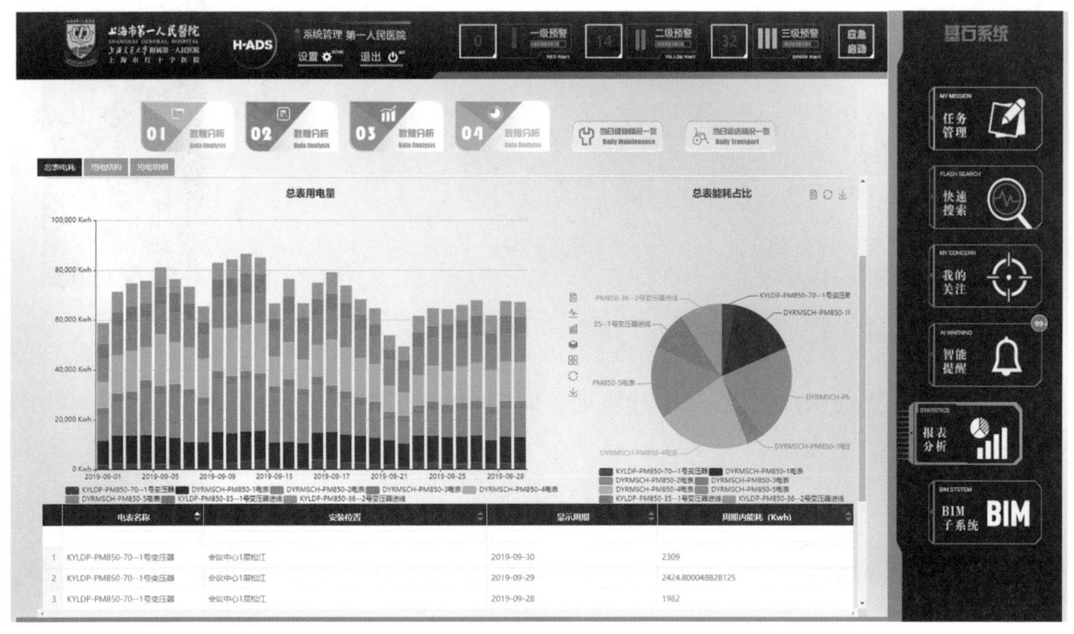

图4 能耗监控台

实时监测及分析医院各项能源数据，为医院提供设备优化方案并改进管理措施，在完善后勤管理体制的同时，探索并提出节能减排方案，达到国家节能减排的要求。以完善的后勤管理，保障医院的可持续发展，实现“安全、高效、舒适、节能、精细”的节能管理目标。在保证医院建筑耗能设备安全运行的基础上，实现高效运营，在注重人体感知舒适度的前提下，进行节能管控，为精细化管理提供执行标准，最终实现集约化、科学化、数字化、网格化和精细化的公共管理系统，为打造绿色医院贡献一份力量。

2）保障设备安全

平台对各类后勤设备设施提供实时参数仿真监控和全生命周期管理，同时，对各类系统设备设施可实现实时分级预警，能在最短时间内调动相关人员及时应对，高效实现“保安全”的管理目标（图5）。平台对出现的设备告警按照三级告警处理规程智能派发给现场维护人员、远程支持人员和系统监控人员，现场维护人员收到告警信息后快速到达现场，与远程支持人员、系统监控人员协同处置告警。

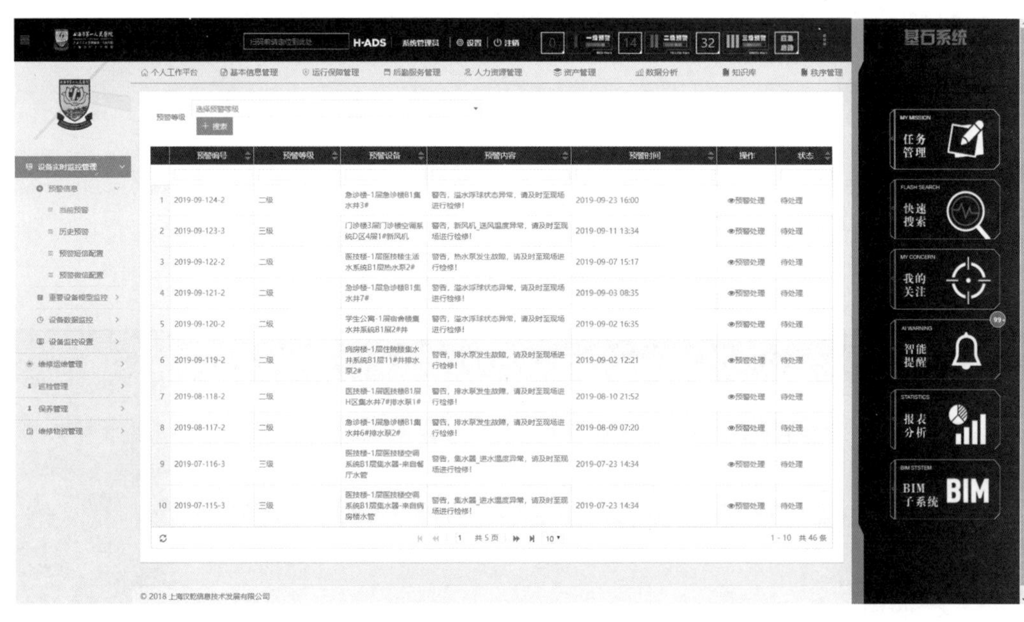

图5　告警信息

多角色联控维护的流程缩短了故障处置时间，提高了维护效率和维护质量，同时为医疗业务开展提供良好支撑。

四、应用展望

1）医院后勤流程管理与优化

面对医院各业务系统和生产系统所产生的海量、低密度价值的数据，平台可以进一步充分运用大数据技术，基于知识库从各种类型的数据中快速获得高价值的信息，建立大数据智能驱动的医院后勤流程管理系统。通过运用数据元素及关联数据进行对标分析和应用分析，实现数据智能驱动管理应用、流程应用、预测应用、预警应用和决策应用，深化智慧医院程度，助力管理决策，提升医院核心竞争力。基于知识库规则构建的医院后勤管理流程严格按照 ISO9001 和 JCI 标准规范制订，能够大幅提升医院后勤服务能力和服务水平。

2）医院后勤一站式服务中心建设

针对当前医院后勤管理面临的人员配置成本高、维护效率低下等不足，平台将“互联网＋”新理念引入医院后勤领域，可以将原本松散的后勤维护体系有机地连接在一起，建设医院后勤集中管理的新模式。新模式从监控端和维护端两方面整合资源，基于该模式，平台能统一管理各种信息、调度各种资源，充分开展跨区域、跨专业后勤业务整合，逐步建立成基于平台的医院后勤一站式服务中心。

五、结语

本院在后勤智能化管理平台的建设和应用过程中积累了宝贵的经验，取得了良好的效果。然而，随着需求水平的不断提升以及信息技术的不断完善，平台的建设和应用还将继续深化，为一线医疗提供更好的后勤保障，为患者提供舒适的就医环境。

（撰稿：施　慧　吴锦华　戴鹏雄）

基于 BIM 模型数据化的口腔类专科医院后勤智能化平台建设实践与思考

——上海市口腔医院后勤智能化平台建设实践

上海市市级医院后勤智能化管理平台是以信息化管理为基础，以现场设备的实时运行采样数据为依据，以提高能源使用效率，提升后勤管理水平为目标，依托计算机网络平台、远程数据传输技术、智能监控技术和大容量数据存储等数字化技术手段，实现对医院后勤管理的各个环节进行高效的数据采集以及处理分析，实现资源优化配置，提高医院后勤管理工作效率和水平，组建“互联网 + 医院后勤服务”的专业化工作业务平台。

随着国务院办公厅、住房和城乡建设部等相继出台相关规范和政策文件，BIM 技术应用在医院的建设领域得到了大力的发展，在多阶段应用方面，从聚焦设计阶段应用向施工阶段深化延伸，从规划设计施工阶段向运维阶段延伸。

BIM 在协同化应用及运维方面，通过物联网、移动应用等新的客户端迅速发展普及，依托云计算、大数据等服务端技术能实现真正的协同，满足工程现场及运维阶段现场数据和信息的实时采集、高效分析，及时发布和随时获取，形成“云 + 端”的应用模式。这种基于网络的多方协同应用方式可与 BIM 技术集成应用，形成优势互补。

口腔类专科医院与综合类医院及其他专科类医院存在较大区别，除了医院内设有大量的空调、冷热源、通风、给排水、变配电、照明及电梯等建筑设备，还有大量专门为牙椅供气、供水、供电的专属设备以及附属水路、气路压力等需要实时监视与控制的种类繁多的参数，这就造成了运行操作与管理的困难。对设备进行操作和管理不仅仅需要大量的人力资源，对于工艺要求复杂的手术室等位置，人工操作不能满足控制精度、稳定和安全运行的要求，因此必须采用自动控制等智能化技术手段对大楼内的各种机电设备进行实时监视、自动控制、统一管理，从而保证大楼内各种机电设备节能高效运行以及牙椅等医疗设备运行的安全稳定。

基于新基建、智慧医疗等医院建设规划的大时代背景，上海市口腔医院闵行院区新建工程于 2020 年正式开工建设，新建院区含门诊综合楼、科教中心及相关配套设施，总建筑面积 45 717 m^2（其中地上建筑面积 33 083 m^2，地下建筑面积 12 634 m^2），设置床位 83 张，牙椅 380 台。闵行新院建成投用后，现有的后勤管理模式及管理形式不能够满足后勤管理要求，后勤管理工作实行集约化、区域化、专业化和标准化管理是必然趋势。

为实现上述目标，完全有必要建立医院基于BIM数据化的后勤智能化管理平台。

上海市口腔医院后勤智能化平台建设实践中，遵循以下步骤及原则。

一、明确基于BIM模型数据化的后勤智能化平台建设目标，细化后勤智能化平台建设设计方案

明确后勤智能化平台建设的目标：

（1）功能完整性——覆盖医院大后勤完整体系；

（2）信息联通性——打通医院内相关平台数据；

（3）数据驱动性——形成数据驱动的智能化管理；

（4）系统易用性——围绕应用落地引入先进技术。

细化后勤智能化平台建设设计方案过程中，充分考虑我院现有院区及新建院区的实际情况，为了确保最终按计划时间节点完成建设目标，设计方案中每一个环节都经过反复的论证模拟修改。

以下为后勤智能化平台建设设计方案中的核心构架。

1）物理网络架构

上海市口腔医院各院区较为分散（北京东路院区、永嘉路院区、浦锦院区、复兴中路院区和闵行合川路新院），通过调研各院区网络软硬件配置情况，综合考虑后将闵行合川路新院作为后勤管理中心的数据机房。

如图1所示，所有院区的后勤业务数据、采集数据等，包括北京东路院区、永嘉路院区、

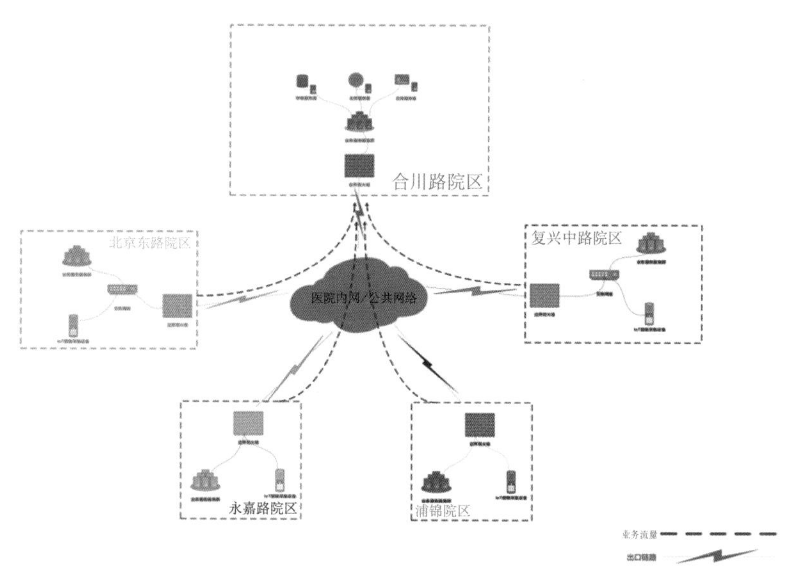

图1　网络架构

浦锦院区和复兴中路院区均通过医院信息科内网或公共网络(internet & ipc VPN)汇聚至合川路院区,由合川路院区的业务服务器进行数据汇总、分析、处理和展示。

2) 系统框架设计

平台架构采用SSH研发设计,具有良好的扩展性,能够针对特殊应用时具有良好的可插拔性,避免大部分因技术问题不能实现的功能。同时,该框架的维护性也非常良好,三层构架因为逻辑层和展现层的合理分离,可使需求修改的风险降低到最低。随着新技术的流行或系统的老化,系统可能需要重构,ssh构架重构成功率要比其他构架高很多。三层构架的控制层依赖于业务逻辑层,但绝不与任何具体的业务逻辑组件耦合,只与接口耦合,解耦性更优秀。

SSH对应Struts Spring Hibernate。Struts采用MVC模式,主要是作用于用户交互;Spring采用IOC和AOP作用比较抽象,是用于项目的松耦合;Hibernate是对象持久化框架,其实就是实体类和数据库表建立关系,操作类就会触发相应的SQL语句,可以不用写任何SQL语句,完成数据库编程。SSH就是Struts + Spring + Hibernate 3个Java框架的集合,现在Java开发中常用的框架组合,用来开发后台,与前台和数据库进行数据交互(图2)。

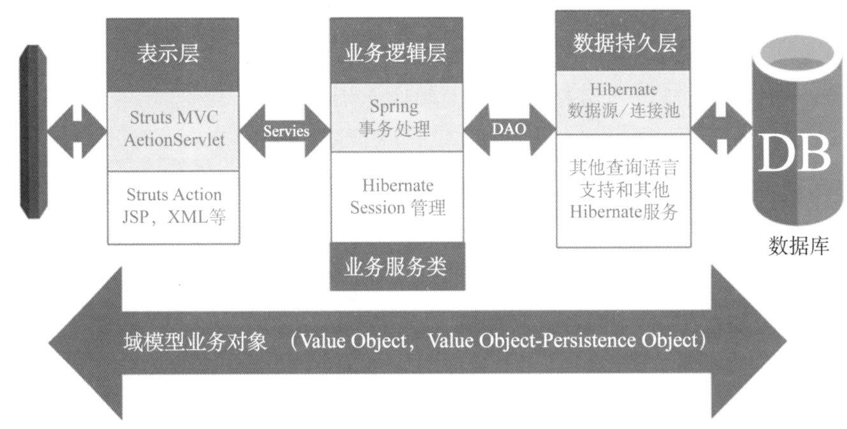

图2 系统框架

3) 数据库设计

平台在数据库上选择使用Oracle Database,它是在数据库领域一直处于领先地位的产品,是目前世界上流行的关系数据库管理系统。它的优点有很多,系统可移植性好、使用方便、功能强,适用于各类大、中、小、微机环境,是一种高效率、可靠性好的适应高吞吐量的数据库解决方案(图3)。

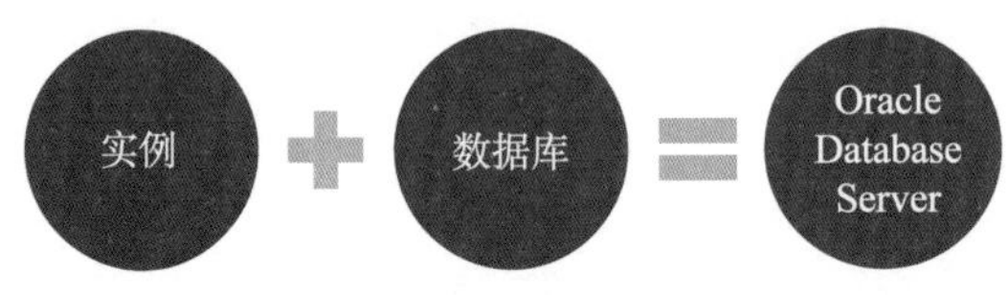

图3 数据库设计

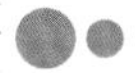

4）高可用性设计

平台使用的网络设备、服务器、软件都采用了冗余设计。核心数据库采用RAC设计，实现了负载均衡与热备份(图4)。

(1) 多节点负载均衡。

(2) 提供高可用、故障容错和无缝切换功能，将硬件和软件错误造成的影响最小化。

(3) 通过并行执行技术提高事务响应时间——通常用于数据分析系统。

(4) 通过横向扩展提高每秒交易数和连接数——通常对于联机事务系统。

(5) 节约硬件成本，用多个廉价PC服务器代替昂贵的小型机或大型机，降低相应维护成本。

(6) 可扩展性好，可以方便添加删除节点，扩展硬件资源。

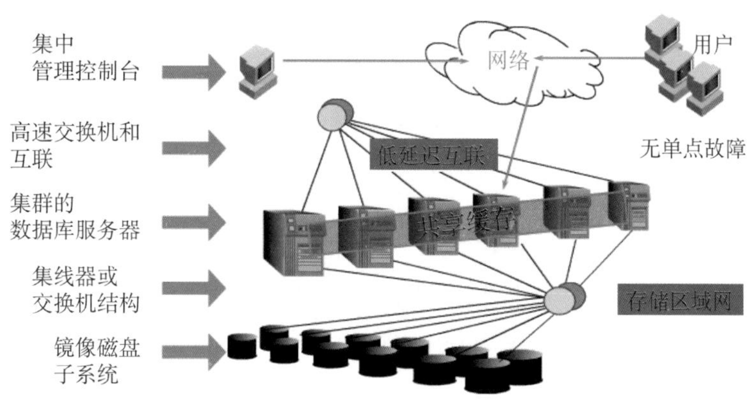

图4　体系结构

5）维修运维管理

根据实地调研，针对上海市口腔医院多院区日常维修运维工作目前由不同物业服务单位进行开展，为了能对各院区维修运维进行统一化效率管理，在本次项目开展中将根据医院实际现况建立报修一站式平台(图5)，各分院物业服务单位使用统一平台进行维修运维服务，同时对各分院物业服务单位设立独立权限控制，使维修运维数据能进行院区独立或汇总数据分析，便于医院后勤部门对日常维修运维工作进行科学化管控。

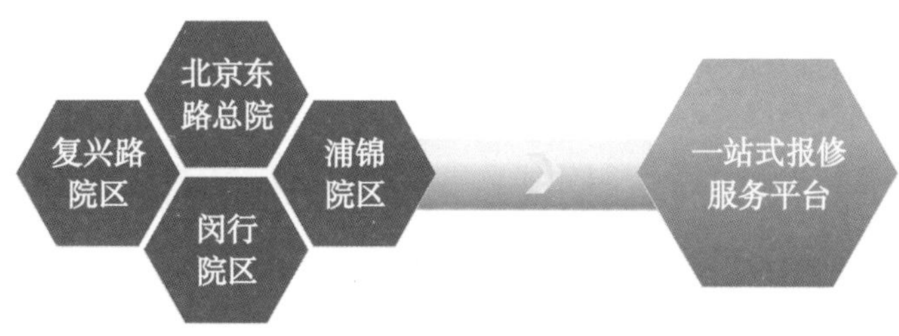

图5　统一平台运维服务

医院后勤维修包括医疗设备维修、信息设备维修和日常维修，是医院业务正常运行的后台保障，随着医疗快速发展，医院业务工作量逐步加大，现在传统的电话报修方式已经远远不能满足医院的维修工作。为健全医院信息，提高医院后勤管理能力，引入自动化办公技术网上报修服务。

二、分解设计方案，分阶段分步骤实施智能化平台建设

由于上海市口腔医院各院区后勤智能化平台设计为一个整体系统，为了完成确保系统建设投用的统一性，就需要同步完成新院区后勤智能化平台的新建及既有院区后勤智能化平台的改造工作。

1）各既有院区主要设备点位监测建设方案

北京东路院区、永嘉路院区、浦锦院区和复兴中路院区电力计量系统、生活水系统（给水）、集水井水系统（排水）、水平衡及计量系统、电梯监测系统、空调与通风监测系统、医用气监测系统及其他类设备监测系统等设备点位，根据 BIM 数据化的要求录入重点设备点位定义及编码。

2）新建闵行院区覆盖监测设备

闵行新院建设过程中，严格按照后勤智能化管理平台数据要求在 BIM 中录入单栋建筑信息、楼层区域特性数据、设施设备静态数据、重点设备点位定义及编码等基础信息。

闵行新建院区主要设备数据监测采集采用系统集成对接采集模式，对接建设后的各类 BA 智能系统，具体包括以下几类：

（1）空调暖通类 BA 系统；

（2）生活水类（给水）BA 系统；

（3）排水类（集水井、污水处理站）BA 系统；

（4）电计量系统；

（5）水计量系统；

（6）医用气监测系统；

（7）智能照明系统；

（8）电梯运行监测系统；

（9）机房运行监测系统。

对于建设完成后不具备相关智能数据采集系统的部分，进行进一步设备加装改造以获取设备运行数据。

表 1～表 4 为各类数据采集表。

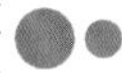

表 1　单栋建筑信息表

	A	B	C	D
1	分类	字段名称	字段模式	备注
2	楼宇概况数据			
3		楼宇编号		
4		楼宇名称		
5		建筑面积(m^2)		
6		建筑高度(m)		
7		建筑产证情况	单选字段	选项:永久产证、临时产证、无证
8		地上层数		
9		地下层数		
10		是否存在中间层		
11		中间层位置		
12		竣工时间		
13		投资额(万元)		
14		土建安装工程造价(万元)		
15		造价依据		
16		建筑结构		

表 2　楼层区域特性数据

	A	B	C	D	E	F	G	H	I	J
1	楼层	区域类型	区域名称	所属科室	用途分类	建筑面积(m^2)	使用面积(m^2)	房间门标准宽度(mm)	房间门标准高度(mm)	房间窗户面积(m^2)
2										
3										
4										
5										
6										
7										
8										
9										
10										
11										
12										
13										
14										
15										
16										
17										
18										
19										

表3　设施设备静态数据

	A	B	C	D	E	F	G	H	I	J	K	L
1	设施设备所在楼宇	设施设备所在楼层	设施设备所在区域名称	设施设备名称	设施设备所属分类	设施设备规格型号	设施设备品牌	设施设备供应商	供应商联系方式	设施设备安装日期	设施设备质保期	设施设备服务区域（楼宇、楼层、区域）
2												
3												
4												
5												
6												
7												
8												
9												
10												
11												
12												
13												
14												
15												
16												
17												

表4　重点设备点位定义及编码

1	设备类型	设备类型编码	点位名称	点位序号	数据单位
2	通风与空调系统	1	室外温度	1	℃
3	通风与空调系统	1	室外湿度	2	%
4	通风与空调系统	1	室内温度	3	℃
5	通风与空调系统	1	室内温度	4	lx
6	照明系统	3	照明系统_室外照度	1	Hz
7	新风机	1001	新风机_变频反馈	1	Hz
8	新风机	1001	新风机_变频控制	2	Hz
9	新风机	1001	新风机_故障状态	3	
10	新风机	1001	新风机_运行状态	4	
11	新风机	1001	新风机_操作方式	5	
12	新风机	1001	新风机_开关控制	6	
13	新风机	1001	新风机_机外余压	7	Pa
14	新风机	1001	新风机_送风温度	8	℃
15	新风机	1001	新风机_新风温度	9	℃
16	新风机	1001	新风机_防冻温度	10	℃
17	新风机	1001	新风机_新风阀开度	11	%
18	新风机	1001	新风机_滤网压差	12	

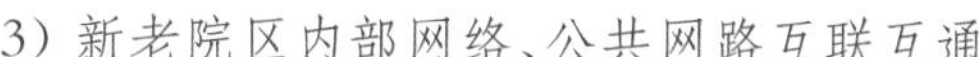

3）新老院区内部网络、公共网路互联互通

新院建设投用前，各院区后勤管理平台网络需完成互联互通工作，要求各院区的网络互联互通建设完成时间必须与新院系统建设保持统一。

三、严格把控项目建设阶段数据化BIM质量，确保施工BIM切实成为智能化平台建设的数据基础

1）做好BIM策划工作

在设计单位、总包单位、监理单位等专业单位招标阶段于招标文件中明确BIM团队的配置、工作要求、工作目标等，为了考虑后期各单位BIM团队的配合度，BIM需单独列项报价并计入总投标报价内。

2）建立BIM工作管理制度，严格按照BIM实施方案完成相应工作

项目实施过程中建立以BIM单位为核心，设计、总包、监理单位为主的BIM工作团队，将项目BIM工作目标分解细化至年度、月度、周、日工作计划，按照PDCA管理循环切实将后勤智能化管理平台数据接入要求落实到BIM中，确保BIM的运维应在实施过程中提前介入。

3）BIM数据化建筑模型多方面多环节检查复核

运维导向的医院建筑BIM的数据处理的正确性直接决定后勤智能化平台建设的成效，所以，对于BIM数据的检查复核工作就显得尤为重要。对此，在上海市口腔医院闵行新院项目建设过程中主要采取了以下的具体措施。

（1）建立完善分层次检查复核程序。

闵行新院BIM数据化循环复核检查工作流程为：

BIM单位基于施工蓝图完成BIM基础模型→提交监理BIM专业工程师审核并出具审核意见→BIM单位根据审核意见完成BIM基础模型修改并正式移交总包单位BIM工程师→总包单位BIM工程师根据基础模型完成施工BIM并调整录入运维数据信息，成果文件提交BIM单位审核→BIM单位复核BIM数据化建筑模型并提交监理审核→监理出具审核意见，BIM单位修正后将数据化BIM提交至医院后勤管理部门审核→模型再次按医院审核意见修改。

通过闵行院区新建项目各参建单位BIM团队以及医院后勤管理部门多层次的复核检查，确保能够及时发现问题和解决问题。

（2）建立BIM工作周会议制度（图6），对每周PDCA管理循环发现的BIM数据化数据录入中存在的各种问题及时发现作出调整。

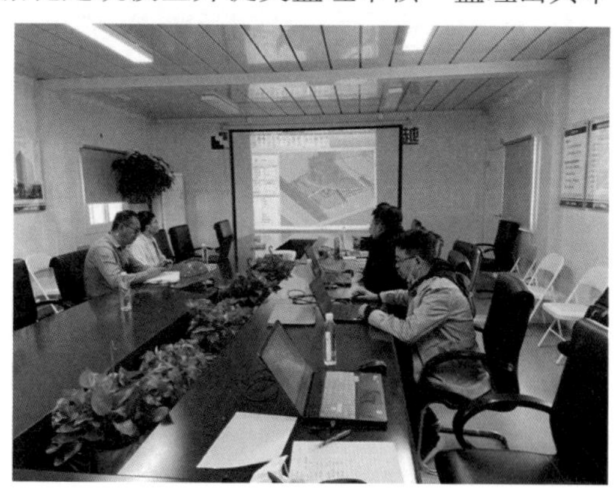
图6　闵行新院建设项目BIM团队周例会

四、总结与思考

1）建设成效

通过建立医院基于BIM数据的后勤智能化管理平台，将BIM、计算机技术、通信技术、网络技术、信息技术、自动化控制技术以及办公自动化技术等运用到医院后勤管理工作中，在提供温馨、舒适的就医和工作环境的前提下，减少管理人员、降低能量消耗、实现安全可靠运行和提高服务的响应速度，使医院高效、稳定运行。

2）不足与思考

BIM模型数据化基础数据录入极具重要性，此项工作内容烦琐且工作量巨大，需要项目团队专业人员具备良好的专业素养，同时具备很好的沟通协作能力。因此，对于各参建单位BIM团队的要求一定要具体量化明确至招标阶段的招标文件中。

后勤智能化平台的建设目标及顶层方案设计直接决定后续工作推进的方向，需要充分调研医院设备情况及后勤管理模式，再根据医院自身管理需求来确定。

管理的核心是人，尤其是在新建医院后勤智能化平台建设过程中，医院一定要有专人跟进BIM基础数据录入工作并对接管理平台开发方，做到信息及时互通，工作同步推进。

（撰稿：高　原　吴璐璐）

疫情下快速提升核酸检测能力建设

——以上海交通大学附属新华医院 PCR 实验室建设为例

一、项目背景

随着 2020 年冬季来临，为应对新冠病毒疫情二次暴发的可能，上海市卫健委发文《关于进一步推进我市新冠病毒核酸检测能力建设的通知》要求城市检测基地牵头单位（新华医院为城市检测基地建设单位之一）独立核酸检测能力达到 5 000 份/d。新华医院现有新冠病毒核酸检测 PCR 实验室位于发热门诊 2 楼，核酸检测能力极限值为 3 000 份/d，院内并无多余空地扩容原有建筑。根据实际情况科学分析，为快速达到独立核酸检测能力达到 5 000 份/d 的要求，决定在依托科教楼三层二代基因测序实验室的现有基础上，通过调整局部平面布局，改造通风、机电系统，从而成为满足核酸检测要求的 PCR 实验室，并实现二代基因测序实验室与核酸检测 PCR 实验室的"平战结合"。

二、项目实施过程

1）核酸检测 PCR 实验室平面布局及"平战结合"的设计

本次核酸检测 PCR 实验室位于医院科教楼三层，原址为二代基因测序实验室，原有功能布局为：PCR1、试剂准备区→PCR2-1-CF-DNA→PCR2-2-RNA→PCR2-3-DNA→全基因组扩增区→基因扩增区 1 区→基因扩增区 2 区→文库检测区→基因测序区→电泳区、产物分析区→基因芯片检测区，设置内部走道，进入每间实验室均需要通过缓冲间。核酸检测 PCR 实验室根据国家规范要求，需要设置：PCR1 试剂准备（－）→PCR2 样本制备（－）→PCR3 核酸扩增（－）→PCR4 产物分析室（－）及专用内部走廊，若受建筑面积限制可将核酸扩增、产物分析室合并，进入每间实验室通过缓冲间。由于采用相同原理的分子生物学技术，总体平面布局、人员流线同核酸检测 PCR 实验室具有很多共同点，只是由于核酸检测要求医护人员进行三级安全防护，因此在医护辅助工作区的要求上需要满足更为严格的消毒隔离措施。

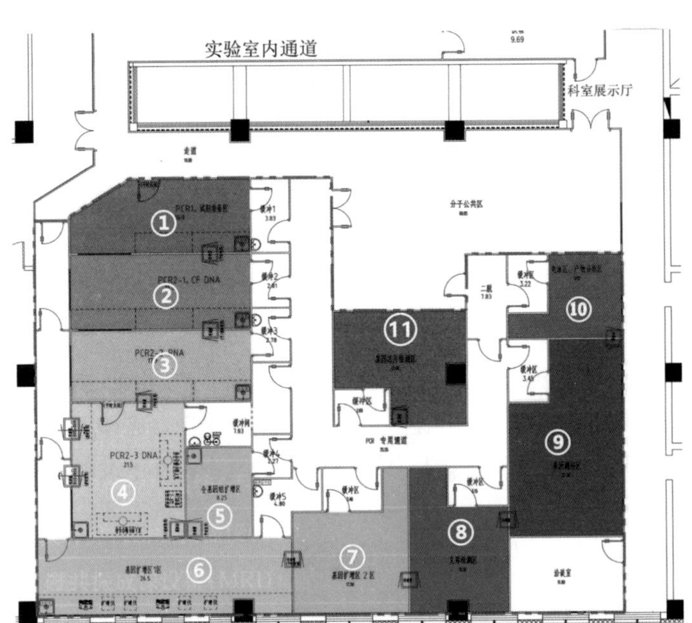

图 1　原始平面图

根据原始平面(图 1),将二代基因测序实验室划分为 11 个功能房间。平时,二代基因测序实验室使用 1～11 实验室;疫时,核酸检测 PCR 实验室使用 1～6 实验室,7～11 实验室关闭。为做到“平战结合”,平时及疫时的人员流线方向保持一致,遵循左进右出的原则,内部通道保证单线流向。在二代基因测序实验室的基础上,增加了医护二更、标本接收、灭菌室、医护一脱和医护二脱房间。在疫情时期,原有的 1～6 实验室分别改为二更→PCR1 试剂准备(－)→PCR2 样本制备 1～2(－)→PCR3/4 核酸扩增/产物分析室(－)→库房。由于要求5 000份/d 的检测能力,在 3 和 4 实验室之间增加连通门,扩展 PCR2 样本制备间的房间面积,可设置 2 台双人位 B2 型生物安全柜。3 和 4 实验室平时关闭连通门,实现物理隔绝,样品通过双门互锁传递箱进行传递。疫时卸下门扇,合并成为 PCR2 样本制备间(图 2)。

疫时核酸检测 PCR 实验室分为清洁区、半污染区、污染区。污染区包括 PCR1 试剂准备、PCR2 样本制备 1～2、PCR3/4 核酸扩增/产物分析,整体按照加强型 BSL-2 实验室级别设计。半污染区包括各实验室缓冲间、内走道、库房、灭菌。清洁区包括更衣、休息室。标本室为非受控区域,性质等同于标本运送路径。

核酸标本通过密闭转运送至标本接受间,通过双门互锁传递箱送入 PCR2 样本制备。医护人员通过一更、二更、缓冲进入工作区,工作完成后按单向流离开工作区。PCR2 样本制备分别设置独立进出通道。PCR2 样本制备、PCR3/4 核酸扩增/产物分析污物均可通过双门互锁传递窗将标本及污物送至灭菌室消毒灭菌密闭后,送出工作区至专用污物电梯(图 3)。基于现场平面布局限制,检测人员工作后所脱隔离防护服无专用通道送至灭菌室,考虑设定内部管理规范,由后一班检测人员将黄色密封袋通过 PCR2 样本制备传递箱送至

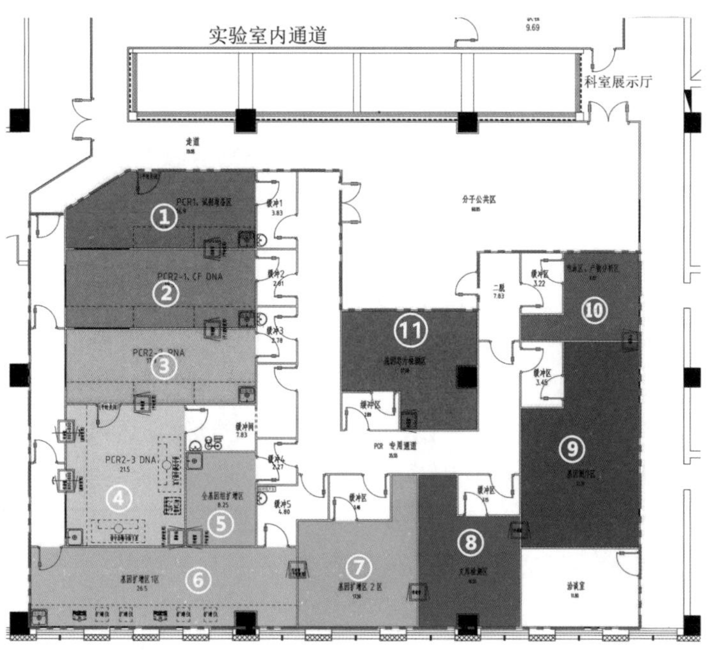

图 2　核酸检测 PCR 实验室平面图

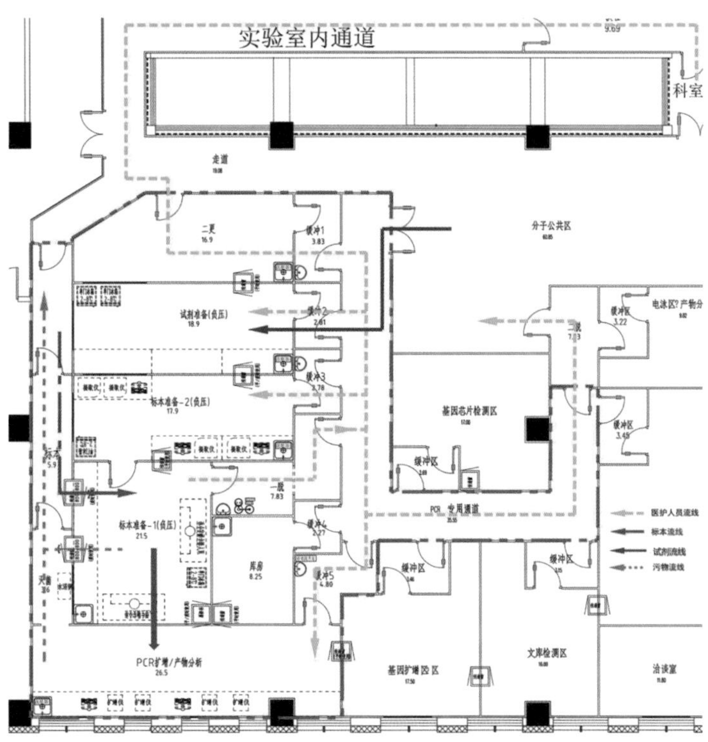

图 3　核酸检测 PCR 实验室流线图

灭菌室。各实验室之间设置双门互锁传递窗，保证各房间之间的气流不会互相影响，双门互锁传递箱根据“平战结合”的不同状态区分为平时使用、疫时使用，并在显著位置设置标识。

2）加强型医学生物安全二级实验室的空调系统形式及原理

本项目是建设一个具有缓冲间、机械通风、排风高效过滤等措施且具有明确负压或压力梯度要求的实验室，定性为加强型医学生物安全二级实验室（简称“加强型医学 BSL-2 实验室”）。

本项目空调系统“平疫共用”。空调系统采用三段式过滤（板式 G4 + 袋式 F8 + 密褶式 H10）全新风空气处理机组全送新风，室内直送直排的形式。实验室的温度、相对湿度完全由全新风系统控制，区域内用房共用一套机组（该区域内原有两间非实验室的普通用房利用原空调系统，不纳入本系统）。室内采用顶部方形散流器独立送风，主实验室及其缓冲间采用下部高效排风口独立排风，根据新风、排风量差值调控实验室静压差，详见图 4 所示。在夏季工况下：新风经过水表冷盘降温除湿，再通过直膨蒸发盘降温至机器露点（由于大楼为二管制，水温较高仅满足舒适性空调的使用要求，无法有效除湿，无法单靠空调冷冻水降至设计的除湿露点，本项目在水盘管后加直膨蒸发盘管辅助降温除湿），最后经过 PTC 电再热段加热后送至室内；在冬季工况下：新风经过热水盘等湿加热后，送至室内（室内的冬季加湿由科室自行按需配置小型简易加湿器加湿）。

由图 4 可知，本系统空调换气次数≥12 次/h，满足相关新冠核酸检测实验室建设指导型文件及生物安全实验室建设相关规范要求，同时在风量上达到了医学生物三级实验室“BSL-3”的风量控制要求“实验室防护区各房间的最小换气次数应不小于 12 次/h”（《实验室 生物安全通用要求》（GB 19489—2008））的规定。

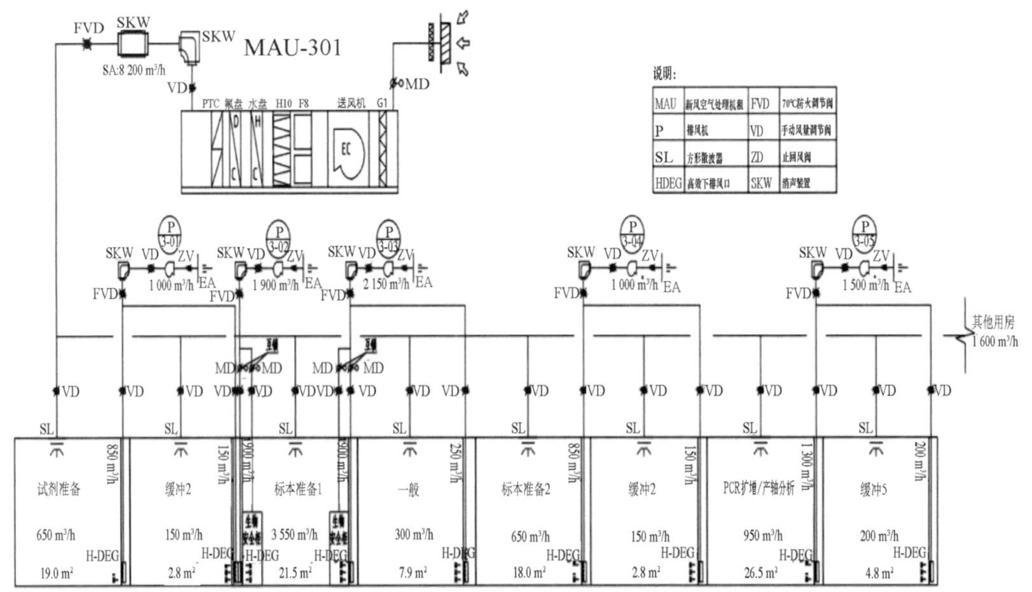

图 4　主实验室空调系统原理图

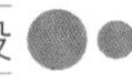

3）实验室气流组织设计及静压差控制

本项目气流组织如图 5 和图 6 所示。

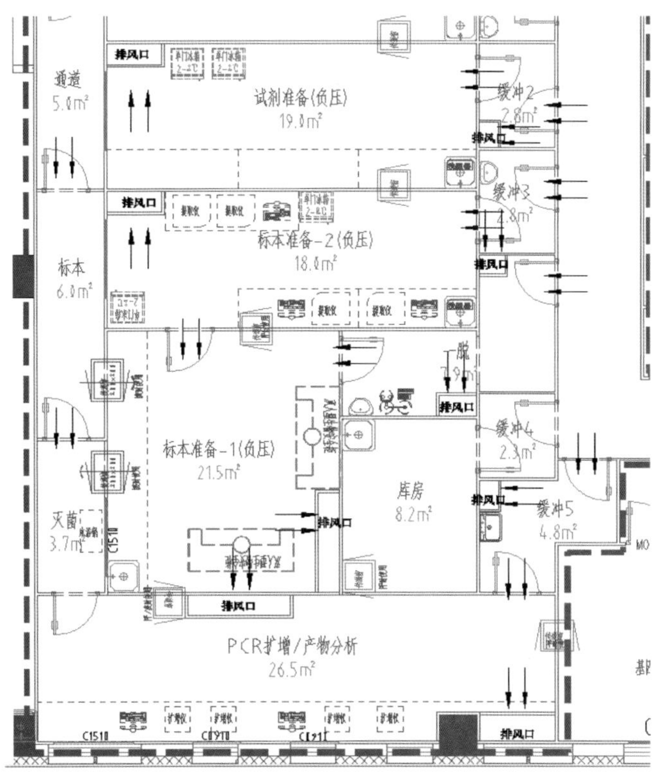

图 5　核心实验室气流组织平面流向

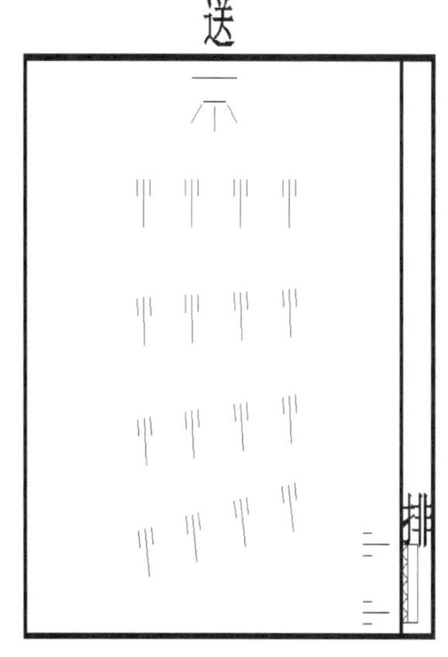

图 6　核心实验室气流组织立面流向

实验室区域平面渗透风气流设计由外通道进入缓冲，再由缓冲进入核心实验室，通过控制新风量、排风量的差值，引导气流流向。实验室及其缓冲内部的空气调节风，气流设计由顶面下至地面，通过顶面设置方形散流器顶送风，下部设高效排风口下排风（配 H13 无隔板高效过滤器）引导气流流向。

实验室的气流控制核心是对静压差的控制。

本系统核心实验室相较于缓冲间静压差设计为≥－10 Pa，其中样本准备 1 间相较于一脱间静压差设计为－15 Pa 左右，扩增/产物分析间相较于缓冲间静压差设计为－20 Pa 左右，同时不允许产生啃音。其他用房，如缓冲间、标本间等相较于邻室（气流由邻室流入）静压差设计为≥－5 Pa（图 7）。系统静压差设计满足相关新冠核酸检测实验室建设指导性文件及生物安全实验室建设相关规范要求，同时达到了医学生物三级实验室“BSL-3”的压差控制要求“实验室核心工作间……与相邻区域的压差（负压）应不小于 10 Pa”（《实验室 生物安全通用要求》（GB 19489—2008））的规定。

此外，为了较理想地控制静压差，本项目设置多台排风机，设置原则为“一对一”，即一间核心实验室（含其缓冲）配套一台排风机，这样的配置利于项目完成后的静压差调试及整

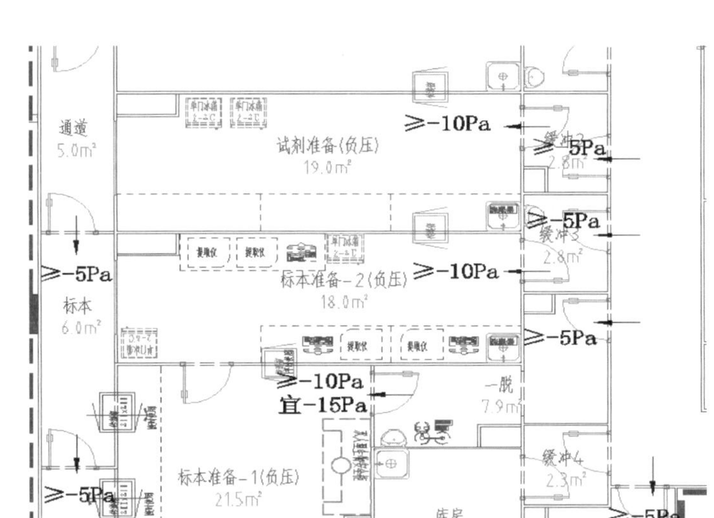

图7　区域静压差平面图

个气流组织的调控。

4）实验室噪声控制

本项目实验室噪声设计指标为≤60 dB(A)（在生物安全柜不开的情况下），满足《医学生物安全二级实验室建筑技术标准》(T/CECS 662—2020)中对于加强型医学 BSL-2 实验室噪声≤60 dB(A)的要求。系统通过一系列措施进行噪声控制：①吊装排风机配吊装弹簧减震器，座地空气处理机组配橡胶减震垫，减小设备振动传导；②排风机吸/出风口、空气处理机组进/出风口、散流器喉口和排风口喉口均设长度 150～200 mm 的不燃柔性软接，避免设备振动引起的管道共振、墙顶板共振；③送风机、排风机选择低噪音风机，同时空调箱体及排风机箱体内壁带吸音棉，从源头降低噪声；④送风管、排风管安装消声装置（如消声弯头、消声直段），减少风机或空气通过管道传导进室内的噪声；⑤排风机箱体外壁贴吸音板，降低排风机噪声的壳体外传导；⑥合理设计管道规格，控制管道风速（主管控制风速 5 m/s 左右，支管控制风速 2.5 m/s 左右），降低管道风噪；⑦合理设计送风口、排风口大小（散流器喉口风速＜3 m/s，高效排风口过滤器迎面风速＜1 m/s），降低风口的气流噪声等措施。

三、结语

由于上海市区范围内的三级甲等医院普遍存在用地紧张的情况，基于最大化地利用医

疗资源的思路，催生了本次改造项目的实施与落地，在本市范围内首次实现了核酸检测实验室“平战结合”的理念，其中的一些技术细节与经验可以为更多医院的建设提供模板和参考。

（撰稿：左　锋　程　明）

浅谈数字孪生与医疗建筑管理

——上海市中医医院后勤数字化改造探索

一、引言

建筑信息模型技术（下文简称 BIM）是达成建筑物数字孪生，即楼宇数字映射、数字镜像的一种重要手段和途径。另外，数字孪生也是 BIM 技术在建筑物全生命周期内的高阶应用。

近年来，上海医疗行业在项目建设中大力推进装配式建筑的落地，持续投入人力、物力，通 BIM 技术来提升装配施工水平，已形成了从建筑设计、构件制作到现场装配的全数字化、信息化的施工管理方式。

但当项目投入使用，前期花费巨大的 BIM 往往伴随竣工资料被束之高阁，其包含的大量数字化信息往往与后勤管理工作割裂，本文着重就 BIM 使用的现况与数字孪生如何赋能医疗建筑及后勤管理进行分析与探讨。

二、现状

1）BIM 技术的应用现状

随着国内对环境保护及节能减排的日益重视，在基建领域，政策对绿色建筑的支持导向越发显著。国务院办公厅于 2016 年下发《关于大力发展装配式建筑的指导意见》，文中提到发展装配式建筑的重点任务之一在于创新装配式建筑设计——推广通用化、模数化、标准化设计方式，积极应用建筑信息模型技术，提高建筑领域各专业协同设计能力，加强对装配式建筑建设全过程的指导和服务。

目前，BIM 在项目建设周期中的应用常与装配式建筑配合进行。作为装配式建筑结构构件生产的重要参照依据，在实际操作中，BIM 建模设计主流采用 Autodesk 公司的 Revit 软件，其优势在于应用基础广泛，兼容性强，国内有大量应用插件及配套软件，方便造价、施工管理使用。

BIM 的设计任务通常由建筑设计单位或是 BIM 专业设计单位配

合设计单位完成，此举可同步设计与模型的一致性，保证 BIM 与竣工后的实体建筑拥有 1∶1 的数字还原关系。

在对 BIM 设计的招标要求中，Revit 制作的 BIM(下文简称 Rvt 模型)精度一般要求在 LOD 300 以上，也被称为“方案模型”，其代表模型所呈现的组件具有具体参数，如数量、尺寸、外观、位置及坐标等，能为对象加入特定数据、参考标注、限制或规格表，有足够的数据对项目内的构件对象做更详细的系统分析，对特定的成本估算和施工文件，都可以借由 LOD 300 之模型产生。

2) Rvt 模型的特性

由于 Rvt 模型所见即所得，在建设阶段，施工单位会将模型导入 Navis Works、Fuzor 等软件中，在数字虚拟环境下对建筑进行施工模拟、管线碰撞分析，论证设计方案是否合理，这足以验证 Rvt 模型对建筑物各个维度的虚拟描绘都是成熟、可信的。

其原因在于 Rvt 模型不同于将建筑三维视图化，相较于其他三维软件制作的模型，虽然在渲染效果上 Rvt 模型并不占优势，且完成后的模型面数较多，文件较大，对运行系统的硬件要求也相对更高，但要看到为表达模型构件在空间中的相对位置，Rvt 环境下自带相应的轴坐标体系，模型构件的特性也是矢量化的，构件的基础物理属性不但在图形中得以呈现，同时还被标注在模型之中(图 1)。

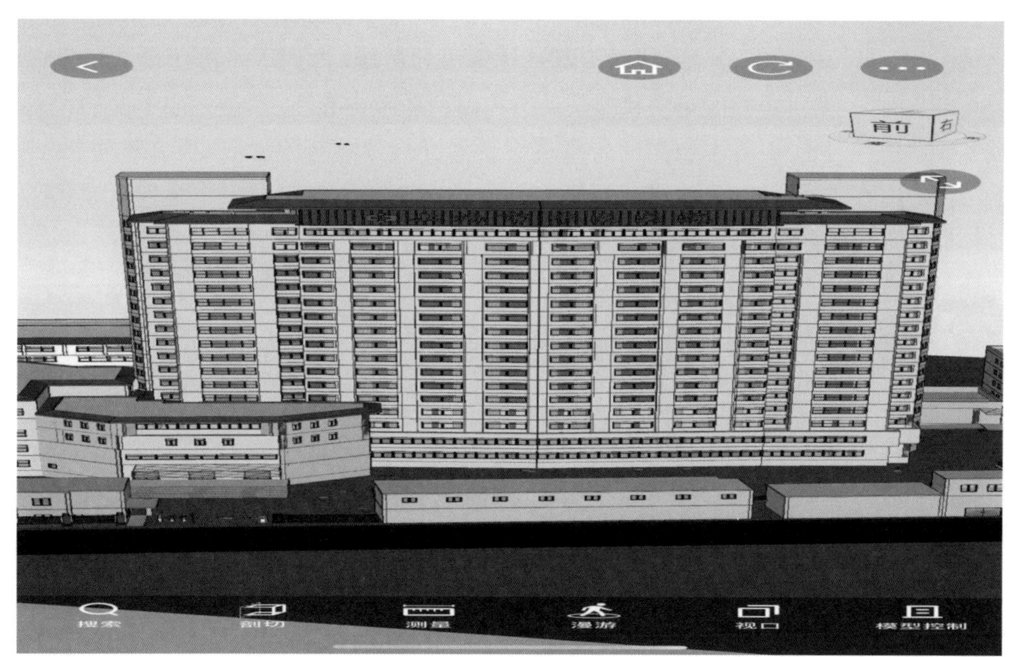

图 1　Rvt 模型效果示意

此内容不但满足了装配式建筑用于施工管理的建模要求，自身包含的全面的建筑信息对医院后勤管理而言同样是一笔宝贵的数字资产，是构建机电、结构、建筑等后勤运维台账的数字基础；其建筑物内部的坐标信息结合地理信息系统技术(Geographic Information

Systems, GIS)更能为弥补 GPS 无法在建物内部定位的缺陷,除去后勤外其应用领域还可涵盖安保、业务、院感等多部门。充分利用好这笔宝贵数字资产,对进入运营周期的医院后勤管理工作具有重要价值。

3) 数字孪生概念的引入

数字孪生是充分利用数字模型、传感器更新、运行历史等数据,多尺度、多物理量的仿真过程,在虚拟空间中完成现实事物的映射,从而反映相对应的实体装备全生命周期过程。

之所以说 BIM 技术是实现数字孪生的一种重要手段和途径,是因为相比于图纸与单纯的 BIM,数字孪生体最大的特点在于:它是对实体对象进行动态仿真。也就是说,数字孪生体是会“动”的,“动”的依据是来自本体的物理传感器反馈的数据,以及其运行的历史数据。

在国内的工程建设领域中,数字孪生概念最早应用在重工业及基础能源设施项目中。其庞杂的机电管网系统已无法单纯通过人力进行有效运营管理,往往更依赖于自动化控制。这要求其数字模型是宏观实体对象的完全映射,其精度与深度要满足影响自动控制的最小变量单位等级;在物理层面需配置大量的传感器对实时数据进行采集,导入数字模型后进行逻辑计算,循环反馈、自动化调整,其输出甚至可以仿真现实运维状态,以评判设备效率,排除故障等工作,既避免了对本体的影响,也可以提高效率、节约成本。

数字孪生核心在于传感器的大规模应用及数字模型的精确建立,将静态的设备通过数字化的方式映射在虚拟环境中,其表现特征可归纳为“全生命周期”“实时/准实时”“双向”。放之于医院中,可理解为“全生命周期”即是从建设到运维,再到下一次建设的建设应用;“实时/准实时”是要求医院的运营状况是动态在虚拟环境中存在,不是一成不变的;“双向”体现了数字孪生对于动、静态数据的采集最终是要进行计算与分析的,其结果对于后勤管理的最大价值在于通过数字化,可对后勤涉及面既广又繁杂的管理工作起到指导意义,驱动具体运维工作的开展。

三、实践

1) BIM 技术在后勤中运用的现状

如今随着传感技术的普及,数字化的后勤管理已不再遥不可及,上海多数三甲医院都已拥有智能化的后勤管理平台对后勤运营,特别是后勤相关机电设备的运维起到指导作用。但对于医院数字模型的建立仍处于初期尝试阶段(图 2)。虽然 BIM 的呈现方式已被多数人接受并采纳,但 BIM 技术在后勤管理中的应用更多仅仅作为后勤管理平台的展示媒介出现,对医院建筑模型,甚至视觉呈现效果的追求,掩盖了 BIM 技术对于数字孪生的“全生命周期”“实时/准实时”“双向”特性支持的实质,离让建筑物“动”起来,将真正意义上的数字孪生诞生更广泛的使用价值还有相当距离的路要走。

分析造成现状的原因,主要还在于以下三点:

(1) 医院建设的年代较久——就以上海市中医医院为例,门急诊楼建于 20 世纪 90 年代，投入使用已超过30年，期间又几经修缮，建设期间的图纸已不具备建立数字模型的参考价值，缺少了数字孪生要求的静态物理信息基础，后续工作受到的局限性就凸显了出来，其实质内容的空洞也间接促成了更多目光被聚焦在模型外观上。由于上海三甲医院的建设高峰普遍早于BIM技术被广泛应用的时期，相信建模必要信息的缺失对于上海的大部分医院会是阻碍数字孪生落地的共性问题。

(2) BIM应用的局限——对于Rvt模型，如上文所述，模型面数较多，文件较大，作为数字孪生的物理模型其包含的信息量虽然足够支持后续应用的计算，但不可避免地加重了系统运行负担。加之如果对于模型外观渲染有更高的要求，还需顾及系统可流畅运行，不影响用户体验，这就对于图形处理硬件的要求高到了一定程度。在现今的计算机技术条件下，这让移动端设备全面加载Rvt模型作为运维平台的架构变得不可能，从技术角度阻碍了数字孪生走向日常工作。

(3) 运营数据的缺失——相较于前两者，无论从后勤运维的哪个维度看，动态数据的获取与保存正得到极大的改善。由于机电系统及信息化技术的快速发展，底层传感器的大量设置及模数转换设备的获得都变得更加简单及廉价，但历史数据库建立需要时间的积累，短期内获得的数据可能存在着离散数值的扰动；从宏观看，大量底层数据必定存在部分不必要或者是无关计算分析结果的特征值，如何清洗数据，优化底层的数据结构同样需要一定样本的比对参照；再者，由于后勤管理涉及面较为宽泛，如何打通各个子系统，在物理通信层及边缘控制层设计一套兼顾响应速度与覆盖点位的数据中台，仍是管理好运营数据的重要路径。

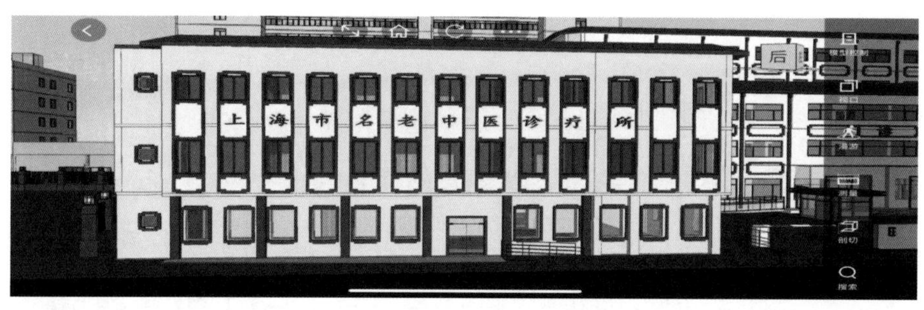

图2 上海市中医医院BIM

2) 运维数字化系统的建设

上海市中医医院自2017年始，对总建筑面积39 647 m^{2}的芷江中路本部进行了机电设备的改造，并由后勤主导开展了关于基于BIM技术在后勤运维管理系统的搭建与探索。

由于本院所有建筑投入使用年限较久，原设计图纸与实际已产生较大偏差，缺少了做到对现实的完全对应关系的数字基础，在建模选择上，使用Revit模型的成本已无法同新建项目一样比较；另外考虑到整体建筑复原Revit建模面数极高，在并无响应数据支持的情况下，最终我们使用3ds Max建模，在减少建模工程量的同时还降低了初期投入的成本，在Unity环境中实现了在有空间、时间维度的模型结构中对设备的运维、资产管理。

在改造项目中，我们尝试将机电设备及管线，包括院内低压电缆、冷热水暖通管道及蒸汽管网等导入 BIM，并整合了原有的高低压变电站运行数据；通过改造 UPS、灯控及冷水机组，完成了对其数字化的管理。

我们选择了在本地部署边缘控制层，采用了施耐德电气的 EBO 系统作为边缘控制层，保障底层数据及边缘控制系统的稳定，作为机电系统的数据中台运行，在 BIM 系统上线后，亦可对比数据偏差。

在通信物理层的构架上，考虑到数据的重要性，我们在监控室的设备间中设置了 DELL R730/R620 服务器各一台，分别安装 BIM 系统及 EBO，并互为备份，在保证系统容错性的同时，兼顾了未来的可扩展性。在两次改造中，我们铺设了至门诊楼、病房楼、制剂楼的后勤设备专用通信光纤，并在相应场地设置了交换机等通信设备，为未来全院的数字化升级预留了端口。除此之外，限于敷设通信电缆施工的不便，我们尝试了 LORA、Zigbee 等无线通信技术，进行分项计量及设备数据采集。

由于 3ds Max 模型并不具备建筑物的物理属性信息，动态数据只能同期对比分析，无法在数字层面和建筑物的静态数据进行横向关联，做到真正的数字孪生。在过去的两年中，我们不断收集并校验相关建筑的建筑、结构、机电设备数据，并于去年着手采用 Revit 对建筑复原建模，补全数字模型的不足，力争在数字孪生的道路上更进一步(图 3)。

另外，2020 年我院还由医务处对接 HIS 系统，通过门急诊运营监控系统对门急诊的运维业务关键数据进行数字化提取与分析。采集数据包含各科室的普通、专家、特需的门急诊人次；可统计普通、预约患者的平均停留、候诊和在院时长，分析门诊及诊间利用效率；可追溯门诊患者居住地址，追踪急诊病人去向。

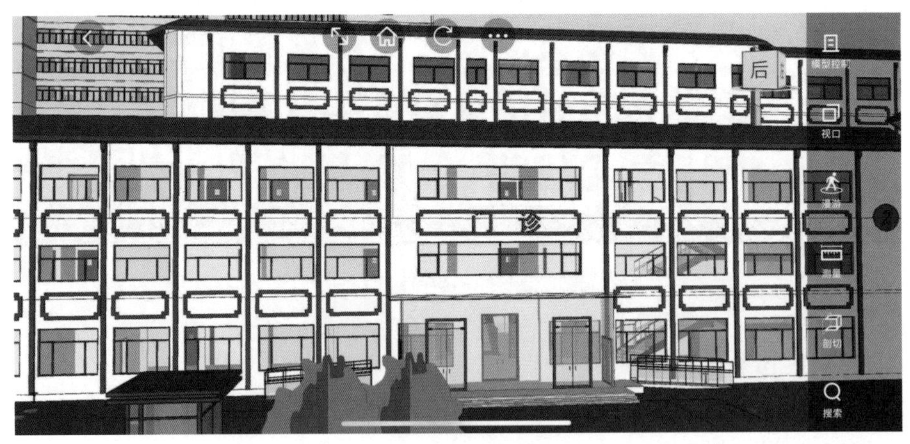

图 3　门诊楼模型示意

3）数字孪生应用

另外，对于设备的数字孪生应用，已通过现有 BIM 作为 DEMO 进行了实验尝试。

结合电力设备改造，可由一次系统图生成配电板三维数据孪生，从配电室—配电柜—到配电元器件层级，每个层级的相关资产、设备维护历史信息、报警信息等，在每个层级进行关联。数据包括但不限于配电室投运时间,巡检计划周期;配电柜铭牌信息,配电柜内资产配置,配电柜的维护信息;配电元件的铭牌、参数信息,配电元件的运行参数,配电元件的设定参数信息,以及配电元件的历史运行、维护记录信息并与关键设备、元件的维护手册,使用手册进行关联。

基于在虚拟界面中设备模型可与设备的维护手册、使用手册进行关联,通过数字孪生技术已可一定程度上实现配电设备的模拟培训(图 4)。

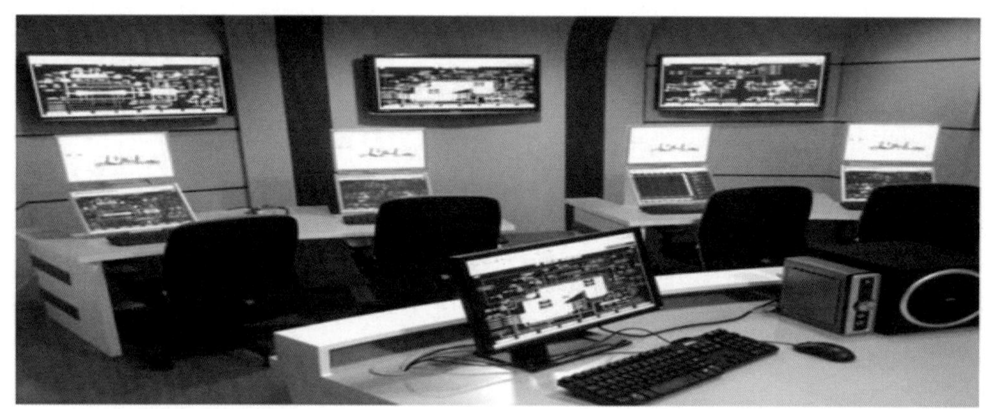

图 4　模拟培训

且由于底层设备运行数据实时上传并将关键数据作为历史记录保存,在负载调整和其他运行参数需要调整时,可先在数字孪生体进行测试,预知可能对配电系统产生的影响,作为演练沙盘在配电盘柜发生系统故障时,亦能够根据过往记录,定位相关故障点、显示故障内容、并可给出故障解决的操作指导建议,且在数字孪生体模拟故障发生的过程和最终情况,从而进行责任明确及改进或预防。

四、探讨

1. 系统融合的两个方向

1) BIM 平台的轻量化

在完成 BIM 建模后,选择相应的运行系统同样是影响数字孪生落地的重要一环。对于含有建筑物物理信息的 Rvt 模型而言,从完成全面数字映射的角度看,确实是不二的选择,但由于模型较大,对于图像处理引擎的负担也随之变重。

而国内相对应的可参考的案例不多,国外常用的基于 BIM 的 FM(Facilities Management 基础设施管理)软件,诸如 ECODOMUS, ONUMA, YOUBIM,多数没有引入国内;在 Unity 环境下 Rvt 模型所含的物理信息又得不到保留,在此情况下,可直接导入 Rvt 模型,并自动轻量化运行的图像处理引擎是当下数字孪生得以发展的技术门槛。

在后续的数字孪生建设中，我们尝试使用盈嘉互联的BOS 3D平台，该平台基于JavaScripts和WebGL技术，实现在浏览器中[Web端、移动端（IOS、安卓）均支持]的三维模型展示以及互动操作，无需额外安装插件，实现轻量化BIM；并支持快速导入Rvt模型，解绑设计工具与BIM，将各软件厂商封闭的BIM数据格式开放化，并提供模型解析服务，精确提取模型几何信息以及业务或工程属性信息，形成一套完整的模型构件数据库，同时提供服务层API和JavaScript API支持二次开发。

由于BOS 3D拥有专业化的算法技术，支持模型的外轮廓提取，在模型呈现上只对可视部分的图像数据进行处理，分层分块进行展示，大大节省了硬件算力，提高了系统运行的流畅度（图5）。就以上文提到的门急诊运营监控系统为例，若以轻量化的BIM平台为依托，利用Rvt模型的三维界面及轴坐标体系，结合其的门急诊病患动态数据，可提供以3D视界为基准的患者就诊路径导航，患者轨迹追踪，智能疏散指示，公共区域热点分析等实际应用，提高门急诊接诊能力，减少病患在医院的停留时间，在疫情防控常态化的趋势下，减小院感工作压力。另外可利用模型轴坐标体系，组织多种BIM + GIS数据，用于院内外的三维浏览和查询，室内外一体化导航及路径规划，可在患者预约时，就近推荐更合理的院区就诊，减少患者用于就医的时间成本，提升就医体验。

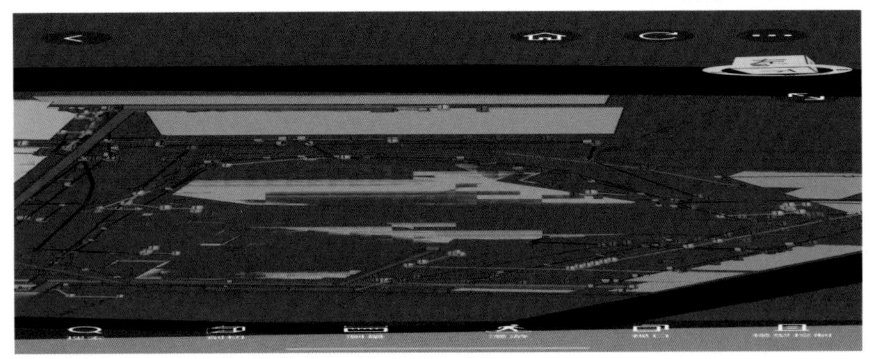

图5　轻量化模型

2）BIM信息API化

再者，可以BIM平台为数据中台，拆解BIM中包含的图像及工程属性信息，定向向各用户系统提供数据。仍以门急诊运营监控系统为例，针对路径导航类应用，通过门急诊运营监控系统给予始末端实体名称定义，并通过API接口向BIM平台输入诸如“门诊大厅入口”“中医康复科”之类的空间实体名称，BIM平台以实体名称定义模型对应的轴坐标，标定始末端，由平台依据模型几何信息自动生成路径规划，可返回路径规划平面，路径节点第一视角图亦或虚拟路径录屏。

另外，以能耗管理为应用场景，对空间的实体名称定义可对应相应建筑空间，在平台上根据定义相应建筑空间，自动批量选取此空间内的用能设备，并根据设备管线路由在更接近末端的、更合适的传感器设置点进行用能设备的能耗数据取样，对系统自动输出以空间为维度的用能数据，可以单位空间、面积进行能耗分析、比较。避免了传统能耗管理以水、暖、电及管网路径为统计项，只能平摊公共部分，相对粗放地进行数学统计，并人工叠加单位科室的单项能耗数据而产生的数据偏差。且以空间维度的数据分析对能耗的分项计量更具有实际意义，其导出的数据也更便于我们作为依据，规范用能个体。

考虑到现实中终端设备的多样化，使用者的接受程度不同，模型平台的 API 化可降低数字孪生应用对终端设备的硬件要求，充分利用平台服务器算力，依现实与映射的相互对应关系，只调取模型的几何信息与工程属性，进行计算及呈现。可在低带宽、小流量的模式下进行交互，保障绝大多数用户可分享数字孪生技术带来的便利，并始终确保平台只在拥有者指定的环境中运行，保障数字模型的安全性；同时，因为模型只单独在平台上保存及运行，该模式下，对模型的更新迭代也更为方便，只需对平台上的模型独立操作，不涉及与相关系统进行模型数据的推送与升级。

2. 模型的交付标准

在肯定数字孪生技术的实际应用价值后，为了满足后期导入数字交付平台的需求，我们需要对模型解构并多维度的分类与定义，也意味着从前期建模开始，我们要统一标准进行必要的、通用的设置和规定，方便 Rvt 模型快速部署。

以上文所述路径导航或空间管理应用为例，模型文件需要填写项目信息及单体建筑名称，定义所有模型统一的坐标系。建筑、结构、机电专业应采用同一套轴网，保证数据模型以“原点到原点”的方式自动对齐对正，原则上以建筑的轴网为标准，结构和建筑的标高个数、命名形式必须保持一致。在楼层界面，一个标高对应一个平面，标高命名规则建议以楼层为代；对于房间或区域的定义，各个专业都需要对空间或房间或区域进行划分和标识，每个空间、房间、区域都要有唯一的编号，便于后期批量处理构建数据、定位单体空间区域。

除了图元的必要信息以外，图元的楼层信息必须准确，应按照构件归属楼层，分层定义、绘制各楼层的构件图元，不应在当前层采用调整标高方式定义绘制非当前层图元。对于水平构件的空间信息，首先应该尽量避免构件跨房间的现象出现，以利于基于房间单体的后期数据统计计算。如实在无法避免，需要将该构件所属的所有的房间信息全部录入，特别需要注意的是，结构楼板以梁、柱、剪力墙等围护围成的一块一块的板，不能因为板的厚度和类型一致就画成一个整体，导致无法反映真实的空间、平面信息。

类似的模型设计规范应尽快由行业协会制定，以杜绝 BIM 设计单位大量使用固定模板进行复制黏贴，导致构建图元信息的失真、不完整，从而造成模型无法通过系统批量提取构建信息，抑或是模型只具有基础的长、宽、高物理信息，仅能用于基础展示，不能通过构建名称中相对固定的名称进行搜索、定位。

因此，让数字孪生技术在工作生产中起到实际作用，需要相应行业协会加深对数字模型的理解，广泛开展实践应用，总结现有项目经验，积极制定、推广相关标准，建设行业规范，从而引导整个数字孪生产业在医疗行业中积极、健康地发展。

（撰稿：糜德治）

浅谈医院新建综合楼大型医用设备的配置规划与实施

——以江苏省人民医院新建门急诊病房综合楼为例

近年来，随着大型医用设备对于临床工作的保障和支撑作用越发明显，高精尖设备占有率和效益值已成为衡量医院发展水平的重要指标。大型医用设备，是指使用技术复杂、资金投入量大、运行成本高、对医用费用影响大且纳入目录管理的大型医用器械。在综合楼新建过程中，合理有预见性的配置及预留大型医用设备机房，是医院建设中的一项重要内容。本文以江苏省人民医院新建门急诊病房综合楼为例，讨论楼内 MRI，CT，DR 设备的配置规划与实施，也希望本文对 DSA，PET，直线加速器等相对独立、自成体系且学科性较强的设备的配置规划与实施起到一定的借鉴作用。

一、江苏省人民医院新建门急诊病房综合楼概述

1）建筑概况简介

江苏省人民医院新建门急诊病房综合楼（以下简称“新建综合楼”）位于南京市广州路北侧，虎踞关路东侧，主要由医院门急诊挂号大厅、各科候诊区、诊室、病房（包括 ICU 病房、血透室）、医技（包括 MR，CT，DR 和 DSA 等）、功能检查室、中心供应、药库、手术室、会议中心、计算机中心、机动车库及设备用房等组成。总建筑面积约 224 929 m^2，其中地下 45 922 m^2，地上 179 007 m^2。建筑总高度为 96.9 m，门诊裙房 8 层，高度为 36.75 m；医技裙房 10 层，高度 43.65 m。

2）大型医用设备配置规划与实施概况

新建综合楼内共设计配置 8 间 CT 机房、7 间 MRI 机房、11 间 DR 机房和 11 间 DSA 机房；2018 年初开业时已安装并使用 6 台 CT、6 台 MRI、9 台 DR 和 9 台 DSA；随着新建综合楼的投入使用与业务发展，至今已增加安装有 9 台 CT、7 台 MRI、9 台 DR 和 10 台 DSA。PET 中心、放疗中心、ECT 及感染科 CT 等大型医用设备位于江苏省人民医院本部院区的其他楼栋，在新建综合楼中没有设置。

二、大型医用设备配置规划与实施注意事项

1. 设备配置标准

医院建设管理人员需要充分学习大型医用设备配置规划与实施

的各项法律法规，重点掌握1个条例——《国务院关于修改〈医疗器械监督管理条例〉的决定》、1个目录——《大型医用设备配置许可管理目录》、1个办法——《大型医用设备配置与使用管理办法》、1个细则——《甲类大型医用设备配置许可管理实施细则》、1个规划——即"十三五"大型医用设备配置规划和1个平台——配置审批与监管平台来实施和落实。

《综合医院建设标准》(征求意见稿2018)中关于医用设备配置标准有条文规定："一般医用设备的配置，应根据医院的不同功能、专科特长和所承担医用诊断、疾病预防、康复保健工作任务，参考有关基本医用配置标准的规定执行；大型医用设备的配置，应按国家相关规定执行，配置大型医用设备要充分兼顾技术的先进性、适宜性和可及性，促进区域卫生资源共享。"

另外，《医用器械监督管理条例》指出："医用器械使用单位配置大型医用设备，应当符合国务院卫生主管部门制定的大型医用设备配置规划，与其功能定位、临床服务需求相适应，具有相应的技术条件、配套设施和具备相应资质、能力的专业技术人员，并经省级以上人民政府卫生主管部门批准，取得大型医用设备配置许可证。"上述规范性条文指出了大型医疗设备在医院建设过程中原则性和指导性的规定，以及落实性的措施。

2. 建筑布局合理

新建综合楼内大型医用设备主要集中设置在放射影像科和介入导管室。同时，根据专业学科临床流程的需要，急诊抢救室配置有一台供杂交手术室用DSA和CT，急诊区域配置有另外一台CT及DR；体检中心配置有一台CT及DR供体检病人检查使用；手术室配置有一台供杂交手术室用DSA和CT。本小节对集中设置在放射影像科的大型医用设备的建筑布局进行简单的介绍，其他区域大型医用设备的建筑布局可以此作为参考。

1) 大型医用设备简介

MRI磁共振成像是断层成像的一种，是利用磁场标定人体层面的空间位置，再用无线电波进行照射，激发原子核产生磁共振现象，用探测器检测并输入计算机，经计算机处理转换成人体纵断面图像。这一检查技术不产生电离辐射。MRI机房包括检查室(MRI设备所在房间)、控制室、设备室。

CT(电子计算机X射线断层扫描技术)，它是用X射线对人体检查部位一定厚度的层面进行扫可见光后，由光电转换变为电信号，再经模拟/数字转换器转为数字，输入计算机处理成像，从而获得各断面层图像。CT机房包括检查室(CT机所在房间)、控制室、设备室(多与控制室合用)。

DR(直接数字放射成像系统)，它采用电子成像板接受X射线照射后曝光，曝光后直接转变为数字信号并通过图像软件成像。DR机房包括检查室(DR机所在房间)、控制室、设备室(多与控制室合用)。

2) 放射影像科建筑布局总体要求

按照《医疗器械监督管理条例》和国家卫生健康委《大型医用设备配置许可管理目录》，

结合需要，《综合医院建设标准》确定了相关大型医用设备的建筑面积，在建筑布局总体规划过程中可以参考表 1 执行。

表 1　综合医院单列项目房屋建筑面积指标

项目名称	单列项目房屋建筑面积/m^2
正电子发射型磁共振成像系统(PET/MR)	600
螺旋断层放射治疗系统	450
X 线立体定向放射治疗系统(Cyberknife)	450
直线加速器	470
X 线正电子发射断层扫描仪(PET/CT，含 PET)	300
内窥镜手术器械控制系统(手术机器人)	150
X 线计算机断层扫描仪(CT)	260
磁共振成像设备(MRI)	310
伽马射线立体定向放射治疗系统	240

注：1. 本表所列大型设备机房均为单台面积指标(含辅助用房面积)。
2. 本表未包括的大型医疗设备，按实际需要确定面积。

放射科的位置从横向来说需要兼顾门急诊以及住院部，同时与相关科室保持一定联系。对于小体量的基层医院，一般集中设置，对于体量较大的综合性医院，可以考虑分区域设置，以缩短病人检查的流线。从纵向来看，考虑建筑荷载以及设备的运输，放射科宜设置在一层，尽量放置在建筑物的一端，同时确保人员交通便利，便于轮椅、平车的进出。

放射科内部布局应当从设备大小、重量、维修及辅房等方面来考虑机房的具体排布。通常来说应当首先考虑核磁共振机房，此类设备重量较重，磁体体积较大，并且核磁共振自带水冷机组，扫描间也通常独立设置恒温恒湿空调，综合以上因素，核磁共振机房应尽量靠近外墙。

3) 新建综合楼放射影像科布局介绍

新建综合楼放射影像科分布在大楼 1 层(门诊大厅由于新建综合楼依山而建设置在 2 层)，分为主群楼 2 个区，主要分布在裙楼区域。裙楼放射设备区主要分为 MRI 区、CT 区以及 DR 区，目前分别各集中配置有 4 台 MRI、4 台 CT(预留 1 间)、7 台 DR(预留 2 间)，辅房作为工作人员会议办公、集中读片和会诊等用房。主楼放射设备区主要配置有 3 台 MRI 以及 1 台 CT，辅房作为工作人员会议办公、读片报告等用房。裙楼放射设备区布局如图 1～图 3 所示：

通过以上区域布置图可以看出，①整个放射影像科区域以设备作为核心进行布局，房间工整，区域位置明显；②患者通道与医生通道隔离，患者候诊就诊流线清晰；③设备间与操作间设置为通长长廊形式，便于设备集中管理与医生之间的交流。

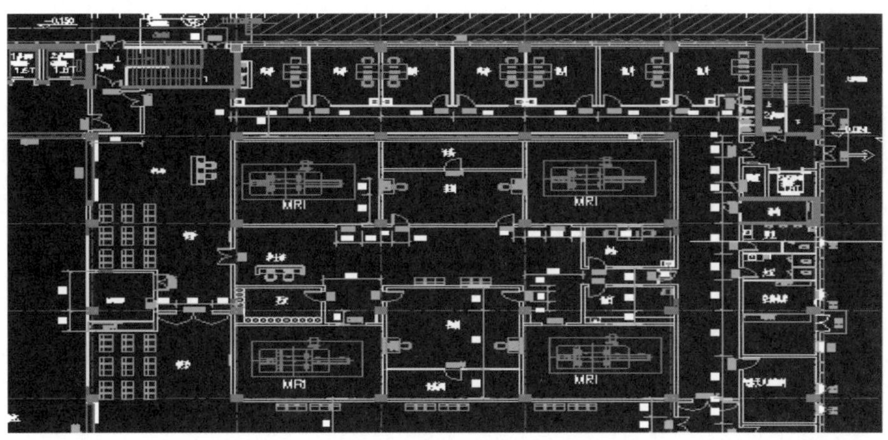

图 1　MRI 区域布置示意

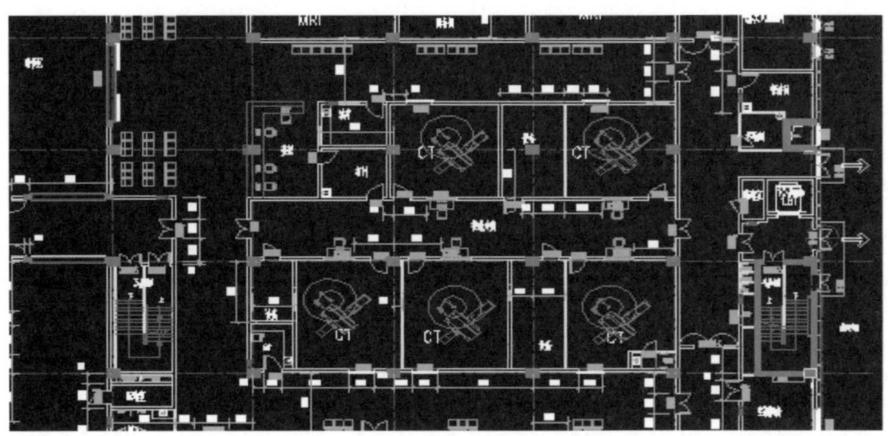

图 2　CT 区域布置示意

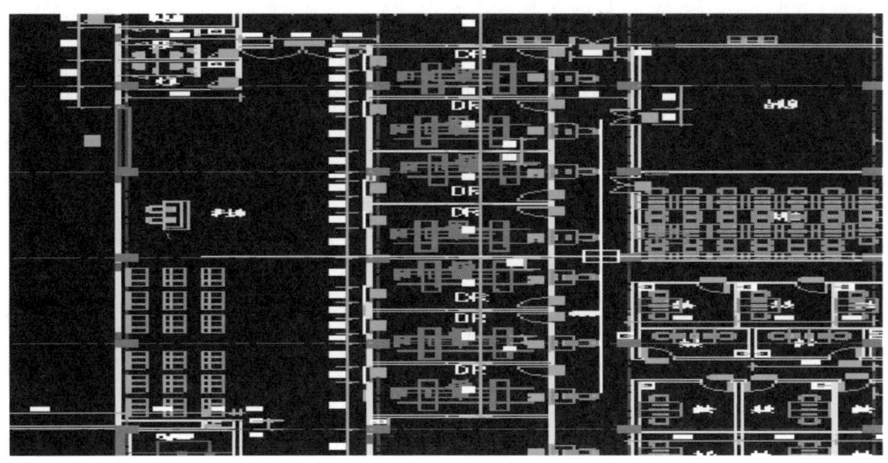

图 3　DR 区域布置示意

3. 落实场地条件

大型医用设备厂家一般都会安排专业的场地工程师与医院临床工程处及基建部门进行对接，并提供详细的设备安装场地条件，该场地条件是保证设备能正常搬运至机房、通电调试运行的必要条件。在大型医用设备配置调试及实施过程中，必须严格按照要求进行基建配置，确保大型医用设备的顺利安装与运行。

1）MRI 场地条件

MRI 常用的场地条件分为以下内容：①机房尺寸：常规尺寸为扫描间 8 m×6 m，控制间 5 m×3 m，设备间 5 m×3.5 m，具体以不同型号设备场地要求为准(此面积仅适用于MR 设备本身安装而不含其他设备，如配电箱、空调、精密空调及消防设备等的安装面积)，机房上下尽可能不布设电线及变压器以减少电磁干扰；②承重：根据不同型号设备一般为10 t 左右，在运输途中应考虑最重组件(磁体)的重量(8 t 左右)的运输路径以便对路面、楼板进行结构验算及加固；③电源与接地：根据不同型号设备功率及内阻要求，结合配电房距离，选择电缆线径，需要独立供电，在设备附近提供独立接地，接地电阻<1 Ω；④电缆沟要求：根据场地要求做好电缆沟开槽及盖板制作；⑤温湿度：磁体间提供精密空调系统，温度要求 22℃ ± 2℃，最大温度梯度<1 K/5 min。设备间和控制间提供独立空调系统，温度要求 20℃ ± 2℃，出风口循环风量≥1 500 m^3/h，相对湿度为 40%～60%；⑥水冷机安装要求：预留运输与维修通道，留有足够的室外安装空间，室外需提供独立供电、供水，供水压力>2.5 bar，流量>150 L/min，室外电源需做防水处理，室内外机距离<40 m，重 1 200 kg，排水保持畅通，室外须有方便的安装维修空间；⑦运输通道：磁体运输通道宽 2.8 m、高2.8 m，运输通道无台阶陡坡，室外提供吊装空间或平台可供 20～40 t 吊车进行吊装作业；⑧其他：失超管尽可能直排室外，排放量>80 m^3/min，失超管出口高于地面 4 m，周围7 m×5 m 范围无人员活动，无空调入风口；噪声水平：<35 dB。

2）CT，DR 场地条件

CT 常用的场地条件分为以下内容(DR 可参照执行)：①机房尺寸：常规尺寸为扫描间7 m×6 m，控制间 5 m×3 m，设备间 5 m×3 m，具体以不同型号设备场地要求为准(此面积仅适用于 CT 设备本身安装而不含其他设备，如配电箱、空调、消防设备等的安装面积)；②承重：根据不同型号设备一般机架>2.6 t(含运输工具 3 t)，扫描床>500 kg(含运输工具700 kg)；③电源与接地：根据不同型号设备功率及内阻要求，结合配电房距离，选择电缆线径，需要独立供电，在设备附近提供独立接地，接地电阻<2 Ω；④电缆沟要求：根据场地要求做好电缆沟开槽及盖板制作；⑤温湿度：扫描间提供独立空调系统，温度要求 22℃ ± 2℃，设备间提供独立空调系统，温度要求 20℃ ± 2℃，出风口循环风量≥1 500 m^3/h；⑥运输通道：3.3 m×1.8 m×2.2 m，运输通道无台阶陡坡，室外提供吊装空间或平台可供 20～40 t吊车进行吊装作业；⑦通风要求：保持良好空气流通，设计电离气体释放通道及时将电离气体排出室外，房间机械换风量≥1.5 次/h；⑧防辐射要求：根据设备功率、管电压和管电流，按照环评要求对机房建筑 6 面进行射线防护，可使用铅版和 $BaSO_4$ 进行防护，按环评报告的防护做法进行施工。

三、结语

随着医学的进步以及大型医用设备国产化，同时疫情期间胸部 CT 检查已成为必备项，大型医用设备作为各级综合医院以及特色专科医院的必备设备，其配置规划及实施已越来越受到医院各级管理人员的重视。同时，比较前沿的 PET/MR、质子治疗设备随着国产设备厂家的发展也逐渐进入医院未来发展规划的视野。医院建设管理人员需加强法律法规学习，充分调研并结合医院整体发展规划，建立科学、合理、可发展的大型医疗设备配置规划与实施方案，为医院的发展贡献自己的力量。

（撰稿：杨文曙　余　斌）

浅谈南京市儿童医院河西院区绿色建筑设施应用与管理情况

——以南京市儿童医院河西院区项目为例

一、概况

南京市儿童医院河西院区项目为南京市重点民生工程，服务范围以南京为中心，辐射至安徽及周边地区。

项目总建筑面积 $16.8\times10^4\ m^2$，其中地上建筑面积 $11.89\times10^4\ m^2$，地下建筑面积 $4.87\times10^4\ m^2$，开发建设周期为 2012—2016 年，结构形式为钢筋混凝土框架剪力墙结构（图 1）。

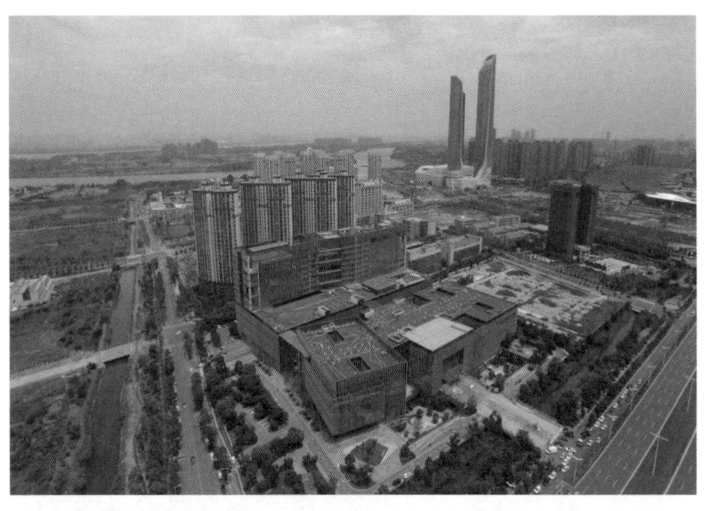

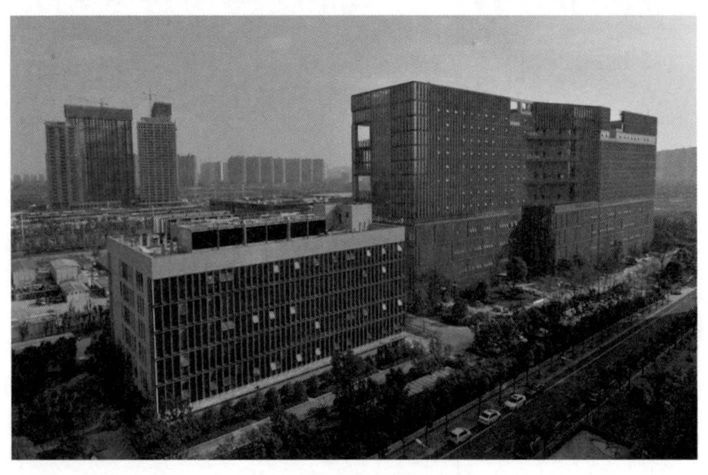

图 1　南京市儿童医院河西院区

南京市儿童医院河西院区以现代高效、以人为本、绿色生态和体现专科特色为原则，以提供轻松、舒适、便捷的就医体验为目标，以创建绿色医院为导向，充分考虑医疗建筑特征和儿童心理，设计了花园式室外环境、颇具童趣的入口门厅、人性化的诊疗空间，因地制宜地采用绿色建筑技术，营造舒适健康的室内环境，采用 BIM 技术和智能化医疗体系，实现智慧高效的建造和运营。

二、主要绿色建筑应用技术情况分析

1. 节能与能源利用

1）建筑节能设计

项目按照《江苏省公共建筑节能设计标准》(DGJ 32—J96—2010)规定的节能 65%的水平设计，主要外围护结构保温材料如外挑楼板采用 55 mm 厚岩棉保温板，外墙采用 50 mm 厚的硬质岩棉保温板，屋面采用 60 mm 厚复合发泡水泥保温板 I 型(丙乳液进行界面处理)，玻璃幕墙为竖向隐框横向明框的半隐框幕墙，采用隔热金属多腔密封窗框[Low-E 中空 SuperSE-Ⅲ(6 mm+12Ar+6 mm)]，传热系数为 2.20 W/(m^2·K)，外窗气密性不低于《建筑外门窗气密、水密、抗风压性能分级及检测方法》(GB/T 7106—2008)规定的 6 级，幕墙气密性不低于《建筑幕墙物理性能分级》(GB/T 15225—1994)中的 3 级。

2）高效能空调系统及余热利用

本项目在地下负一层设置分布式能源站供应集中空调系统的冷热水，采用的蒸汽源为华润热电厂余热蒸汽。除地下一层大空间场所及大会议室采用全空气低速风道空调系统，其余均采用风机盘管加新风的空调系统。空调机组、新风机组根据送回风温度调节机组回水管上电动调节阀开度，通过改变机组水流量来控制空气处理温度，并根据室内外温湿度状况分阶段调节新风阀、回风阀开度，以动态调节新风量、降低空调系统能耗。如图 2 所示。

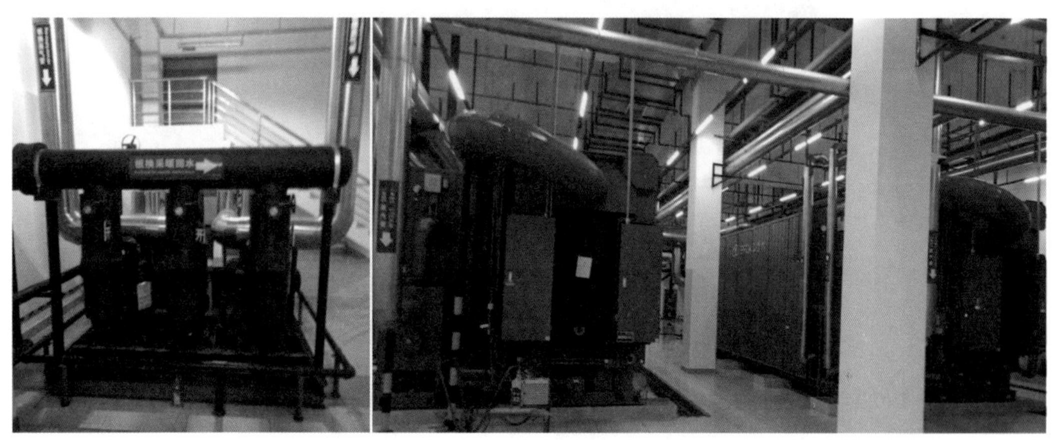

图 2　分布式能源站

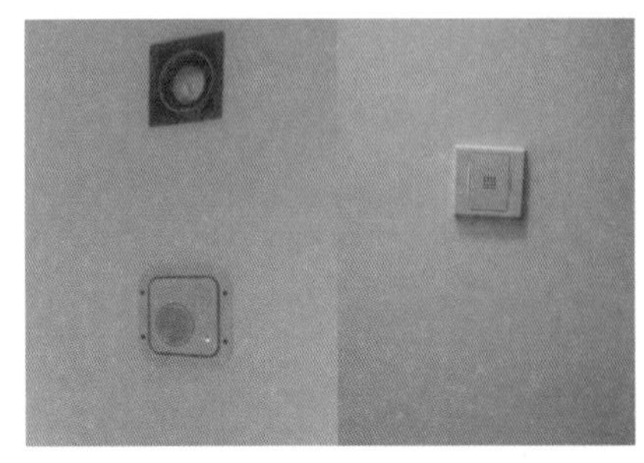

图3　灯具自控装置

空调冷源采用蒸汽型溴化锂制冷机组和直燃型溴化锂制冷机组，热源采用蒸汽-水热交换机组和水-水热交换机组，其中直燃型和蒸汽型溴化锂机组的能效比均优于《公共建筑节能设计标准》(GB 50189—2015)的相关规定。

3) 节能高效照明

门诊室、病房、办公室和会议室均采用节能荧光灯，所采用灯具功率因数均大于 0.9，镇流器参数符合国家能效标准；大面积照明场所，如中庭，灯具效率不低于 70%；应急照明采用节能自熄开关，在应急时采用强制点亮的措施。照明系统采取分区控制、声光控感应等节能控制措施(图 3)。

4) 能耗监测和分项计量系统

本项目设置能耗监测和能耗分项计量装置，按照明插座、空调、动力和特殊用电等分别计量，计量装置均采用数字式电能表计，并配置通信接口和数据远传功能，实现实时能耗数据采集(图 4)。

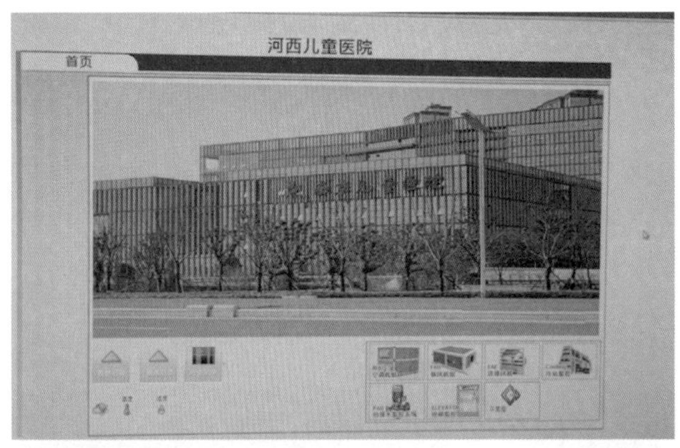

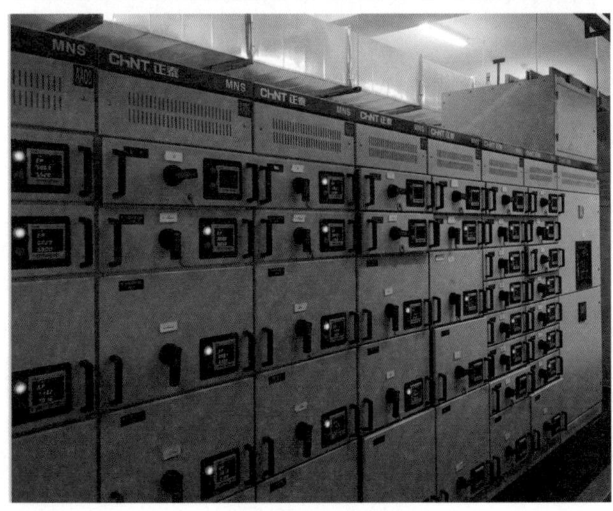

图4　监测系统

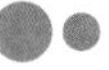

5）可再生能源生活热水系统

感染楼屋顶设集中太阳能热水系统，太阳能总集热面积为 408 m^2，由太阳能热水系统产生的热水比例为 33.32%(图 5)。

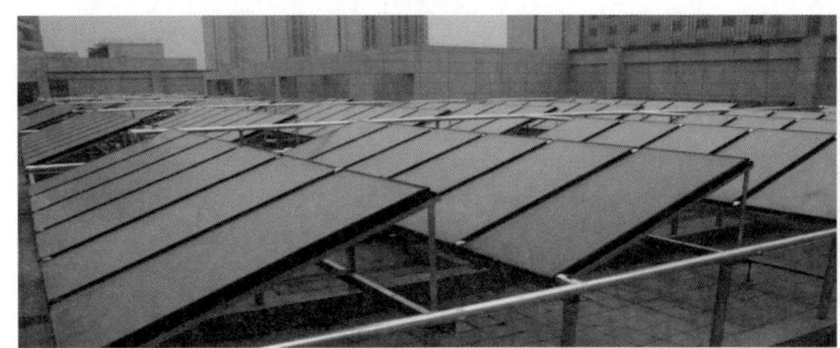
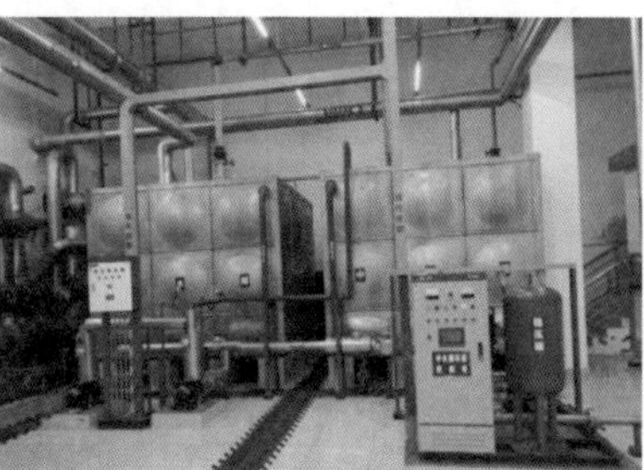

图 5　太阳能热水系统

2. 节水与水资源利用

1）节水措施

项目卫生洁具给水及排水五金配件采用与卫生洁具配套的节水型，并符合《节水型用水器具》(CJ 164—2002)技术参数要求(图 6)。坐便器、小便器和水嘴选用节水型器具，用水效率等级为一级(图 7)。

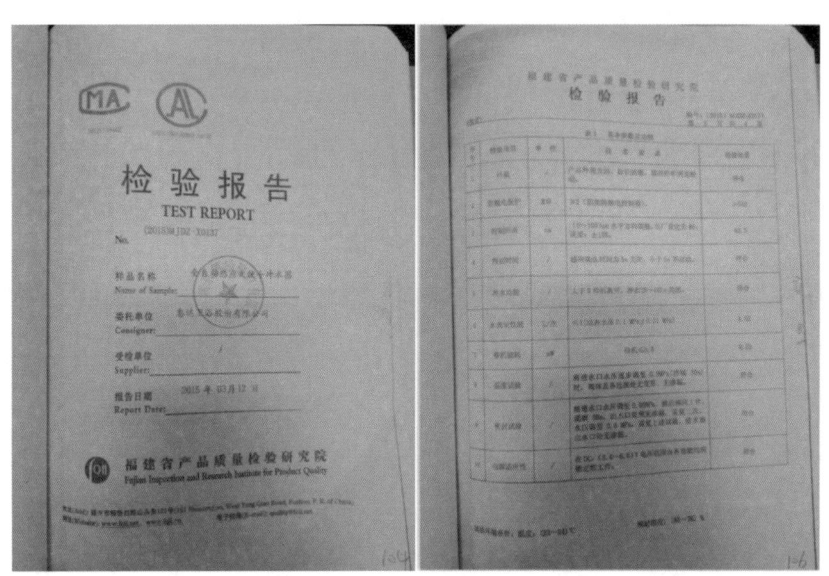

检验报告
TEST REPORT
No.
样品名称
Name of Sample
委托单位
Consignee
受检单位
Supplier
报告日期
Report Date
2015年03月12日
福建省产品质量检验研究院
Fujian Inspection and Research Institute for Product Quality

福建省产品质量检验研究院
检验报告

图 6　卫生洁具检验报告

2）绿化节水灌溉

项目室外地面采用的是人工取水阀，屋顶绿化全部采用自动喷灌，绿化用水设置水表进行分项计量(图 8、图 9)。

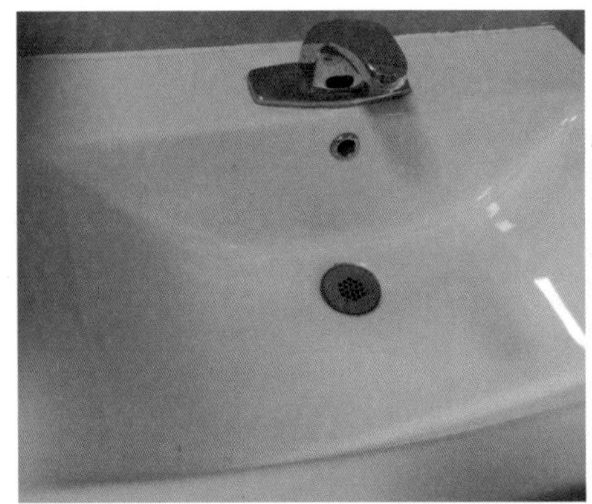
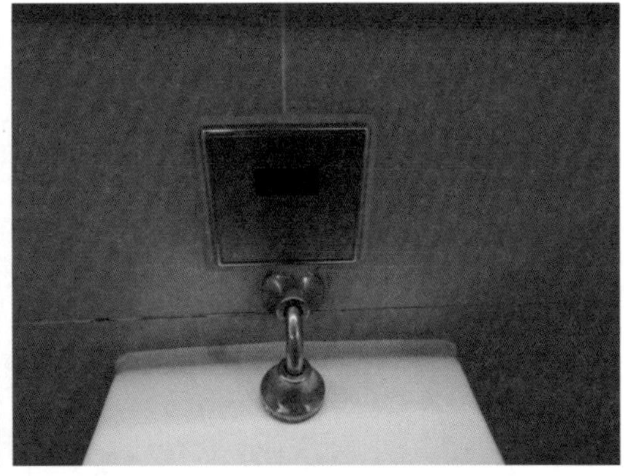

图 7　卫生洁具实景图

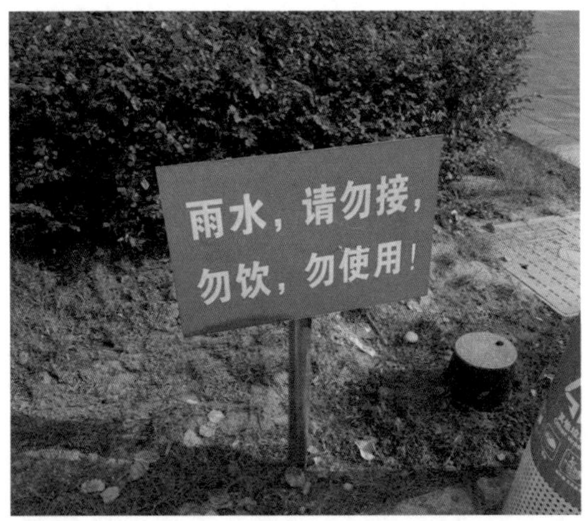

图 8　室外非传统水源取水口

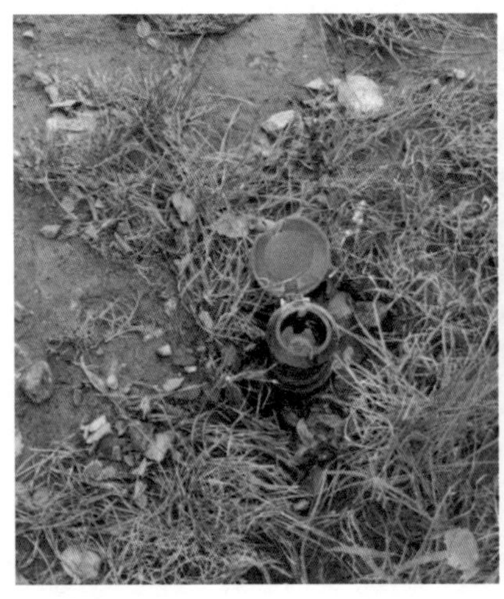
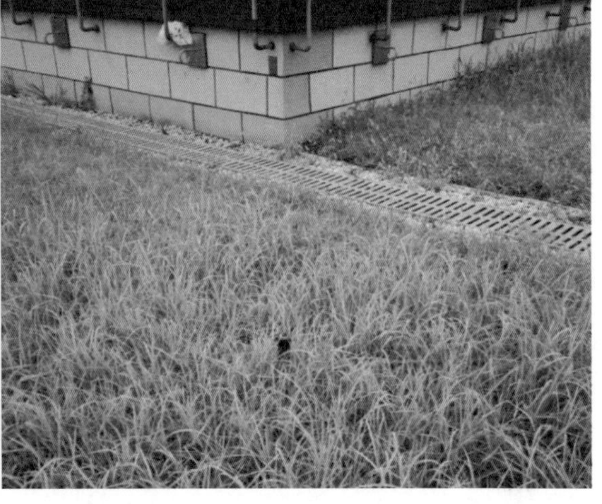

图 9　屋顶喷灌

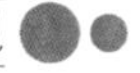

3）节水冷却

项目的冷却塔设置于综合楼屋面，冷却塔采取设置平衡管的方式避免冷却水泵停泵时冷却水溢出，以起到节水冷却的效果。

4）用水节约

项目采用了优质的管材管件，避免管网漏损，采用一级节水器具及减压限流措施，有效节约用水。项目主要用水单元为医务病房、办公、食堂和绿化灌溉，医务病房、办公和食堂用水天数均取为 365 天，用水单位为医务病房 8 000 人、办公 1 600 人、食堂 3 100 人。绿化灌溉用水天数取 100 天，用水灌溉面积为 35 047 m^2。经统计得全年的医务病房、办公及食堂用水量分别为 323 357 m^3，14 144 m^3 和 16 896 m^3，绿化灌溉及道路浇洒全年用水总量为 8 476 m^3。如表 1 所示。

项目用水较同类型建筑节约约 30%。

表 1　项目各部门用水量

用水部门	年实际用水总量(m^3)	年实际用水天数(d)	实际用水单位数量(人)	平均日用水量	节水定额(GB 50555)
医务病房	323 357	365	8 000	110.74 L	130 L/(人·班)
办公	14 144	365	1 600	24.22 L	25～40 L/(人·班)
食堂	16 896	365	3 100	14.93 L	15～20 L/(人·次)
绿化灌溉及道路浇洒	8 476	100	35 047	0.24 m^3	0.28 $m^3/(m^2 \cdot a)$

3. 节材与材料资源利用

1）节材设计

项目建筑造型朴素简约，无大量装饰性构件，构件造价比例为 2.03‰，小于 5‰。

2）预拌混凝土使用

项目混凝土全部采用预拌混凝土，建筑砂浆全部采用预拌砂浆。

3）高强度钢筋的使用

项目 400 MPa 级及以上高强度钢筋用量比例为 95.92%，满足 HRB400 级（或以上）钢筋不少于受力钢筋总质量的 85%。

4. 室内环境质量

1）日照采光

项目建筑布局、建筑体形、朝向和楼距的设计比较合理，建筑群采光良好，无采光缺陷，能够达到良好的自然采光水平，且大寒日有效日照时间带参照建筑日照时长最短为 2 h，满足《城市居住区规划设计规范》（GB 50180—1993）的要求（图 10）。

屋顶设置光导管，门诊设计了采光中庭，以改善室内自然采光效果（图 11）。

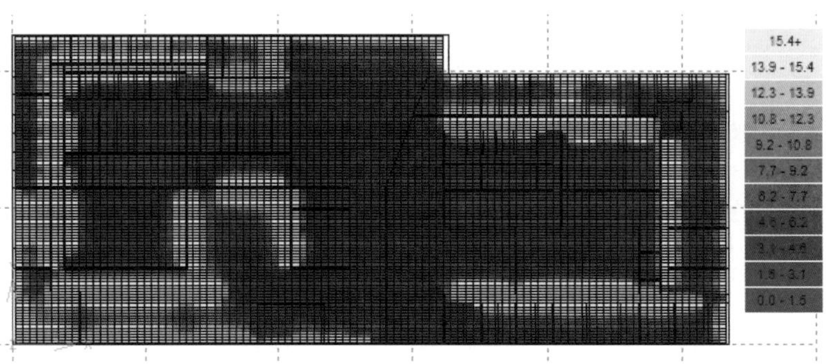

图 10　医技病房楼的采光系数

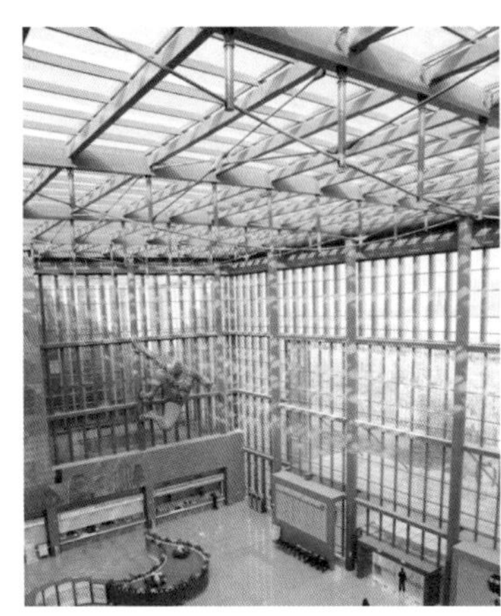
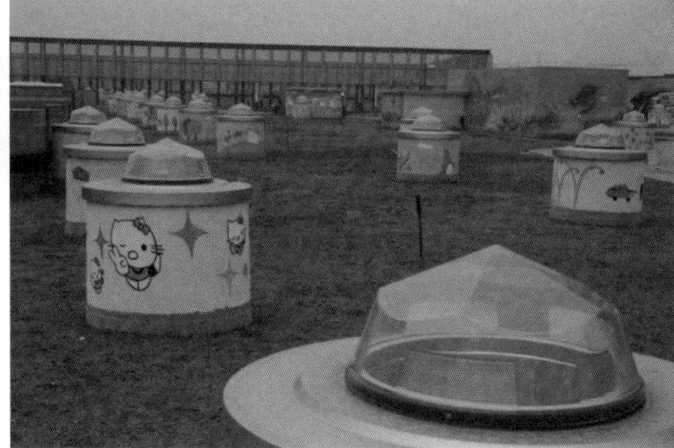

图 11　门诊楼采光中庭与屋顶光导管

2）通风

项目在夏季、过渡季、冬季的主导风向作用下形成的室内风风速基本都较小，平均风速在 1.0 m/s 以下。建筑各功能房间室内风满足舒适度对最大风速的要求，同时也满足卫生要求。各建筑主要功能房间换气次数都在 2 次/h 以上，满足标准对换气次数的要求，室内空气品质较高(图 12)。

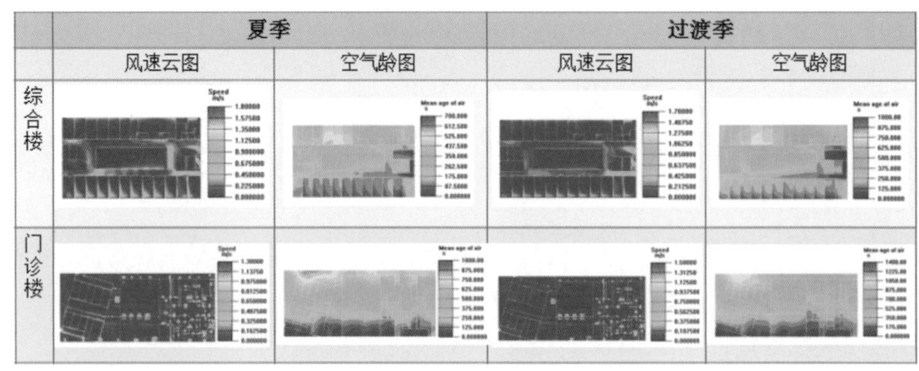

图 12　门诊楼综合楼自然通风效果

3）空气质量监控系统

本项目在人员密度较高且随时间变化的区域设置了 CO_2 浓度传感器，并与通风系统联动，传感器实时监测室内的 CO_2 浓度。控制系统根据采集房间的 CO_2 数值与设定值比较，调节新风支管上的电动送风阀开度，保证室内空气质量达标。同时，地下车库设置 CO_2 浓度传感器，传感器设定报警浓度，并与通风系统联动，可有效保证地下车库的空气品质（图 13、图 14）。

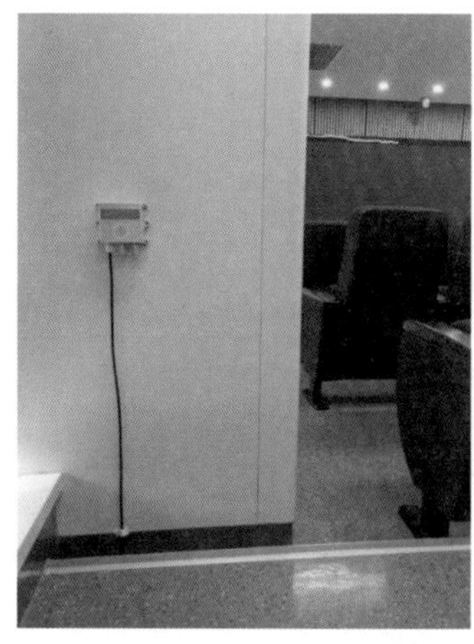

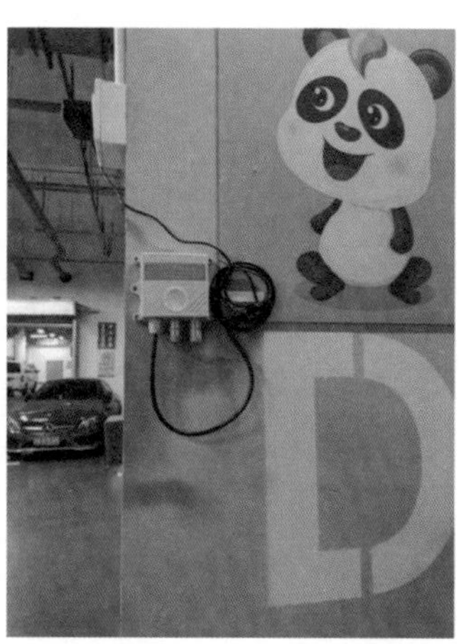

图 13　CO_2 浓度监测装置

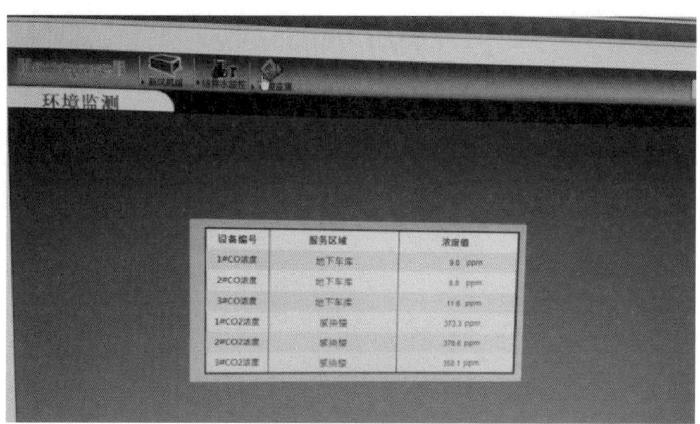

图 14　环境监测系统

三、绿色建筑实施管理情况

1）合同能源管理模式应用

南京市儿童医院河西院区采用合同能源管理模式，委托远大能源服务有限公司作为专业节能服务工程承担项目暖通空调系统、生活热水系统的维护保养等日常工作。

2）制订管理制度

医院物业制订了完善的节能、节水、节材与绿化管理制度，并对日常节能、节水进行记录和分析。同时，物业制订了垃圾管理制度，对生活废弃物进行分类收集(图 15、图 16)。

南京河西儿童医院

节能、节水、节材与绿化管理制度规定

南京新鸿运物业管理股份有限公司

第1版 第1次修改

板式换热机房设备故障应急处理工作规范

1. 目的

为了明确处理板式换热机房设备故障时的步骤及确保设施设备安全运行制定本规范。

2. 适用范围

适用于公司各项目工程部。

3. 职责

3.1 工程部空水专业负责使用：

4. 空水专业巡视内容及标准

4.1 板式换热机组冷、热水循环泵发生故障

4.1.1 先判断故障的原因，如能及时调整或修理应首先进行调整或维修。

4.1.2 如果无法修理或影响大厦供冷和供暖正常运行应首先停止该设备的运行。

4.1.3 启动备用冷、热水循环泵继续运行。

4.1.4 在运行记录本上注明故障时间和故障现象。

4.1.5 及时通知部门主管领导。如果冷、热水循环泵发生故障后备用设备无法正常运行，应及时通知部门主管领导及项目经理并说明情况。

4.2 设备机房发生跑水事件

4.2.1 通知电工值班人员首先切断跑水部位及附近区域的电源。

4.2.2 关闭跑水部位上一级阀门。

4.2.3 通知本部门主管领导，并在运行记录本上详细记录。

4.2.4 如能及时修理应首先进行维修。

4.2.5 如果影响大厦正常供水或无法维修时应先通知部门主管领导及项目经理

图 15　管理制度规定

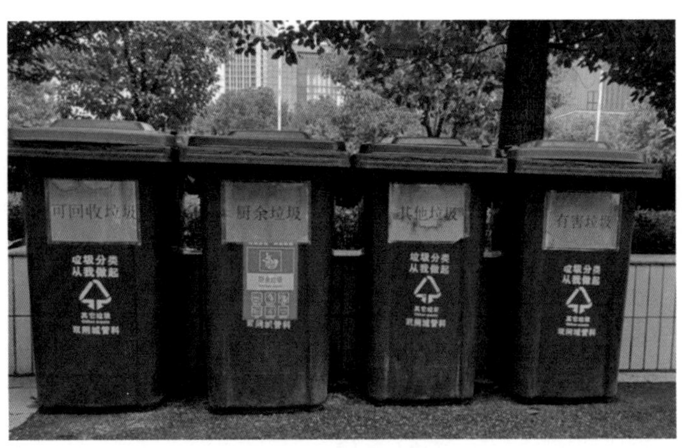

图 16　垃圾分类收集

3）定期检查调试公共设备

医院物业对电梯、水泵风机房、溴化锂机组进行定期巡检和调试，使其工作效率维持在高效状态下，以节约电耗量和延长设备使用寿命(图 17)。

4）智能化系统

医院医技楼一楼设置中控室，运营期对设备、院区等区域进行监控，定期巡查保障安全，并作记录(图 18)。

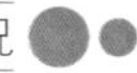

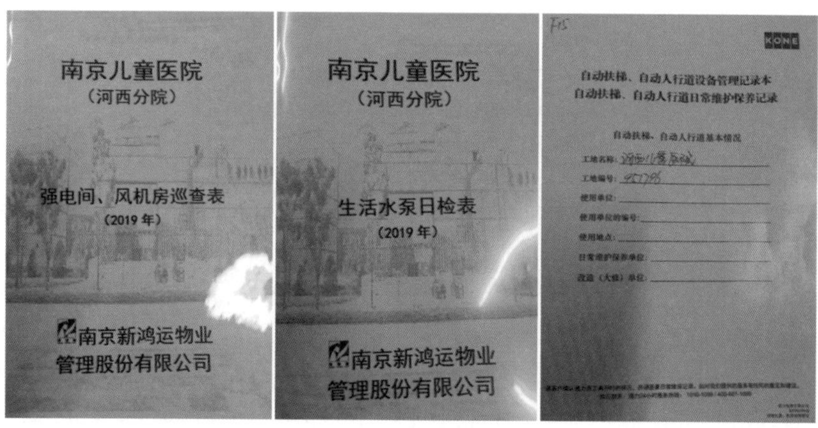

图 17　检查调试记录

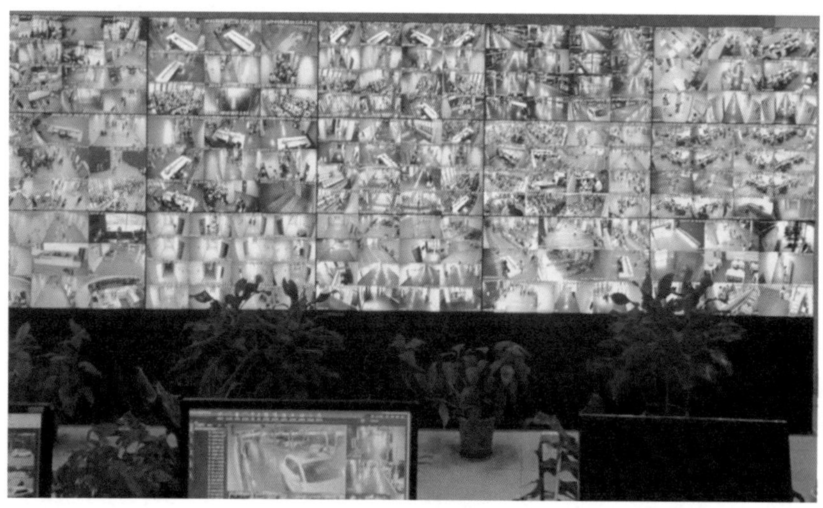

图 18　监控系统

物流结合智慧医疗体系，药品气动物流系统和取药处药品自动发放系统，实现了从库房到病房、库房到病人手中的智能、高效传输（图 19）。

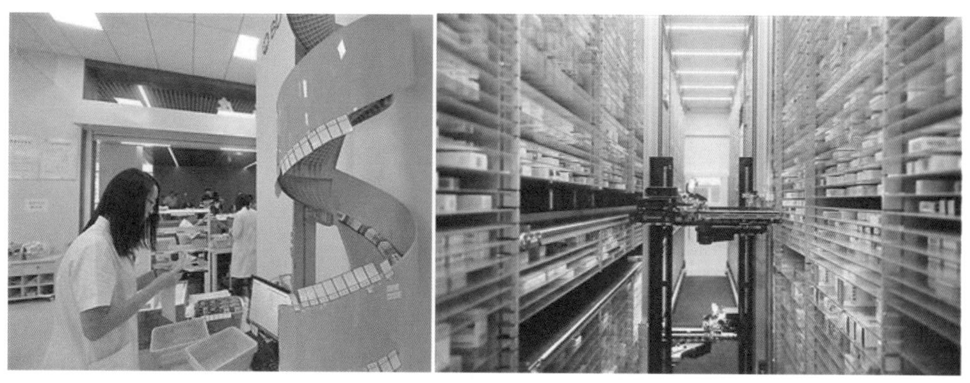

图 19　智慧医疗体系

四、技术及管理创新点

南京市儿童医院河西院区“规划—设计—施工—运行”全过程贯彻“绿色医院”的原则，深入实践环保理念。主要如下所述。

(1)“以人为本”的设计理念：医院充分考虑建筑特征和儿童心理，以最佳就医体验为目标。门诊大厅的动态投影卡通画和大色块渲染的主题墙面，为儿童提供乐园般的环境；配备婴儿换洗台、儿童专用洁具等定制配套设施，便于患儿使用；熟练地运用室内色彩设计，为患儿营造轻松愉悦的诊疗环境；重视自然采光、自然通风和功能流线设计，创造舒适的工作场所；采用人车立交分离交通组织，有效避免了出入口拥堵。项目获得江苏省优秀勘察设计一等奖。

(2) 绿色生态技术综合应用：门诊大厅生态中庭及室外光导管系统有效改善室内采光效果，通高庭院顶部的活动遮阳板与拔风风帽实现了室内自然通风；外立面采用双层呼吸表皮，既丰富了立面效果，又起到良好的光线和室温调节作用。项目通过高效围护结构系统、太阳能热水系统、余热利用、节能灯具和节水器具技术，满足使用需求的同时实现节能节水目标。

(3) 智能化医疗体系：医疗施工过程中采用 BIM 仿真施工技术，运营后引入“智能化医疗”体系，集成了药品传输系统、排队叫号系统、ICU 探视监控系统及手术示教系统等，提供智能、便捷、高效的就医新体验。医院设置完善的楼宇自控系统，可分类计量各类设备能耗，并根据医院人流量调节设备的运行状况。

(4) 绿色施工：在施工质量管理上，项目坚持优化设计流程，严格质量管理，优选品牌材料，医院作为河西新城绿色建筑示范项目，先后获得“鲁班奖”“全国建筑业绿色施工示范工程”“省部级建筑新技术应用示范工程”“中国安装之星”、江苏省“扬子杯”优质工程奖及“南京市建筑优质结构工程”等荣誉。

(5) 绿色运行：医院采用合同能源管理模式，由专业节能服务公司承担项目空调、热水系统运行，并制订了完善的节能、节水、绿化保养措施，保证各项设施高效运行，为患者提供健康舒适的医疗环境。

五、结语

南京市儿童医院河西院区将绿色建筑的节能理念贯穿到整个建材生产、设计、施工、运行、资源利用、垃圾处理及拆除直至自然资源再循环的全过程。项目荣获“三星级绿色建筑设计标识证书”和“三星级绿色建筑运行标识证书”，设计、施工过程中采用的绿色技术为同

类型项目提供了参考及借鉴。运行过程中采用合同能源管理模式等第三方管理模式，为建筑节能服务市场的发展提供了实践案例。项目的建成投入使用，满足了人们对医疗服务的更高要求。

（撰稿：赵　敏　徐　瑶）

医院设施的配置与运行管理

——以东南大学附属中大医院后勤设施管理为例

一、概述

东南大学附属中大医院始建于1935年，其前身为中央大学医学院附设医院，历经第五军医大学附属医院、解放军84医院及南京铁道医学院附属医院等几个重要历史阶段。历史上名家辈出，戚寿南、姜泗长、张涤生、牟善初、阴毓璋、王士雯、贺林、杨焕明等众多院士和专家学者曾在此校园求学或执教，奠定了丰厚的文化底蕴和笃学重研的传统。经过86年的发展，现已成为一所集医疗、教学、科研为一体的大型综合性教学医院，是教育部直属“双一流”“985工程”重点建设的大学附属医院，也是江苏省首批通过卫生部评审的综合性三级甲等医院。

东南大学附属中大医院现有编制床位2 499张(含江北院区)。年门急诊量203万人次，年出院病人10.6万余人次。拥有高级职称人员413人，具博士学位365人、硕士学位673人，博士生导师、硕士生导师181人次。医院拥有一批国家级突出贡献专家、国家杰出青年基金获得者、江苏省医学领军人才和江苏省医学优秀重点人才等各级人才工程专家和享受政府特殊津贴者，共计120余人次，在全国及省级专业学会中担任要职的专家100余人次。

医院拥有国家临床重点专科：重症医学科、医学影像学；江苏省优势学科：医学技术学；江苏省重点学科：临床医学；江苏省临床医学研究中心：医学影像与介入放射、肾脏病；江苏省专科(病)诊疗中心：重症医学中心、介入放射诊疗中心；江苏省临床医学中心：医学影像与介入放射诊疗临床医学中心；江苏省医学重点学科：重症医学、肾脏病学、心血管病学及血液病学；江苏省临床重点专科(27个)：介入放射科、普通外科、心血管内科、骨科、血液内科、急诊医学科、消化内科、肾脏内科、神经内科、内分泌科、麻醉科、肿瘤科、重症医学科、整形外科、病理科、儿科、妇产科、医学影像科、泌尿外科、呼吸内科、老年医学科、药学、超声诊断科、医学检验科、心理精神科、康复医学科及神经外科；博士后科研流动站：临床医学；Ⅰ级学科博士学位授予点：临床医学；13个校级研究所。由此，形成了一个较为合理的学科梯队。

现代医院的建设和发展离不开医院设施设备的合理配置和科学管理，一方面是医疗设备对于临床工作的保障和支撑作用越发明显，高精尖设备占有率和效益值已成为衡量医院发展水平的重要指标；另一方面是建筑设施设备在确保医院安全运行、营造舒适环境以及绿色节能环保等方面承担着重要职责，因此，如何做好医院设施的配置规划和运行管理，已成为医院管理者关注的焦点。

二、设施配置规划与实施

1. 智能化设施配置概述

医院设施智能化是指在诊断、治疗、康复、支付及卫生管理等各环节，基于物联网、云计算等高科技技术，建设医疗信息完整、跨服务部门、以病人为中心的医疗信息管理和服务体系，实现医疗信息互联、共享协作、临床创新及诊断科学等功能。

2. 智能化设施规划与实施目标

图 1 为医院智能化设施的规划及目标。

易用
易操作、模块化、平台化
快速部署、可扩展、易维护
安全
角色管理、权限管理、
日志管理、数据安全、应急方案
共享
信息共享、互联互通
医院内部系统之间、内部和外部系统之间
体系
全面信息化的建设
不只是业务实现，更是管理、决策支持
标准
遵循业务标准规范
患者、医护及管理一体化标准体系
架构
总体架构科学合理
是医院智能化可持续发展的基石

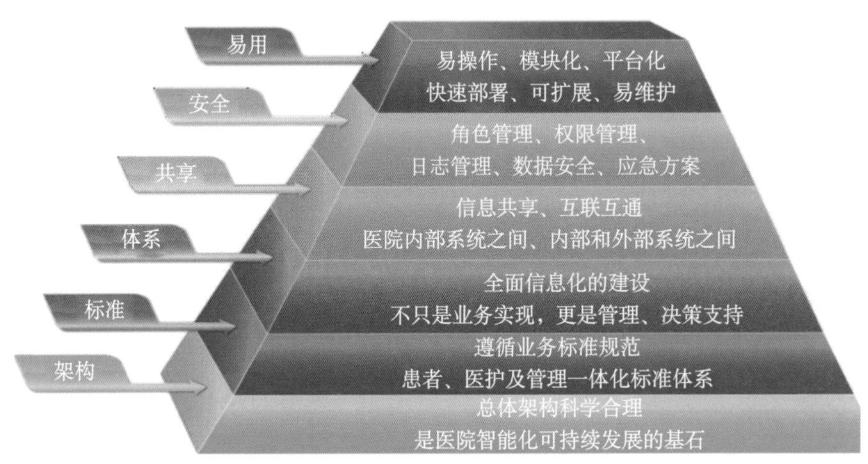

图 1　智能化设施规划及目标

3. 设施配置重点

(1) 全面感知：借助 RFID 技术、条码技术、医用传感器技术对医患、医疗器械、医药等进行标识与智能识别。

(2) 安全传递：医疗数据信息可通过互联网、3G/4G/5G 无线网络、无线传感网等网络进行安全传递、有效交互。

(3) 共享协作：联网内的各医疗机构分工协作、资源共享、互联互通。

（4）智能处理：所感知医疗信息数据通过数据挖掘技术、云计算技术等进行处理。

4. 智能化设施配置规划需求分析

1）患者需求——舒适就医环境

（1）就医需求：治疗过程信息的获得、费用信息的获得、医疗信息的获得。

（2）生活需求：日常公共信息、生活信息获得，舒适生活环境的获得（空调、照明、饮食及隐私保护）。

2）医护人员需求——良好工作环境

（1）医生：临床信息的收集、病历的查询、病程信息记录、日常医嘱的发布、医疗信息的查询、专家知识库支持系统的应用及安全的工作环境（减少与传染病人的接触及防止污染）。

（2）护士：临床信息的收集、病历的查询、护理信息记录、护理工作的支持（发药/配药）及安全的工作环境（减少与传染病人的接触及防止污染）。

3）管理人员需求——高效的管理环境

（1）设施运行管理人员：设备运行记录、管理知识查询、管理决策知识支持及设备维护环境支持等。

（2）管理人员：人事劳动管理、财务管理、药品物流管理及经营决策知识支持等。

5. 智能化设施系统规划范围

（1）智能化基础设施建设

分别有：综合布线系统、综合管路系统、机房基础工程、数据中心系统、有线网络系统及无线网络系统。

（2）智能化管理设施建设

分别有：楼宇自控系统、安全防范系统、车行管理系统、人行管理系统、公共广播系统、信息发布系统、能源管理系统、阳光食堂系统、资产管理系统及被服管理系统。

（3）智能化服务设施建设

分别有：有线电视系统、自助服务系统、排队叫号系统、排班显示系统、对讲呼叫系统、病房探视系统、重症监护系统、婴儿防盗系统、病人定位系统、移动医疗系统、时钟管理系统、汽车充电系统、电瓶车充电系统及后勤服务系统。

6. 信息化设施技术架构及功能框架

医院智能化信息化技术架构和功能框架如图 2、图 3 所示。

7. 智能化设施系统实施

1）综合布线系统

整个综合布线系统包含以下四个部分。

（1）医院内网布线：包含整个办公网、放射科网、检验科网、PACS 光纤网和高清示教光

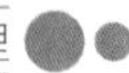

医院智能化信息化技术架构

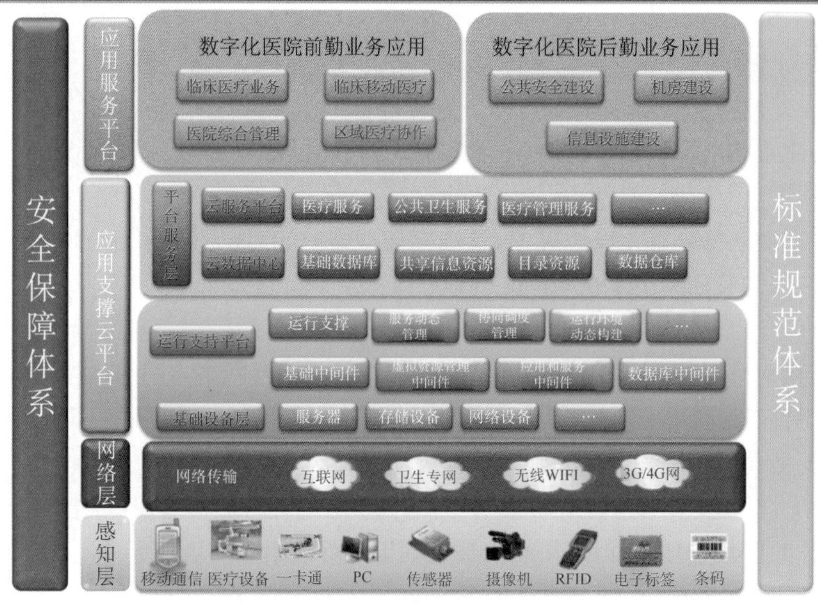

图 2　医院智能化信息化技术架构

医院智能化信息化功能框架

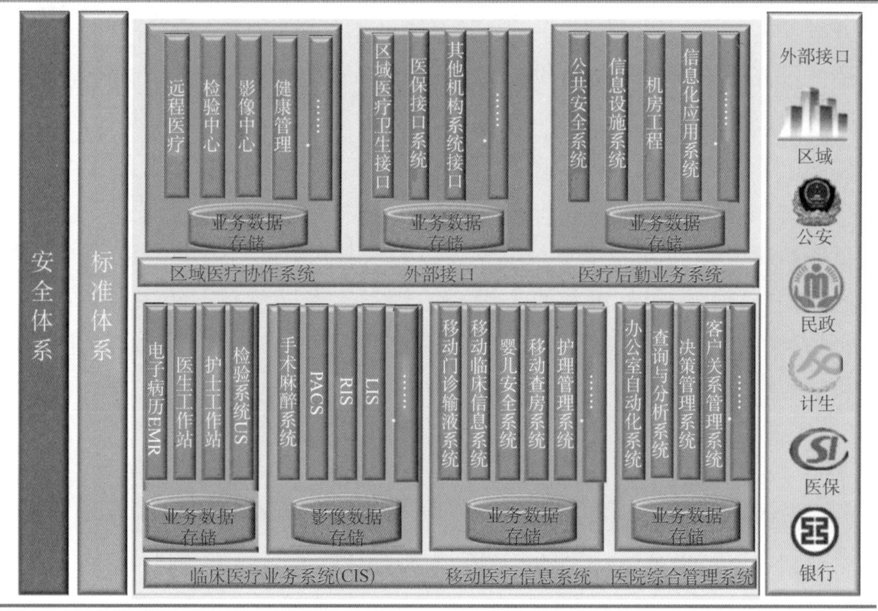

图 3　医院智能化信息化功能框架

纤网(涉及图像科、示教对图像、视频上传要求较高,采用光纤直接到位)。

(2) 外网布线:因特网。

(3) 语音布线:电话布线。

(4) 无线网络布线:整个医院覆盖完整的无线网络布线,包含内网无线、外网无线。

2) 综合管路系统

管道的主干路由采用弱电桥架,地下室穿线管采用SC管(热镀锌焊接钢管),地上层部分采用JDG管。

线缆的布放应符合有关操作规程,管内穿放线缆时,直线管路的管径利用率在50%~60%,弯管线路的管径利用率在40%~50%。

3) 有线网络系统

整个信息网络划分共三套,即内网、外网及设备网,三套网络之间采取物理隔离。

(1) 内网管理:利用交换机VLAN划分功能,将内部网络划为HIS,CIS,PACS和OA等,进行不同的访问隔离。

(2) 外网管理:安装对外防火墙,并对内部员工上网行为进行管控(可指定带宽、指定所上网站、工作时间禁止挂QQ等,所有人员上网记录可检索查询)。

(3) 设备网:集散架构,各智能化子系统网络自成系统,再通过机房侧核心交换机实现集成。

4) 无线网络系统

整个医院的无线网络分为无线内网以及无线外网。

(1) 无线内网(移动医疗网络):主要设置在病房、输液、母婴存放区域等。采用移动医护零漫游方案部署方式,无线数据统一由医疗智分基站处理,均匀覆盖到每个区域。无线网络在任意位置都处于同一个频段、同一个信道,移动医护终端不需要进行跨基站的漫游,实现移动医护、移动输液、婴儿防盗等功能。

(2) 无线外网:主要设置在办公区域、医院公共区域等处,用于无线上网。

5) 楼宇自控系统

楼宇自控系统受控对象主要包含:冷热源系统监控(接口方式)、空调/新风监控(监控)、送排风监控(监控、消防分机只监不控)、给排水监控(监控、消防水泵只监不控)、供配电监测(接口方式)、电梯监测(接口方式)、医用气体(接口方式,含计量)、净化系统(接口方式)、空气质量监测及污水监测。

6) 安全防范系统

安防不是一个简单的子系统,而是一个综合性的系统。以安全集成平台为基础,集成视频监控、入侵报警、门禁控制系统、巡更管理及无线对讲系统等。通过系统间的各种联动方式将其整合成一个有机的整体,达到人防、物防和技防充分融合的目的。

7) 车行管理系统

车行管理,实现车主进场时快速入场、快速引导、快速停车,离场时快速找车、快速缴费、快速出场;管理人员只需远程监控值班,无需再配置现场收费人员。系统集纸币接收、

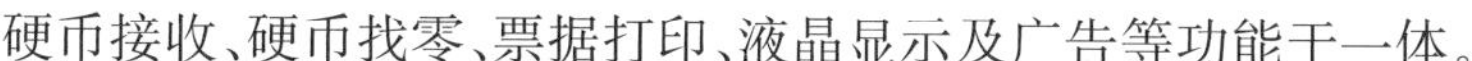

硬币接收、硬币找零、票据打印、液晶显示及广告等功能于一体。

8）人行管理系统

人行管理系统，在智能门禁系统、访客管理系统、医院出入口人行道闸、梯控系统和云对讲系统之间虽然可以互联，但并不互相依赖，可以根据实际需求进行自由选配，且对部署顺序无要求，可以在后期进行利旧平滑升级，无需重复投资。

9）公共广播系统

整个公共广播系统采用纯数字网络架构，基于设备网络，机房位于监控中心，导医台、护士站设置传呼分站。与消防专业共用广播终端，在机房侧进行切换。其主要功能如下。

（1）背景音乐：平时播放背景音乐，提供轻松和谐的环境。

（2）紧急广播：紧急情况下，强制切换至紧急广播模式，用于疏散人群。

（3）事务广播：通过广播发布事务，例如找人、通知等。

10）信息发布系统

系统基于内网架构，信息发布点位主要设置在大厅、各层电梯厅、手术区域等候区以及大会议室门口等。一层大厅信息发布屏实现整个医院的分诊导医信息发布；各层电梯厅、手术区域、大会议室门口分别用于楼层导引、手术信息、会议信息的发布。

系统与 HIS 系统进行对接，实现医生、患者的信息同步。

11）能源管理系统

针对各个诊疗单元、病房单元实施能源计量系统，主要对供电、用水进行计量，实现对诊疗单元、病房单元的能源使用、用电安全等考核，并形成分析报表，提出能源优化使用方案。管理人员可以通过手机实现能源数据及使用情况的查看。

12）阳光食堂系统

打造便捷的食堂订餐模式，可实现精准备餐/采购、杜绝浪费/腐败、加强职工和食堂的互动、提升职工就餐体验和食堂服务水平、管理更加规范及简单和便捷，挖掘“移动互联”管理精髓，直达运营管理核心，由内而外打造理念超前、技术先进的互联网团餐。

13）资产管理系统

医院日常固定资产管理过程中，需要对破损不能使用的固定资产及时申报处置，对在用资产及时盘点；对于报废资产，使用人员、使用部门、存放地点的变更进行核对和动态管理。规范固定资产管理，杜绝固定资产的闲置、浪费、流失，提高固定资产的使用效益。

14）被服管理系统

通过建设被服管理系统，实现真正形成采购、仓储、洗涤、熨烫、周转及报废的全生命周期、可视化管理。控制了被服请领的随意性，强化了爱护被服的自觉性，实现了被服保障过程的透明机制，交接明确，责任清晰。

15）有线电视系统

在机房通过调制解调、混合后至用户分配网络。有线电视点位采用同轴 + 网络点的配置方式，设置在领导办公室、贵宾接待室、会议室、病房、病员活动室、值班室及等候区等。

16）自助服务系统

设置在医院自助服务区内。系统主要功能包含医院简介、科室介绍、药费查询、专家介绍、医疗服务费用查询、预缴金查询、就诊指南、住院查询、健康小常识及公共信息等。

17）排队叫号系统

根据医院智能化要求，并按照诊区划分区域，其中包括领药、抽血、输液、挂号、理疗及就诊等，在这一系列等候区设置排队叫号系统。在每个诊室、取药区域内设置呼叫按钮，护士台、取药区域设置排队叫号主机和打印机，等候区设置吸顶式呼叫扬声器和排队叫号大屏幕。

18）排班显示系统

在医院门诊楼大厅、挂号窗口及住院部等区域，都有当日及本周出诊医生信息公示及本院专家信息介绍，而大多数医院目前多数采用制作标示牌采用LED点阵屏的显示方式，停留在最原始的医生排班信息展示。

19）对讲呼叫系统

在医院各护理单元设置医护呼叫对讲系统，呼叫主机设在各值班室，呼叫分机设在门诊手术室、特需病房和各门诊办公室等，系统采用对讲分机在线编码方式，可以实现一对一、一对多的功能。所有的对讲分机完全兼容，可任意互换，并可以可根据医院的要求设置对讲分机的号码。

20）病房探视系统

本系统是针对病区的室内环境要求高，一般情况下不允许病人家属进入病区直接看望病人。病房探视系统是为了能让家属及医生不需要通过更换洁净服等麻烦便可直观、实时地观看病人，了解病人情况而设置的。

21）重症监护系统

在门诊、住院楼和教学科研及肿瘤中心的重症监护室设置重症监护系统，采用智能化的集中管理平台实现重症监护室与监护区域之间的音视频交流，同时达到非接触式探视的要求。前来探视的家属在获得值班护士许可后，可实时观看病人的图像，了解病人的情况。

22）婴儿防盗系统

主要用于医院爱婴区、产科等，防止婴儿被盗、调包、错抱等事件的出现，避免医疗事故的发生，维护就医双方的利益。防止“夹带”，婴儿不会被混在正常出院的婴儿中带走。

23）病人定位系统

通过给病患佩戴定位腕带，定位其位置信息，其在病房外待的时间过久，腕带会提醒其回病床休息；吃药的时间到了会提醒其吃药；突发不适时，可一键进行求救。

24）移动医疗系统

移动医疗系统结合了无线网络技术、条码技术和移动计算机技术，使医护人员在移动时，或在病人床边服务时，随时随地获取全面医疗数据，可以通过手持平板电脑，在无线覆盖区域的任何地方，及时查阅相关资料，避免了医生需要来回于办公室内查询资料的麻烦。

25）时钟管理系统

系统基于内网架构，采用两套GPS/北斗双卫星时钟系统（互为备份），实现整个医院各区域以及内部各服务器的时间同步。

软件时间同步：通过与HIS等医院系统对接，为手术影像采集、排队叫号、医用气体系统、大型医疗设备控制系统及医用对讲等系统提供标准的时间源。

物理子钟：设置在手术区域（麻醉、苏醒、观察、手术室及抢救室）、护士站、急诊及影像科等区域。

26）汽车充电系统

汽车充电系统集保护、监测、控制及通信等多种功能于一体的开放式、网络化、单元化、组态化的分层分布式充电站综合自动化系统，系统结构简单明确，系统运行稳定可靠。

27）电瓶车充电系统

电动自行车方便、环保，是市民出行的主要交通工具之一。但电动自行车充电引发火灾是全国普遍存在的。通过该电瓶车充电系统的建设，可有效解决此安全问题。

28）后勤服务系统

医院后勤服务管理是医院正常运行的重要保证和必要条件。提高医院后勤服务质量，能够有效地节约医院运营成本，提升医院整体形象，同时能够为医护人员、患者和家属提供方便快捷、周到满意的服务，使得医患关系更加密切。

三、设施管理的标准化、信息化、智能化建设

1. 设施管理标准化、信息化、智能化建设的现状

（1）缺乏合理的设计：在进行信息化建设的过程中，医院管理层如果没有提高重视程度，不能对一些系统的建设进行合理的设计和规划，就会影响医院的信息化建设程度。城市和农村的医院发展水平存在差异，无法进行统一的信息化建设，也无法使医疗行为和相关的技术进行更好的完善和发展。

（2）缺乏统一的标准：在进行信息化建设的过程中，信息共享是这项建设最大的优势，但是因为目前我国对于信息化建设尚处于一个初级阶段，在实践过程中，还存在着很多问题，无法通过制定统一的标准来使信息数据共享，医院的一些资源也是如此。这使我国的医疗服务水平无法得到有效的提高，也使得相关的信息化建设无法发挥最大的作用和价值。

（3）缺乏完善的规章制度：对于信息化建设来说，需要通过相关的法律法规来进行约束。但我国目前还没有制定相关的法律法规，对于一些规章制度的制定也并不完善，医院在进行信息化建设的过程中缺乏相应的法律约束。而且，在信息化建设过程中，还面临着一些信息数据的安全问题，如果缺乏相关的规章制度，就无法对一些不法行为进行严厉的惩处，由此会影响到医院的运行安全。

（4）缺乏专业的人才：医院在进行信息化建设的过程中，缺乏大量的专业人才，相关的人才出现了断层现象，无法通过人才建设为医院的信息化建设提供更好的服务。也使得医院在建设过程中，对存在的一些问题无法有效解决，从而影响了医院工作的正常运行和自

身医疗技术的进一步提高。

(5) 信息标准化层面:标准化程度不高,管理权责划分不明确,流程、控制节点不清晰,缺乏有效的管理制度和管理组织。

(6) 应用系统层面:过多依赖 HIS 支撑数据和集成,HIS 负担过重;集成网状耦合,系统繁多,交叉互联严重,接口越来越复杂;系统的可扩展性、适应性差。

由于以上原因,可能导致以下问题:信息数据不流通、数据冗余不一致、信息统计不准确、医院监管不顺畅、运维管理难度大、维护成本高、用户体验差、业务效率低、缺乏对集团/医联体一体化管控支撑,还有部分数据取不到、数据可靠性存疑而导致有数据不敢用。

2. 标准化、信息化、智能化建设一体化管理体系

图 4 为医院信息标准化一体化管理体系。

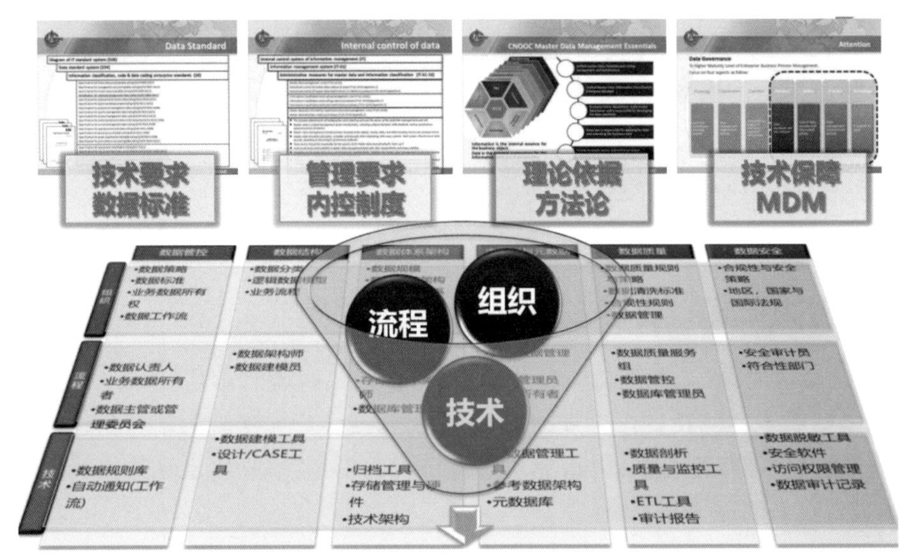

图 4 信息标准化一体化管理体系

3. 标准化、信息化、智能化建设措施

1) 进行合理的设计

医院在进行信息化建设的过程中,应该通过管理层的重视,进行相关的合理设置。尽管我国并没有制定统一的设计标准,但是医院可以借鉴一些先进的经验,并且根据医院的具体运行情况,来对建设的各项内容进行合理的设计,从而保证医院的运行更加顺利,使医院的服务能力得到相应的提高。

2) 制定统一的标准

国家应该重视医院信息化建设,对存在的各项问题,尤其是信息数据,应该建立一个统一的标准,使各个医院之间能够早日实现信息数据的共享。从而使我国的医疗水平有质的

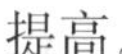

提高。

3）建立完善的规章制度

医院的信息化建设面临着一些网络安全问题。国家应该根据这些问题，建立相关的法律法规，对一些不法分子的犯罪行为加以严惩，使医院在进行相关建设的过程中更加安全。

4）培养专业的人才

国家还应该重视对这一方面人才的培养。医院则应提高相关的待遇，引进一些专业的人才来帮助医院进行信息化建设，从而更有利于医院的可持续发展。

四、设施配置和管理中新设备、新技术、新方法的应用

1. 医院后勤运维管理平台

1）系统规划

图5为医院后勤一体化信息平台界面。

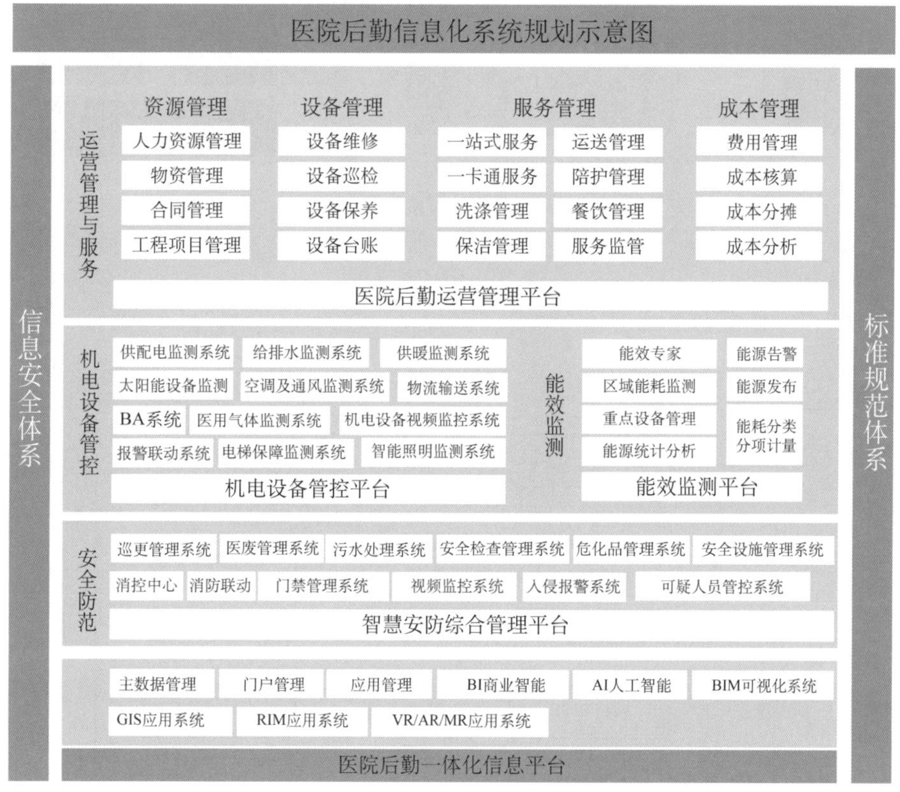

图5　医院后勤一体化信息平台

2）开放平台

基于医院后勤业务现状，结合后勤管理发展趋势，利用信息化方法设计与开发，为医院后勤建立统一开放的后勤服务生态圈。医院病患、医务人员、管理人员及运维服务人员均可通过此平台来实现业务、管理上的需求。

3）平台功能

（1）物资管理

图6为医院物资管理平台界面。

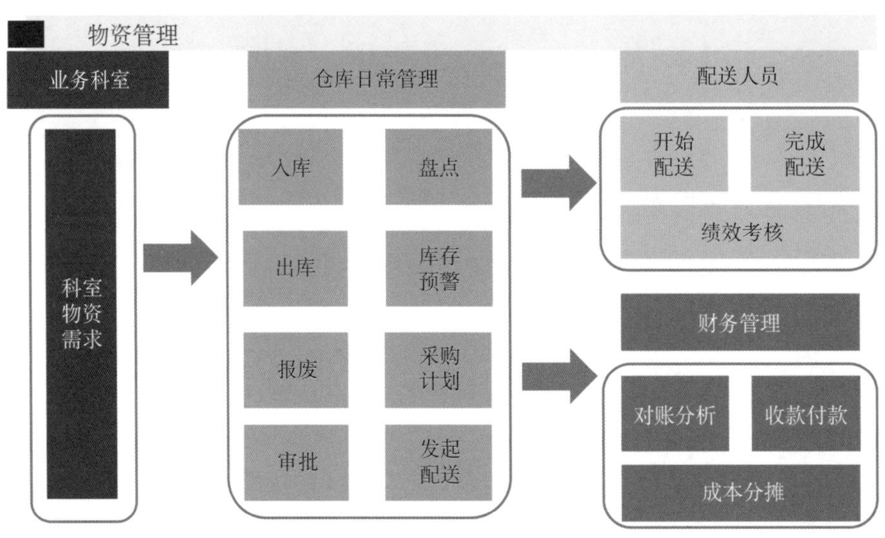

图6　医院物资管理平台

（2）项目管理

图7为医院项目管理平台界面。

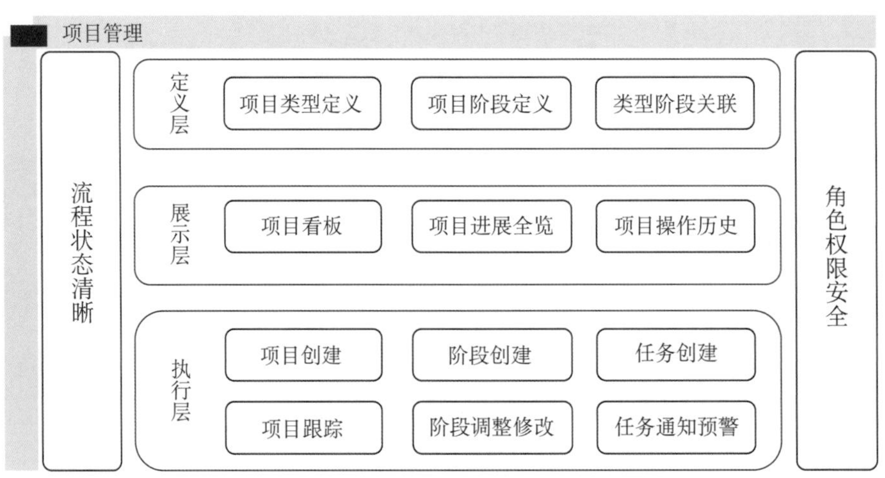

图7　医院项目管理平台

(3) 合同管理

图 8 为医院合同管理平台界面。

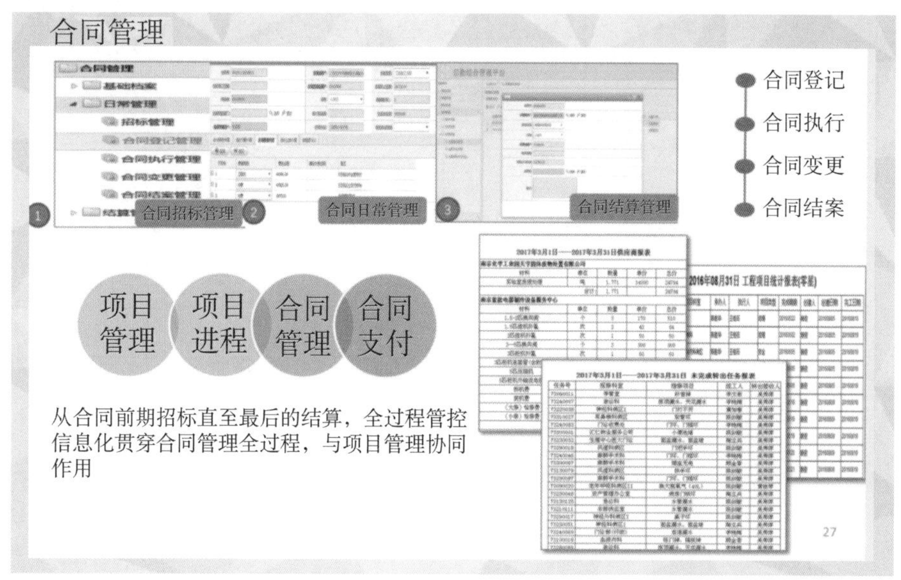

图 8　医院合同管理平台

(4) 设备维修

报修人员、调度中心、后勤管理人员随时可以查看工单执行进度(图 9)。

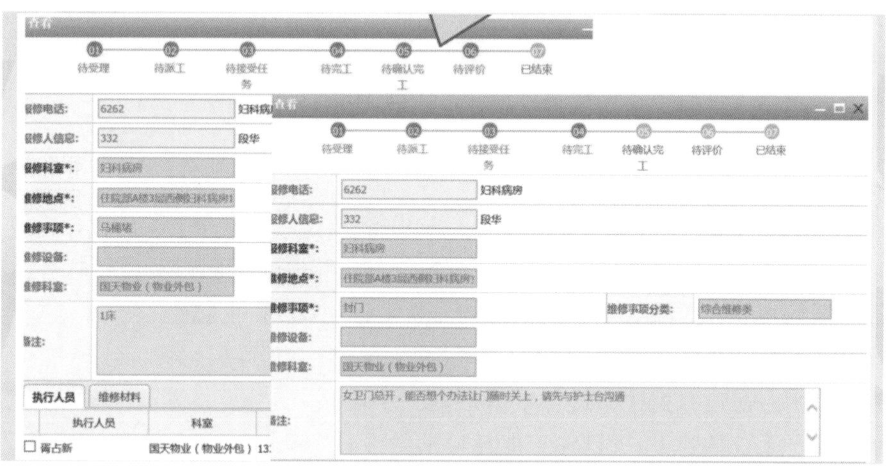

图 9　医院设备维修管理平台

(5) 维护状态

维修人员可以随时查看维修任务，并实时更新维修进度；随时查看维修服务评价(图 10)。

(6) 设备巡检记录

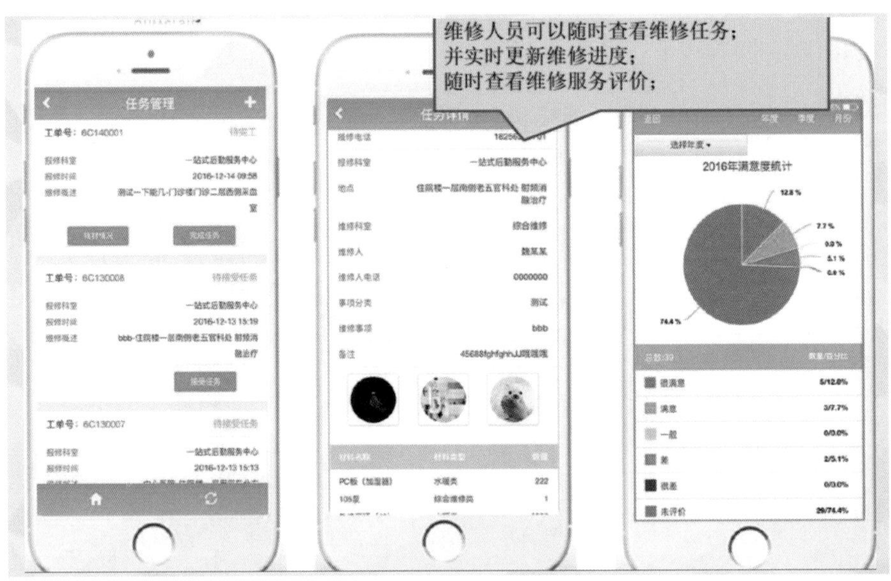

图 10 医院设备维修状态查询界面

在系统中建立设备保养的基准，系统会提前生成每月的保养计划，保养作业人员可通过移动设备下载。保养作业人员到达设备位置后可通过扫描二维码进行保养作业，并在移动端录入保养结果，系统会根据实际保养完成时间自动推算下次的保养日期。

（7）服务管理

洗涤管理：被服申请规范化、流程化，确保过程可追溯，严格遵守感控要求。

运送管理：集中调度、电子签名、过程追溯和工作量考核。

陪护管理：陪护需求、线上下单、服务派单、服务评价及服务回访。

餐饮管理：一卡通支付管理、线上线下订餐管理、送餐就餐管理。

（8）机电设备管控

对设备的隐患、故障以及能耗异常进行实时告警。

实时采集重要运行参数和告警信息，通过统一的策略系统判断设备运行状态。

设备的任何告警和故障处理都有完善的监管流程，有记录可追溯。

（9）能效监测

节能监管平台通过数据接口进行数据采集。

能耗监管子系统的建设，关键在于能耗模型的设计和采集设备的选型。能耗模型的设计要符合医院的实际情况，低压配电的出线回路要做到分项清晰，楼层配电的各个回路（照明插座、空调用电、动力用电及特殊用电）预留要合理，不能出现回路混接的现象；对于能耗采集设备的选型，无论水、电、气等能源，在设计前期要充分考虑关键节点的计量，同时计量点所选用设备需具备远传功能，便于后续的采集和分析。

（10）医废管理

全流程定位追踪与防泄漏、医废运输过程零丢失、无感染、全程闭环跟踪医废物流。在

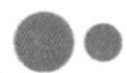

确保医废收取数据真实性与准确性的同时，简化了收取环节，从而减少收取时间，提升了医废收取效率。

2. 多院区设施管理

1）多院区一体化管理方针

(1) 行政管理一体化，医疗管理一体化，护理管理一体化。

(2) 后勤管理一体化，安全管理一体化，基本建设管理一体化。

(3) 标准统一，组织架构统一，管理手段统一。

2）多院区管理技术支撑—信息化

远程会诊、视频会议；EMR（电子病历）；HIS（医院信息系统）；LIS（实验室信息系统）；PACS（影像归档和通信系统）；临床路径；预约挂号；OA（办公自动化）网络；后勤管理平台，建筑设备监控网络；BIM（建筑信息模型）；基于标准化数据的管理。

3）多区域设备管理集成平台

结合客户应用及市场需求，建设运维管控平台。

平台以 GIS 地图系统及数据库系统为核心系统，围绕设备检测、系统档案建设、业务流程设计、统计分析、知识库及资源供应等体系建设，通过数据监测、数据分析及故障判断、服务资源供应的运维管理软件，实现运维精确化、移动互联网化、可视化管理，用先进的技术手段和标准化的管理确保客户业务应用系统稳定运行。

平台系统总体采用 B/S 架构分层分布式模块化设计，充分考虑科技应用的智能信息化、移动互联网化发展需求，系统前端具有 Web 浏览器端、手机 App 端、微信端等多元化应用技术实现方式，中心大数据分析和云架构模式综合运用 GIS、数据挖掘与分析、移动互联网等最新技术，感知、控制和管理整个业务系统的性能和使用情况，以使其高效运行，成为客户感知良好、运营管理便捷、业务开通灵活、可提供差异化服务的智能管理和支撑系统。

平台具有如下特点：

(1) 现场作业及设备联网多种方式全方位的设备状态监测方案，建立专业化运维综合监控管理平台，对系统、设备运行状态及故障进行深度监控及数据挖掘。

(2) 分析日常作业及监测获得的数据，帮助进行设备生命周期研究，建立运维决策模型，指导运维工作安排，并帮助运维策略落地。

(3) 商品化、平台化的系统，提供了灵活强大的作业规范管理平台，规范的制订修改十分方便，为作业内容和模式的持续发展提供了工具。同时，移动技术的使用保证了现场人员操作的规范化，帮助运维体系的落地执行。

五、结语

随着科学技术的不断发展，对医院设施的合理配置及完善运行管理有了更高的要求。

合理地对设备配置和提高其利用效率，讲究投入产出；构建适应社会主义市场经济体制要求和医院经济体制改革体系、管理体制和运用机制，使医院的发展遵循高质量、高效益、高满意度的模式常态循环。合理地进行设备的配置和管理，这将使医院的管理朝着更加完善、更加全面的方向发展。通过这几年的实践使我们认识到，只有合理进行设备的配置和管理，才能促进医院技术及服务水平的提高，使医院向更高的层次发展。

（撰稿：范文松　范　柯）

新冠疫情防控常态化背景下医疗机构 PCR 实验室建设探索实践

——以南京市鼓楼医院公共检测实验室为例

本文以南京市鼓楼医院江北国际医院国家公共检测实验室为具体案例，介绍了其建设背景、规划布局、系统流程、设计亮点。同时，基于 PCR 实验室的全生命周期管理，总结归纳了其设计、建设、运维各个阶段的核心要点，旨在为各级医疗机构在开展 PCR 实验室建设项目管理时提供有益参考，助力疫情防控常态化工作的开展。

一、项目背景

2020 年新冠疫情在全球范围内蔓延，在中国全体抗疫医疗工作者不畏牺牲、不分昼夜的努力下，我国疫情防控取得了阶段性胜利。但随着海外疫情的发展以及国际间人流、物流的必要性，外防输入、内防反弹的形势依然严峻。从国家层面部署的常态化疫情防控要求来看，加强各级医疗机构实验室建设，特别是让基层医疗机构拥有核酸检测能力，快速实现大规模人群筛查成为当下加强公共卫生建设的重要内容。国家层面对于核酸检测的重视，也使得 PCR 实验室的建设需求爆发。

二、PCR 实验室介绍

1）什么是 PCR 实验室

PCR 实验室又叫基因扩增实验室，PCR 是一种先进的生物学检测技术，是基因检测的一种手段，具有高度敏感性、特异性、快速和简便等特点。当某种病原微生物含量极少时，传统的检测方法难以检出，但通过 PCR 技术可将 DNA 片段扩增到百万倍以上，能精确检测出病毒在患者体内存在的数量、是否复制、是否传染及传染性有多强，及时判断病人最适合使用哪类抗病毒药物，判断药物疗效如何，有利于各种感染性疾病的病原学诊断，从而为临床治疗提供可靠的检验依据。

2）用于新冠病毒检测的 PCR 实验室标准

根据实验室危险度等级，包括传染病原的传染性和危害性，国际上将生物实验室按照生物安全水平(Biosafety level，BSL)分为P1(Protection level 1)、P2、P3和P4四个等级。BSL-4实验室即P4实验室，实验室等级越高，意味着防护级别越高。通常医院检验科和病理科等科室使用的实验室为生物安全二级(BSL-2)实验室。但新冠病毒核酸检测用PCR实验室则不同，《医疗机构发热门诊临床实验室能力建设专家共识(2020版)》说明：对于用于新冠病毒检测的PCR实验室(以下简称"PCR实验室")选址宜设置在发热门诊内，且建筑标准宜满足加强型医学BSL-2实验室标准。加强型医学BSL-2实验室指在医学BSL-2的实验室中，设置缓冲间、机械通风系统、排风高效过滤等措施且有明确负压或压力梯度要求的实验室，其余为普通型医学BSL-2实验室。

三、如何建设PCR实验室

1. PCR实验室核心控制目标

临床基因扩增检验实验室(PCR实验室)设计的核心问题是如何避免污染，这其中包括两个方面：①控制病源污染——保证生物安全，防止病原污染操作人员和环境；②控制核酸污染——保证实验质量，防止核酸污染试剂、样本、操作过程。这里强调一点，要避免污染，首先应是预防，而不是排除。

2. PCR实验室建设指导标准

《中华人民共和国生物安全法》(2020年10月17日第十三届全国人民代表大会常务委员会第二十二次会议通过)；

《新型冠状病毒实验室生物安全指南》(第二版)(国卫办科教函〔2020〕70号)；

《病原微生物实验室生物安全通用准则》(WS 233—2017)；

《医学生物安全二级实验室建筑技术标准》(T/CECS 662—2020)；

《医疗机构临床基因扩增检验实验室管理办法》(卫办医政发〔2010〕194号)；

《医疗机构临床基因扩增检验实验室工作导则》(2010版)(卫办医政发〔2010〕94号)；

《临床实验室生物安全指南》(WS/T 422—2014)；

《生物安全实验室建筑技术规范》(GB 50346—2011)；

《实验室生物安全通用要求》(GB 19489—2008)；

《微生物和生物医学实验室生物安全通用准则》(WS 233—2002)；

《实验室家具通用技术条件》(GB 24820—2009)；

《民用建筑供暖通风与空调设计规范》(GB 50736—2012)；

《采暖通风与空调设计规范》(GB 50019—2003)；

《简明通风设计手册》(GB 50194—2002)；

《建筑设计防火规范》(GB 50016—2014)；

《洁净厂房设计规范》(GB 50073—2013)；

《检验检测实验室设计与建设技术要求》(GB/T 32145.1—2015)；

《公共建筑节能设计标准》(GB 50189—2019)；

《大气污染物综合排放标准》(GB 16297—1996)。

3. PCR 实验室规划设计要点分析

1) 平面布局

PCR 实验室设计遵循“各区独立、注意风向、因地制宜、方便工作”的十六字方针。较为理想的布局模式为集中式，通常有一个专用走廊、试剂准备区、样品制备区及扩增区和产物分析区 4 个相互独立的工作区域规范地排列在一起，并有明显的标记进行区分，各区域无论是在空间上还是在使用中，应当始终处于分割状态，不能有空气直接相通。工作区之间设置传递窗，完成试剂传送。不论是组合式还是分散式布局的 PCR 实验室，各功能房间均应设置独立缓冲间，缓冲间内通向内实验室和走廊的门应安装联锁装置，当一个门打开时，另一门必须关闭状态，防止出现两个门同时打开的情况(图 1)。在进入各区域前，应配置员工更衣区。为避免交叉感染，进入各个区域必须遵循单一方向进行，即只能从试剂准备区→标本制备区→扩增区→产物分析区，不得逆向流动。污物通道和标本通道要明确分开。除了污染区(4 个操作间)、潜在污染区(PCR 专用走廊)之外还应考虑设置独立的清洁区，配备卫生间、洗澡间、值班间。在空间尺度的设计中，开间、进深、层高和走廊的尺度要符合工作人员活动范围和实验设备及仪器布置的要求。从面积划分来讲，在满足试剂准备区和扩增区工作情况下(试剂准备区和扩增区满足 15 m^2 左右即可)，富余面积优先划给标本制备区。此外，在《医疗机构临床基因扩增检验实验室管理办法》中提出，根据 PCR 实验室使用仪器的功能，区域可适当合并。例如：使用实时荧光 PCR 仪，扩增区、扩增产物分析区可合并；采用样本处理、核酸提取及扩增检测为一体的自动化分析仪，则标本制备区、扩增区、扩增产物分析区可合并。

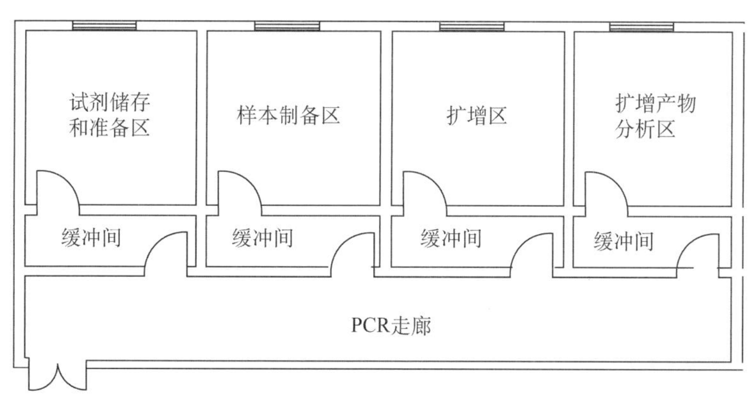

图 1　PCR 实验室通用“四区”布局

2) PCR 实验室各功能分区特点

表 1 为 PCR 实验室各功能分区特点。

表 1　PCR 实验室各功能分区特点

区域	主要功能	主要设备配置
试剂准备区	扩增试剂的配制、分装和保存	医用冷藏箱、超净工作台、加样器、混匀器、天平和离心机等
标本制备区	样品登记、分装；核酸提取、保存和加样	生物安全柜、加样器、振荡器、离心机、恒温水浴等
扩增区	DNA 扩增和扩增片段的测定	核酸扩增仪、超净工作台、加样器、离心机及紫外灯等
产物分析区	扩增产物结果分析、登记及生成报告	酶标仪、洗板机、加样器和水浴箱等

3）基本装修

(1) 实验室主体

主体结构建议使用彩钢板围护，墙面光洁、耐腐蚀、易清洁、无缝隙；室内所有阴阳角宜采用弧形线条过渡，不易积尘。

(2) 实验室地面

建议使用优质 PVC 卷材地面或自流平地面，整体性好、耐腐蚀、无缝隙、无渗漏，便于清扫。

(3) 传递窗

传递窗必须设置机械或电子互锁装置，视窗采用中空玻璃，门的密闭性好，门扇要有密封条，密封条不得有卷曲、脱槽、缺口及断裂现象，保证试剂和标本在传递过程中不受污染，并且便于清洁卫生，无清洁死角。

(4) 实验家具

实验室台柜表面及边角应圆滑，减少藏污纳垢，便于清洁。台面宜采用医用复合亚克力、理化板材质，符合实验室防水、耐冲击、阻燃性和耐酸碱等高标准要求。

(5) 电源

设计用电应充分满足设备仪器负荷并放有余量；应有可靠的接地系统；应有紧急发电设备或双回路供电；扩增区扩增仪等关键设备应配备 UPS 电源，以防止由于电压波动、停电对扩增效果的影响。

(6) 灯具

灯具要选用净化灯具，能达到便于清洗、不积尘的特点。

4）空调通风系统设计

(1) 空调形式

由于 PCR 实验室在加样操作过程中可能产生气溶胶，为避免气溶胶扩散出去对外界造成污染，同时为了避免各房间之间通过风管系统交叉污染，实验室建议采用全新风直流式(全送全排)空调系统。

(2) 温湿度需求分析

PCR 实验室一般来说对温湿度没有严格要求，房间空气是否净化与生物安全和实验结果并无直接关联。但采取空气净化措施，实验人员的工作环境会更加舒适，也有利于延长 PCR 实验室内生物安全柜等排风高效过滤器的使用寿命；同时，对保证实验质量也可具有积极的意义。对于新冠核酸检测实验室，建议设置 10 万级净化。可对新风经热湿处理及三级(初、中、高效/亚高效)过滤后送入室内，各房间排风口单独设置高效或亚高效过滤器。

(3) 气流与压差控制

根据《临床基因扩增检验实验室工作规范》，为满足洁污分流和防止交叉感染等要求，PCR 实验室空气流向需遵循单一方向进行，即只能从试剂准备区→标本制备区→扩增区→产物分析区进行。通过对房间的送排风量进行控制，实现相应的压力梯度，从而防止污染物的进入或扩散，相对压差也应从试剂准备至产物分析方向由高到低。原则是集中送风和分别排风。施工过程中应严控风管的工艺流程，保证风管的密封性。

试剂准备区是工艺流线的开始，试剂和用于标本制作的材料应直接运送至该区，不得经过其他区域。对与气流压力的控制，本区域应相对外界保持正压，可以只送风不排风；若排风，应设置独立排风口。

样本制备区属于生物安全二级实验室，应设独立排风。由于该房间既有生物安全柜的局部排风，也有室内全面排风，如何对系统的定、变风量阀进行有效设置，实现压差控制以及维持生物安全柜的负压环境、保证设备正常运行使用是整个实验室空气处理的重难点。本区域应相对外界保持负压，相对于邻近区域为正压，以避免从邻近区进入本区的气溶胶污染。

扩增区的压力梯度要求为：相对于邻近区域为负压，以避免气溶胶从本区漏出。扩增区和产物分析区可分别独立排风，也可合并排风。

产物分析区是 PCR 实验的最后一步，也是主要的扩增产物污染来源，通常压力设计为最低。对本区的压力梯度的要求为：相对于邻近区域为负压，以避免实验产物溢出，污染外界环境。

PCR 公共走廊保持常压即可。

PCR 实验室室内参考设计参数如表 2 所示。

表 2　PCR 实验室室内参考设计参数

区域	洁净度等级	最小换气次数(次/h)	与室外方向上相邻通房间最小压差(Pa)	夏季温度(℃)	冬季温度(℃)	相对湿度	风速(m/s)	噪声dB(A)
试剂储存和准备区	8	12	10	26	18	40%～60%	≤0.15	≤55
标本制备区	8	15	8	26	18	40%～60%	≤0.15	≤55
扩增反应混合物配制和扩增区	8	15	−10	26	18	40%～60%	≤0.15	≤55
扩增产物分析区	8	15	−15	26	18	40%～60%	≤0.15	≤55
缓冲间	—	6	0	27	18	40%～60%	—	≤55
PCR 专用走廊	—	6	5	27	18	40%～60%	—	≤55

5）安全管理

（1）生物安全

① 各实验区及缓冲间设置电子互锁，一次只能打开其中一扇门，不能同时打开两扇门，避免空气外流。门开启方向与气流方向应同一个方向。

② 在三个实验区和三个缓冲区顶部以及传递窗内部应安装有紫外线灯，试剂准备区和标本制备区还应设置移动紫外线灯，对实验台面消毒。各区紫外线灯设置（移动和固定式）和照射距离满足实验室防“基因/核酸”污染要求，并有紫外灯有效监测措施。

③ 试剂和标本经传递窗单向传递，保证试剂不受污染，同时保证标本试剂不污染环境。

④ 标本制备区应安装紧急洗眼装置。

⑤ 实验室废水处理应从源头做好控制，根据不同性质（普通污水和感染性废液）和规格分类收集，明确排放去向和排放要求，经消毒处理达标后排放。

（2）医疗安全

有通讯设置，建议配备可视对讲系统，保障 PCR 实验室的运行安全和实验过程中工作人员状况的实时监控，必要时设置监控室。

（3）消防安全

① 所有房间都应配备完善的消防设施。

② 主要逃生门的开启方向应朝向清洁区方向开启。

③ 应急通道和出口必须要有明确的逃生标识并明确逃生方向。

（4）环保安全

实验室内排出的空气需要经初、中、亚高效过滤装置，过滤器需按照规范定期进行更换，保证排出气体得到有效过滤。

四、南京鼓楼医院江北国际医院国家公共检测实验室项目案例

1. 项目背景

2020 年 8 月，国务院联防联控机制印发《进一步推进新冠病毒核酸检测能力建设工作方案》，要求综合各地医疗卫生资源布局和地理交通等因素，在全国选取 100 家大型公立医院、疾控中心建设公共检测实验室。充分利用现有资源，坚持“平战结合、填平补齐”的原则，每个公共检测实验室要具备每天 1 万份的检测能力。南京鼓楼医院作为国家指定的江苏省 2 家公共检测实验室之一，医院领导高度重视，各职能部门通力协作，三个月时间就完成了实验室的选址规划、方案论证、招标、建设及仪器设备的配备（图 2）。其中，建设施工部分历时 45 天。

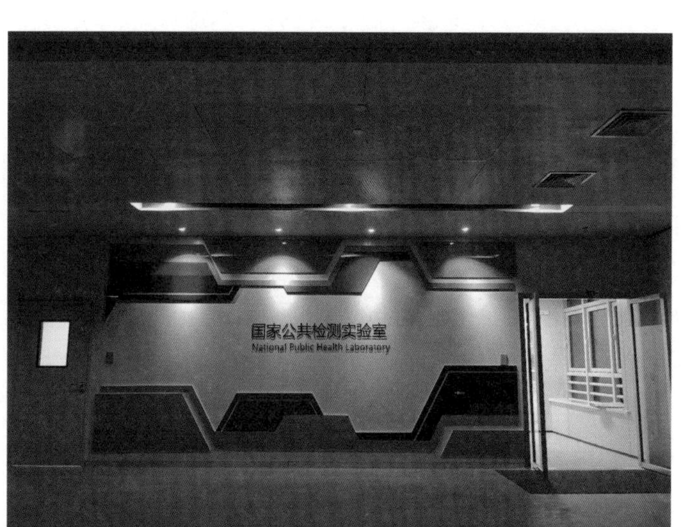

图 2　南京鼓楼医院国家公共检测实验室(主入口)

2. 项目概况

国家公共检测实验室位于南京鼓楼医院江北院区 A 裙楼二层,利用公共空间进行合理改造,严格按照加强型生物安全二级(P2 +)要求建设。实验室面积约 360 m^2,由试剂准备区、样本接收区、样本制备区、扩增区、产物分析区及消洗区 6 个功能区域构成,每个区域之间相互独立并隔离。室内设计净化级别为 10 万级,空气处理形式为全新风直排式系统,实现负压空气循环,保障实验室内外环境安全(图 3)。实验室配备了荧光定量 PCR 扩增仪、

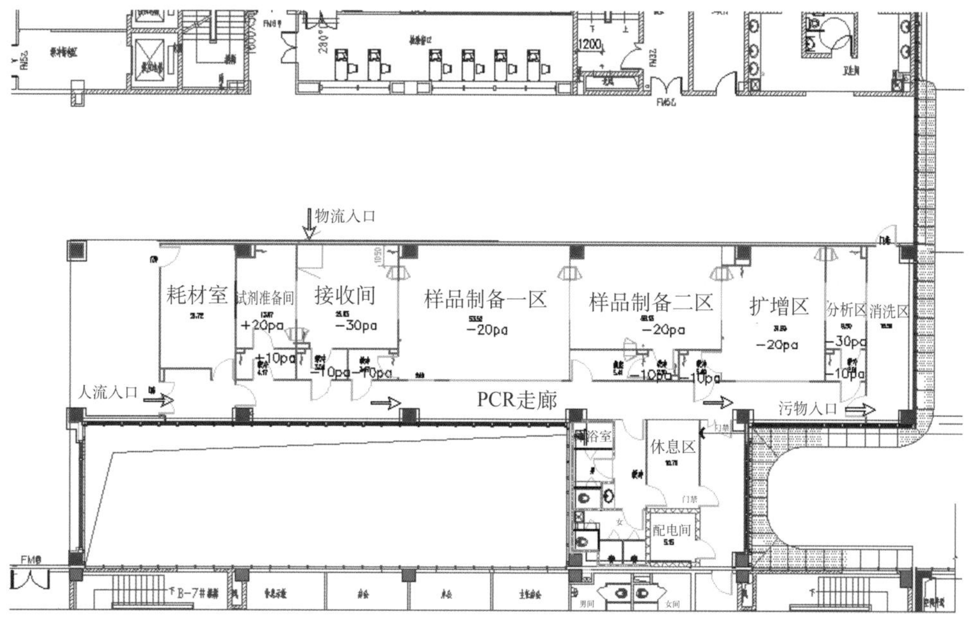

图 3　南京鼓楼医院国家公共检测实验室(平面布局)

全自动核酸提取仪、生物安全柜等设备，可提供采样、检测一体化服务，24 h 内最大检测量为3 万份标本。

3. 建设心得分享

1）规划选址

对江北院区实地勘察后，我们将 PCR 实验室设置在门诊检验科的等候区，主要基于 4 点考虑：①位置相对独立，自成一区，且与检验科临近，便于统一管理；②位于 A\B 裙楼二层连廊，有独立通道，人流物流动线清晰；③进深和宽度均满足基本面积和布局要求（4 区并列），同时可留出一半的空间保留原来病人等候区的功能；④强弱电及上下水接驳便利，顶部空间充足，临天井，满足空调风管布设和空气高空排放条件。

2）设计布局

整个布局我们考虑三个部分，实验区、员工区和功能用房。首先，保证实验区的四区并列；其次，如何因地制宜地把员工区和功能用房排布在合适的位置，把人流、物流和污物流线分开，保证单向通行，不走回头路。最后，基于现场实际考虑和专家论证意见，我们将净化空调室内机放在了四层楼顶平台，减少空间占用；将耗材室（兼作弱电机房、监控室）和更衣区放在了人流的入口，将员工休息区和配电间放在了人流的最末端，通过 PCR 专用走廊与污染区实现分割，流线不交织。

3）创新点

项目创新采用六区设计，主要包括以下创新点：①结合以往经验，考虑到每日 1 万例样本量较大，在样本进入到制备区前设置了一间专用的接收处理间，通过专用传递窗进行传递，也是物流的入口，该区域做负压设置。②考虑到生物安全柜的使用寿命周期，从“平战结合”角度出发，为了充分发挥设备功能，也为了避免空间浪费，划分出了两个标本制备区，即使不做核酸检测，也可作为普通 P2 实验室进行细菌培养。③耗材室兼作弱电机房和监控中心，可以安排专岗辅助人员通过自控系统实现对实验室运行状态进行全面检测，有对讲装置，确保人员安全。

五、PCR 实验室建设思考

1）设计阶段

（1）做好实验室短、中、长期使用规划，充分考虑平疫结合。

（2）委托经验丰富的专业单位进行设计，制订专业工艺技术规划任务书。

（3）做好实验室选址及其空调机房选址。

（4）明确实验室仪器设备清单并落图，做好与配套系统及实验家具的结合。

（5）以规范标准和验收要求来指导设计。

（6）充分收集案例，广泛调研，召开专家论证会对设计方案进行论证。

（7）严格审核招标文件清单，避免后期不必要的变更和增项进而影响施工周期和预算控制。

2）施工及验收阶段

（1）优选施工单位，严控施工质量，严格按照设计图纸施工。

（2）工程涉及医疗工艺、给排水、电气、暖通、实验家具、医疗设备和智能化等多个专业，医院各分管部门应协同配合，同时做好与医院大系统的对接。

（3）项目完工后，施工单位应出具自检报告，同时委托一家有资质的第三方检测单位对实验室核心指标进行检测，并出具报告。

（4）验收交接做好培训，包括安全制度培训、操作培训、流程规范培训等，制作口袋手册。

3）运维阶段

（1）建立完善的 SOP 文件，对完成各项质量活动的方法做出规定，严控管理流程，各项制度上墙。

（2）做好自查，确保标识系统、消防设施、急救设施和应急预案完备。

（3）安全专业单位负责实验室的日常维护，以保证系统安全高效运行。

六、结语

在新冠疫情防控常态化背景下，PCR 实验室的建设已成为各级医疗机构防控体系建设中不可缺少的一部分，更是提升自身竞争力的必然要求。规划应立足于全生命周期，把握好核心原则，同时结合医院自身特点，量体裁衣，既要建好，还要用好、管好，使其效益发挥最大化。

（撰稿：吴　瀚）

基于 Kaiser 模型优化医院改造工程管理实践探索

——以江苏省苏北人民医院为例

一、概述

对于 Kaiser 模型，国内外专家学者已经有了较为深入和科学的研究。R. W. Mayega 等人（2013）在非洲乌干达地区对医院进行脆弱性分析，借助脆弱性分析的结果制订灾害管理的规划。李佳、韩光曙（2017）等通过开展针对南京大学医学院附属鼓楼医院的灾害脆弱性研究，明确医院的脆弱性所在，进一步提高医院危机应对能力，并制订完善的相应预案。徐志伟（2019）对原版 Kaiser 模型进行改良，根据潜在风险因素的相对危险度进行优先规划、合理分配资源，明确医院应急管理工作的重点和方向，有针对性地制订应急管理预案，对医院功能正常发挥提供有力保障。目前 Kaiser 模型广泛应用于医院灾害脆弱性分析中，而在医院工程改造中的应用需进一步研究，本文旨在探索 Kaiser 模型在医院电气改造工程管理中的应用，借此提升医院改造工程管理的精细化、科学化、系统化水平，并为类似改造工程管理提供可借鉴的思路。

二、背景

苏北人民医院变电所由 2006 年和 2015 年建成的变电所组成，其中 2006 年建成的医技楼变电所低压开关柜至今使用 14 年之久，变电所低压开关为穆勒开关，开关柜操作机构与开关的保护部分老化。该型号开关及配件原厂已不再生产，维修配件无法采购，设备运行存在安全隐患，对原有低压开关柜的改造势在必行。

三、医院电气改造工程项目的特点

1）供电安全性

安全供电是医院正常开展医疗、教学、科研活动的先决条件，保障

用电安全是医院后勤保障部门职责的重中之重。因此，在改造项目计划、施工及调试阶段都必须保障安全用电。

2）供电持续性

综合性医院对供电持续性要求非常高，低压线路改造过程中会影响诸多部门及重要设备，必须制订行之有效的改造方案缩短施工周期，保障供电持续性。

3）改造难度大

技术难度方面改造工程与建设工程存在区别。如图 1 所示，在改造中需拆装总进线柜、电容柜、出线柜及封闭式母线槽连接部分，在不影响医院持续性供电保障安全性的前提下制订科学有效的施工方案是改造过程中面临的挑战之一。

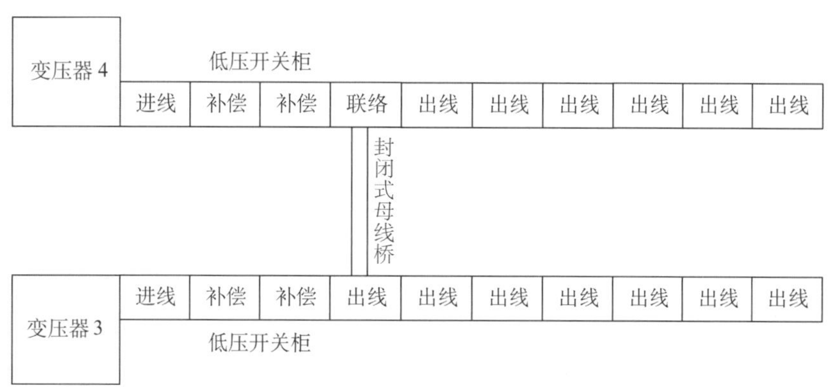

图 1　变电所低压开关柜电气平面布置图（示例）

4）脆弱性分析的必要性

改造过程中面临着诸多风险，如设计风险、施工风险及调试风险等。综合医院供电的特点及项目改造期间面临诸多风险，在改造项目实施前进行脆弱性分析存在其必要性与必然性。

四、基于 Kaiser 模型的脆弱性分析

1）脆弱性概念

脆弱性的概念起源于对自然灾害和地质灾害的研究，随着脆弱性科学地位的逐步确立和发展，有关脆弱性问题的研究已成为一个热点问题，并被广泛应用于自然科学、社会科学等多个领域。

2）基于 Kaiser 模型进行脆弱性分析

Kaiser 模型提供了一个系统化方法来识别风险危害性，医院可使用此模型，根据区域特点和医院实际，对每个风险进行分析，优先规划，促进减灾、救灾和灾后恢复。其评估方法简洁，评估结果客观，具有较好的适用性，适宜国内医院使用。根据此次变电所低压开关

柜改造的特点及实际情况，对改造中可能出现的风险进行分析，用于优化并完善改造工程项目管理的流程与方案。

3）脆弱性分析技术路线

通过查阅文献，形成正式调查表、选择调查对象、组织培训、抽样调查、数据分析和讨论后形成正式建议。

通过德尔菲法结合 Kaiser 模型进行相关指标筛选。本研究中所纳入专家共计 15 人，包括电气工程、医学工程、暖通工程、临床医学及护理等多个专业，其中高级职称 5 人，中级职称 10 人。指标初筛以《电力建设安全工作规程》《供配电工程设计指导》《中国医院评审实务》《医疗和疾控机构后勤安全生产工作管理指南（试行）》为基础，结合相关文献检索，经两轮德尔菲法筛选后，形成风险评估指标体系。每项指标分四个等级，分别评 0，1，2，3 分。相对风险计算公式为：可能性/3×[（人力影响＋资产影响＋运营影响＋准备工作＋内部响应＋外部响应）/18]×100%。

风险事件根据改造工程的整体流程分为四个部分，转移负载的风险、停电过程中存在的风险、拆装低压柜过程中存在的风险及送电调试过程中存在的风险，并从不同维度对改造工程中的风险进行分析，如表 1 所示。

表 1　基于 Kaiser 模型的脆弱性分析

风险事件		可能性	严重性（均值）						相对风险	风险排名
			人力影响	资产影响	运营影响	准备工作	内部响应	外部响应		
自然灾害	强降雪	1.08	0.69	0.92	1.15	1.38	1.38	1.38	13.81%	16
	地震	0.38	1.23	1.31	1.31	1.00	1.00	1.00	4.88%	34
	洪水	0.69	1.08	1.08	1.00	1.31	1.23	1.23	8.88%	32
	极端温度	1.23	1.15	1.38	1.31	1.31	1.31	1.31	17.71%	5
	传染病疫情	0.85	1.08	1.15	1.31	1.46	1.46	1.46	12.42%	21
技术危险类	7 号楼动力照明供电中断	0.77	0.92	1.23	1.31	1.54	1.54	1.54	11.51%	27
	1 号楼动力照明供电中断	0.92	0.77	0.85	1.15	1.31	1.38	1.38	11.70%	25
	5 号楼动力供电中断	0.85	1.23	1.15	1.23	1.38	1.46	1.46	12.42%	22
	血透室供电中断	1.00	1.00	1.08	1.23	1.31	1.38	1.38	13.68%	17
	血液净化仓供电中断	0.85	0.92	1.38	1.54	1.46	1.46	1.46	12.90%	18
	生殖中心供电中断	0.62	1.23	1.08	1.31	1.54	1.46	1.46	9.20%	31
	202ICU 供电中断	1.15	1.15	1.23	1.38	1.23	1.31	1.31	16.27%	7
	204 大血管中心供电中断	1.08	0.85	1.00	1.08	1.38	1.46	1.46	14.42%	12
	205 产房供电中断	1.00	1.00	1.08	1.23	1.62	1.54	1.46	14.67%	11
	血液研究所供电中断	0.69	1.08	1.08	1.15	1.38	1.54	1.54	9.96%	29
	发热门诊供电中断	0.85	0.85	1.00	1.23	1.38	1.46	1.46	11.57%	26

（续表）

风险事件		可能性	严重性（均值）						相对风险	风险排名
			人力影响	资产影响	运营影响	准备工作	内部响应	外部响应		
技术危险类	消毒供应中心供电中断	0.77	1.08	1.00	1.38	1.31	1.23	1.23	10.30%	28
	电梯意外事故	1.15	1.08	1.00	1.15	1.31	1.23	1.23	14.96%	10
	信息网络中断	1.31	1.15	1.31	1.38	1.31	1.38	1.38	19.19%	1
	UPS不间断电源故障	0.92	0.92	0.92	1.08	1.38	1.46	1.46	12.36%	23
	消防、监控设备故障	0.92	0.92	1.00	1.15	1.46	1.46	1.46	12.75%	20
	供水、供暖故障	0.85	1.38	1.38	1.46	1.31	1.31	1.31	12.78%	19
	医用气体中断	0.85	1.00	1.08	1.38	1.38	1.38	1.38	11.93%	24
	用电超负荷	1.15	1.38	1.54	1.62	1.31	1.31	1.31	18.08%	3
	电缆损坏	0.62	1.31	1.31	1.46	1.38	1.46	1.46	9.56%	30
	停、送电操作有误	1.08	1.08	1.31	1.38	1.31	1.31	1.31	15.34%	9
	开关故障	1.15	1.15	1.31	1.54	1.38	1.46	1.46	17.75%	4
	双电源切换故障	1.00	1.00	1.00	1.31	1.46	1.46	1.46	14.25%	14
	开关柜拆、装不规范	1.15	1.15	1.15	1.23	1.46	1.54	1.54	17.26%	6
	开关柜内清洁不到位	1.00	1.00	1.08	1.23	1.46	1.46	1.46	14.25%	13
	调试有误	1.00	1.38	1.23	1.46	1.46	1.54	1.54	15.95%	8
人员灾害类	人员安全事故	1.23	1.15	1.15	1.62	1.38	1.38	1.38	18.41%	2
	火灾事故	0.85	1.31	1.38	1.54	1.54	1.54	1.54	13.86%	15
其他灾害	网络舆情事件	0.61	1.08	1.00	1.31	1.00	1.00	1.00	7.22%	33

五、优化并完善项目管理流程与方案

本次电气改造过程中危险事件脆弱性分析结果排名前十位分别是：信息网络中断、人员安全事故、用电超负荷、开关故障、极端温度、开关柜拆装不规范、202ICU供电中断、调试有误、停送电操作有误和电梯意外事故。结合脆弱性分析结果，再结合头脑风暴、PDCA等管理工具，制订了下述正式施工流程及方案。

1. 施工前准备工作

（1）负荷计算。查找变电所监盘抄表记录，根据相应数据进行统计分析，制订并优化转移负载的方案。

（2）制订停送电计划。本次改造项目停送电涉及范围大，影响部门多，经多部门统筹协调，制订了详细停送电计划。

(3) 人员组织。明确组织架构，合理分工提高工作效率，完善人员监管体系。

(4) 人员安全教育培训。人员安全事故是项目改造过程中最大的风险因素之一，根据项目施工流程及方案，定期组织人员进行安全教育培训。

2. 停送电管理流程

结合相关科室的实际情况拟定停电计划，提交停电申请，签发停电通知单，填写倒闸工作票、操作票、操作票审核、签发、操作票执行及用电终端恢复，制订好全面有效的倒闸操作流程。

1) 停电流程

根据脆弱性分析的结果，首先将4#变压器下的所有负载转移到别的变压器下，然后拆除4#变压器与3#变压器、2#变压器之间的母线槽，最后4#变压器停电，开始项目改造。整个过程需要将3#变压器、2#变压器下的次要负荷停电，设计停电流程如图2所示。

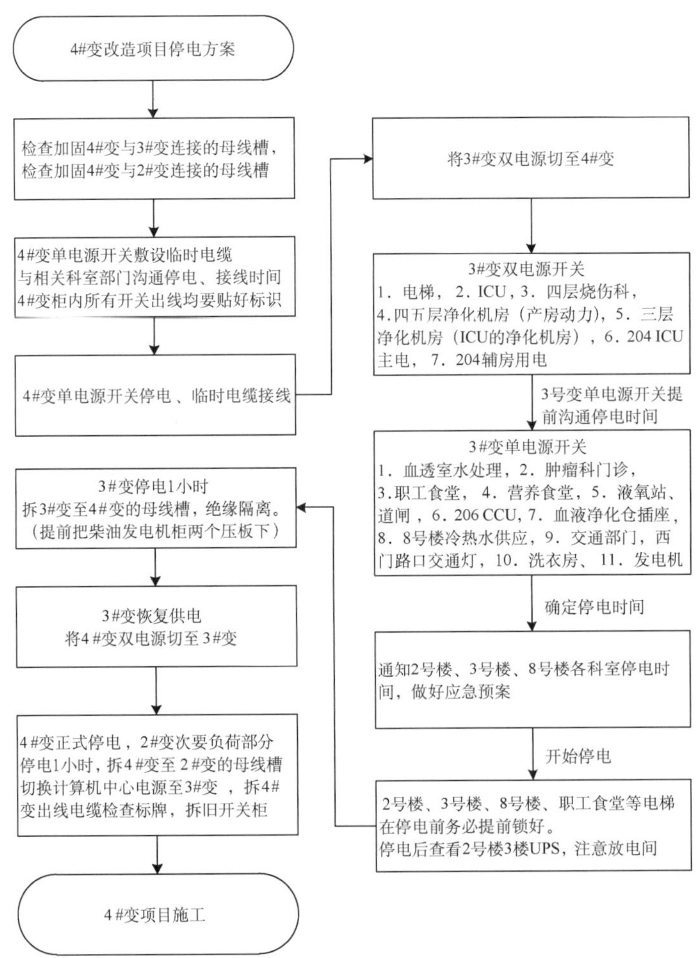

图2 送电流程

2）送电流程

送电流程包括恢复 4＃变压器下各个负载的电缆接线以及供电，恢复 4＃变压器与 3＃变压器、2＃变压器之间的母线槽连接，恢复供电后全面检查各个开关柜的供电状态，流程如图 3 所示。

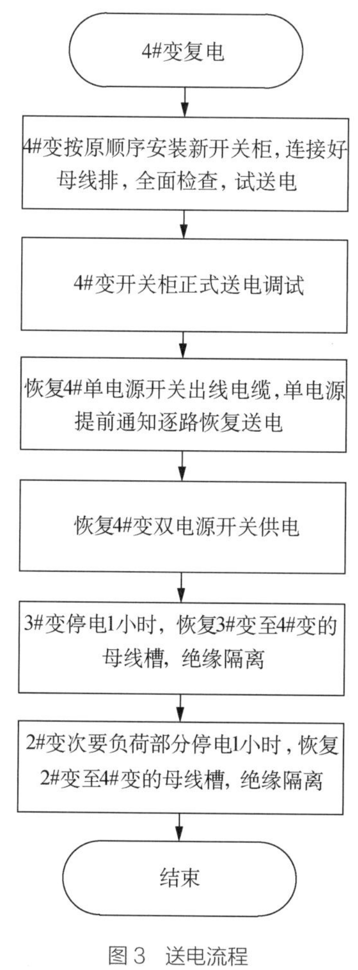

图 3　送电流程

3）调试流程

控制器的调试过程也是风险因素之一。控制器是 4＃变压器与 3＃变压器以及母联开关之间的智能化控制，它可以在任何一路变压器停电时自动进行母联合闸，保障了供电持续性。控制器的调试流程主要是调试、试验控制器的智能化操作步骤，以确保其性能的准确可靠，详细流程如图 4 所示。

3. 确定施工方案

充分运用管理工具（PDCA、头脑风暴），科学制订改造方案并绘制相应的施工进度甘特图，如图 5 所示。

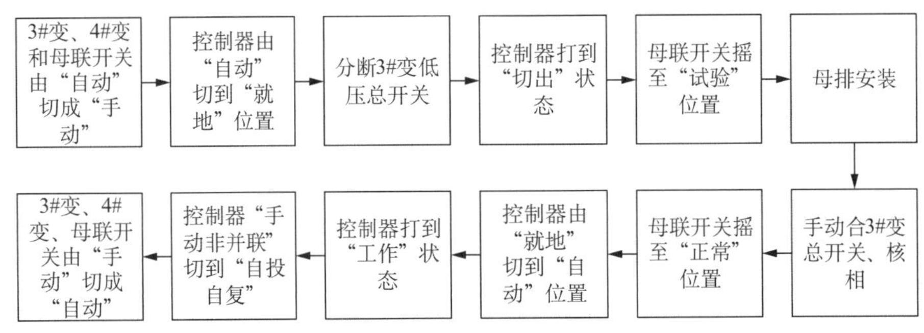

图 4　控制器调试流程

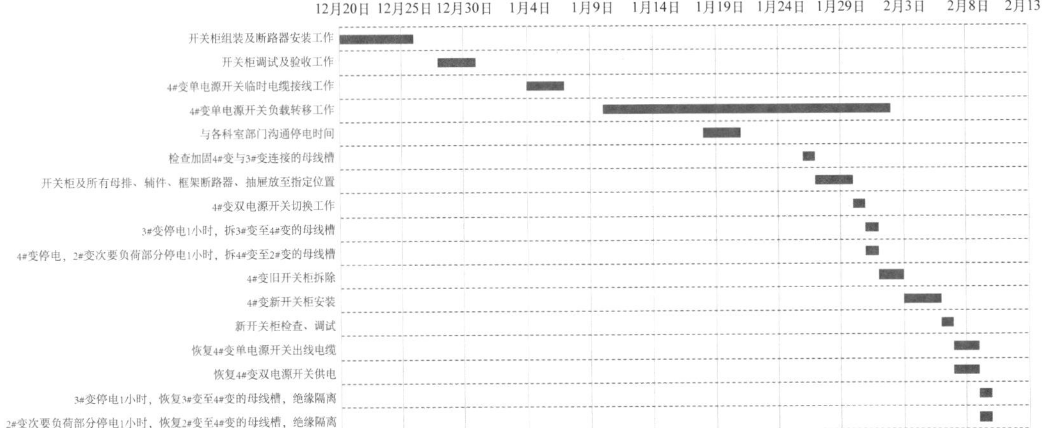

图 5　施工进度甘特图

六、取得的成效

1）加强了设备管控

以 Kaiser 模型脆弱性分析为抓手，提高设备完好率。在顺利完成 4＃变改造工程的同时，于停送电过程前对配电末端设备进行了预防性检修与维护，提高了设备的整体完好率。

2）规范了档案管理

以本次改造项目为契机，对照《医院电力系统运行管理》（WS 434—2013），进一步强化档案建设，完善图纸借阅与变更流程，为医院今后电力改造项目提供了基础资料。

3）优化了设备改造流程

以本次改造项目为契机，对照《医院电力系统运行管理》（WS 434—2013），逐项完善应急预案，建立了停送电沟通机制，完善了《变电所工作制度》《变电所安全操作规程》《变电所运行规程》《变电所应急预案》《变电所交接班制度》《变电所人员安全教育培训制度》《变电

所工作票制度》《变电所操作票制度》，为保障医院电力系统安全运行提供了重要支撑。

4）完善了应急机制

以本次改造项目为契机，对照《医院电力系统运行管理》（WS 434—2013），定期开展应急预案演练以及其他实操演练，加强人员业务知识与实操培训。定期对柴油发电机组和UPS/EPS 进行巡查和维护，对设备进行精细化管理。

七、结语

本次改造工程探究了基于 Kaiser 模型在优化医院电气改造工程项目管理中的应用，通过 Kaiser 模型的应用，顺利完成了低压开关柜的改造，加强了设备管控，规范了档案管理，优化了设备改造流程，完善了应急机制，寄希望于为医院改造工程项目管理提供一种可借鉴的管理思路。

（撰稿：吴永仁　邵　军　管德赛　王宝姣　郭诚刚　邵　伟）

中央分质供水系统精细化运维探讨

——以南京医科大学附属口腔医院为例

一、概述

为满足现代医院各专业科室对医疗用水等级、标准不同的差异化需求，进行分质供水的中央分质供水系统得到了广泛应用，提供了符合临床科室用水标准的医疗纯水。重视并加强中央分质供水系统日常的运行维护、消毒检测关系到医院纯水的产水水质稳定、安全和达标供应，本文主要针对中央分质供水系统的管理与维护进行分析和探讨。

南京医科大学附属口腔医院总诊疗面积约 6×10^4 m^2，设有一级临床科室 13 个，各类牙科综合治疗台近 500 张，年门急诊量近 80 万人次。口腔诊疗过程中的牙钻打磨、超声波洁牙等操作均需要大量的水配合开展治疗，用于口腔治疗器械的消毒供应室精洗器械及无菌水终端水质指标需要达到《医院消毒供应中心——第 1 部分管理(WS 310. 1—2016)和《医院消毒供应中心——第 2 部分清洗消毒及灭菌技术操作规范》(WS 310. 2—2016)的相关要求。口腔专科医院的诊疗特点决定了对医疗用水的标准，稳定供应要求较高。

南京医科大学附属口腔医院综合楼设计并投入运行了中央分质供水系统，设纯水机房一个，系统纯水处理量为 8 t/h，其中一级反渗透纯 8 000 L/h，双机联动，单套产水量 4 000 L/h(一级 RO 水)，向各诊疗科室、辅助部门提供满足各自用水要求的医用净化水，主要的供给科室有生化检验科、供应室、口腔临床科室等(表 1)。

表 1　纯水系统基本参数表

类别	参数
电源	380 V,50 Hz
额定功率	30 kW
RO 工作压力	0.6～1.0 MPa
原水	市政自来水
原水压力、流量	≥0.2 MPa,≥16 t/h
纯水	脱盐率≥98%,回收率≥55%
产水量	纯水 8 t/h

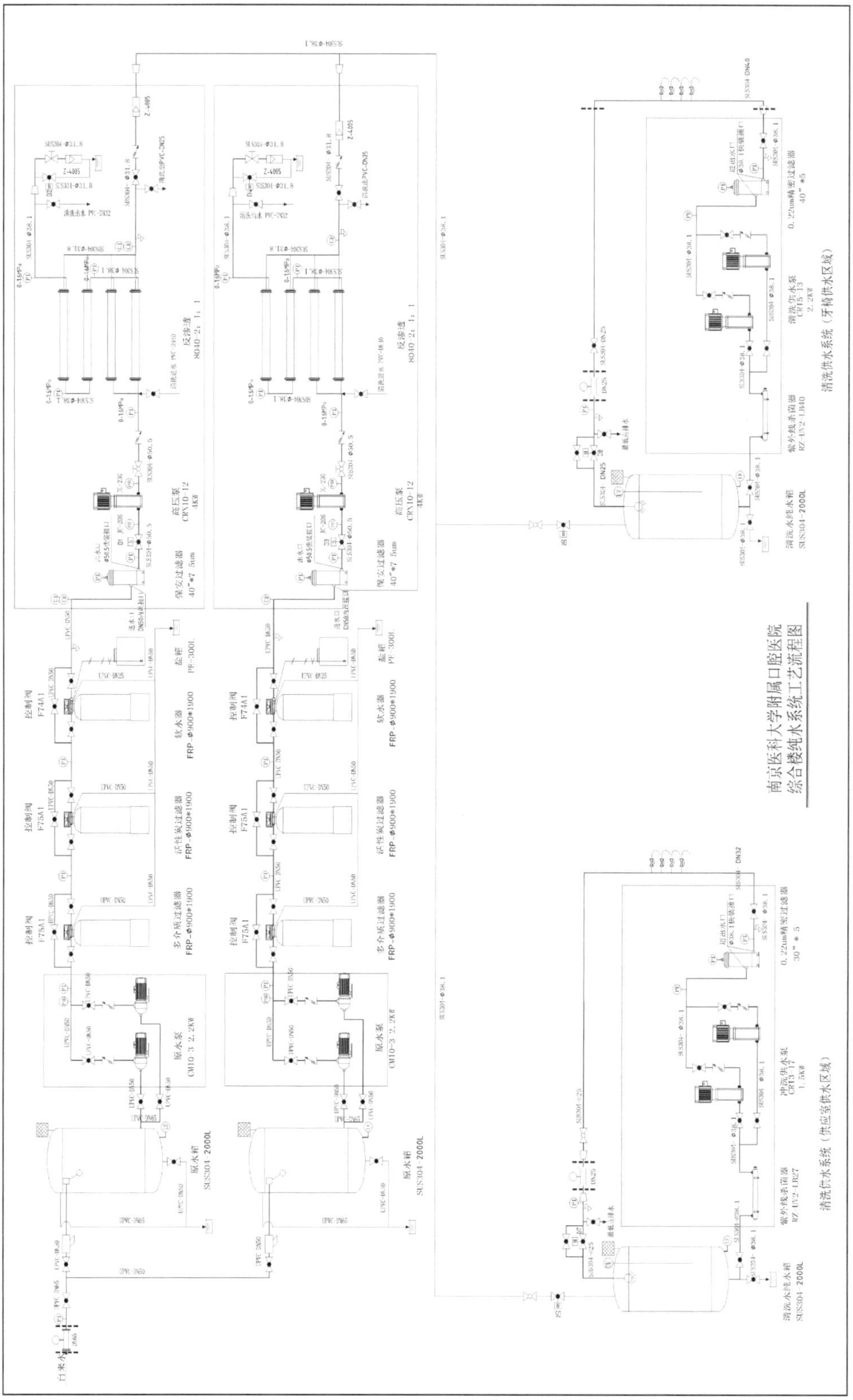

南京医科大学附属口腔医院
综合楼纯水系统工艺流程图

图 1　中央分质供水系统工艺流程

纯水系统高效、精细化运维的核心是保障医院纯水的稳定供应和水质安全，那么日常维护的标准化管理和以实际情况为基准的工作计划尤为重要（图 1）。本文主要从日常维护管理、定期消毒、水质检测、耗材更换、故障及风险防范等五个方面进行阐述。

二、项目实践

1. 日常维护管理

1）机房环境

保持机房环境整洁有序，保证通风良好，定期清理，确保机房地面、排水沟无杂物、积水、污泥，备品备件摆放整齐有序；电源控制柜、制水设备和供水管网无灰尘、污迹。

2）设备、管路的巡查维护

严格按操作规程进行纯水系统设备机房的巡视操作，注意观察现场仪表参数，主要含压力、电导率以及设备运行情况等，定期检查阀门、配件等接口处，如有渗水等异常迹象应查找原因，及时修理。

3）完善巡检记录

日常的系统巡视维护，应认真填写巡检记录表，记录设备详细参数，重点记录所有压力表的压力值，流量计流量值和进出水电导率、电阻率仪参数等各类数据，为设备维护、修理提供基础数据支持（表 2）。

表 2　南京医科大学附属口腔医院纯水机房巡检记录表

用户名称		用户地址	
巡检人		巡检日期	
巡检地点	主机房		
设备编号		1＃主机	2＃主机
巡检内容		参数记录	参数记录
市政供水压力(bar)			
原水泵后压力(bar)			
多介质过滤器后压力(bar)			
碳过滤器后压力(bar)			
软水盐(kg)			
保安过滤器压力(bar)			
高压泵后压力(bar)			
浓水排放压力(bar)			
进水电导率(μS/cm)			

（续表）

产水电导率(μS/cm)		
牙椅供水压力(bar)		
供应室供水压力(bar)		
牙椅供水回水压力(bar)		
供应室供水回水压力(bar)		
牙椅纯水箱紫外灯(正常/否)		
供应纯水箱紫外灯(正常/否)		
牙椅供水紫外灯(正常/否)		
供应供水紫外灯(正常/否)		
异常情况及处理方法：		
负责人签字：	巡检人签字：	

2. 定期消毒

1）消毒方案

南京医科大学附属口腔医院中央分质供水系统采用的是“集中制备，分质供应”模式，系统管网共分为 2 组 4 路(表 3)。

表 3　系统管网

供水组别	回路数量
牙椅用水、检验科用水	供、回两路
供应室用水	供、回两路

由于管网的数量多、距离长、终端分布广，故消毒采用按组消毒模式，完整消完一组后才进入下一组消毒程序。目前国家对于医疗纯水微生物的控制要求，软式内镜用水要求细菌<10 CFU/100 mL[中华人民共和国国家卫生和计划生育委员会发布的《软式内镜清洗消毒技术规范》(WS 507—2016)]，其他用水要求细菌<100 CFU/mL[中华人民共和国《生活饮用水卫生标准》(GB 5749—2006)]。依据相关标准的要求，结合医院科室用水量、用水指标等实际需求，分解、制订纯水消毒任务，确定全年消毒频率(表 4)。

表 4　年消毒安排

区域	消毒频率	总计(年)
牙椅用水	1 个月	12 次
检验科用水	1 个月	12 次
供应室用水	3 个月	4 次
主机消毒	3 个月	4 次

2）消毒计划

因行业性质，口腔专科诊疗的特点鲜明，诊疗服务的“潮汐效应”明显，医疗纯水的制备、供应基本上都为白天时段。为了减少对医疗工作的影响，在详细了解科室工作要求，充分沟通认可的前置条件下，提前规划、制订全年的医疗纯水消毒计划以备实施（表5），并根据预定计划和实际情况合理调整，加强全过程的PDCA管理，充分满足临床的工作需要。

表5 2021年南京医科大学附属口腔医院消毒计划表

日期	消毒区域	执行情况	实际日期(原因)
2021-01-29	牙椅用水消毒，主机消毒		
2021-02-26	牙椅用水消毒水		
2021-03-28	牙椅用水消毒水，供应室用水消毒		
2021-04-30	牙椅用水消毒水，主机消毒		
2021-05-28	牙椅用水消毒水		
2021-06-27	牙椅用水消毒水，供应室用水消毒		
2021-07-30	牙椅用水消毒水，主机消毒		
2021-08-27	牙椅用水消毒水		
2021-09-26	牙椅用水消毒水，供应室用水消毒		
2021-10-29	牙椅用水消毒水		
2021-11-26	牙椅用水消毒水，主机消毒		
2021-12-26	牙椅用水消毒水，供应室用水消毒		

3）消毒流程

（1）消毒准备

在每次计划消毒日期的前一周，再次与拟消毒供水回路的相关临床科室确认消毒时间，具体内容包括消毒日期、计划消毒的管网及停水、恢复供水的时间表，以及参与消毒的操作人员名单。确认消毒计划后，提前将消毒剂等材料运抵现场，做好物资的准备。开始消毒操作前，必须再次确认拟消毒区域供水末端已经停止用水。

（2）消毒过程

① 主机消毒

指定专人将过氧乙酸或过氧化氢消毒液注入原水箱内，配置浓度控制在0.2%～0.3%（过氧乙酸）或0.1%～0.2%（过氧化氢），将对应预处理单元屏蔽后开启系统对主机进行消毒，时间为30 min。

② 管网消毒

指定专人将拟消毒管网内的纯水排空，同步将过氧乙酸或过氧化氢消毒液注入管网所对应的纯水箱内，并确保整个管网有效浓度控制在0.2%～0.3%（过氧乙酸）或0.1%～0.2%（过氧化氢）。对整个管网进行预混消毒液灌注后，关闭系统保压30 min，并对消毒管

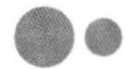

网进行监测。

达到消毒预定时间后重启系统，开启冲洗模式，安排专人反复多次对消毒管网进行残留检测，确认无残留后需两级责任人签字认可。

③ 消毒完毕

a. 进行恢复预处理单元操作。

b. 再次检查所有管网压力、流量等指标是否正常。

c. 认真填写消毒记录表，完善运维管理资料（表 6）。

表 6　消毒记录表

上次消毒日期	年　　月　　日
下次消毒日期（预估）	年　　月　　日
消毒起始时间：	年　　月　　日　时—　时
供水单元：	
消毒流程	
维保人员签字：	
维保单位签字：	
负责人签字：	
备注：	

3. 水质检测

（1）加大日常巡视及管网消毒后的常规水质检测频率，对于设备上自带的检测仪器，如电导率仪指标可直接比对，确保水质达标。

（2）定期取样送检，每季度将各区域使用终端的医用纯水取样送第三方检测单位检测，取得水质合格检测报告（图 2），必要时按需增加检测频率，保证纯水检测数据权威、可查，达标供应。

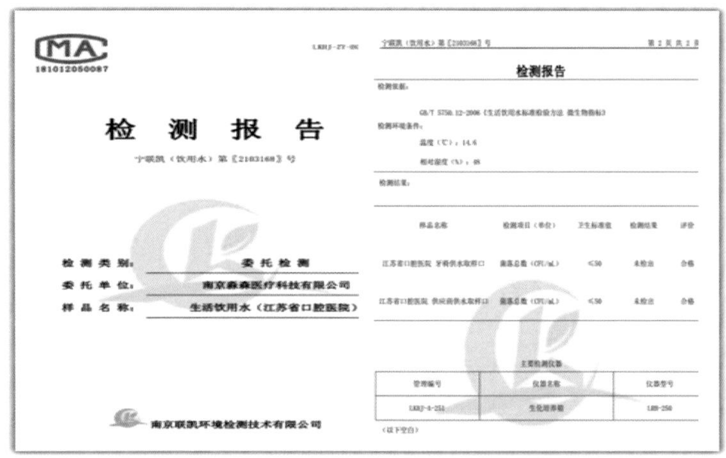

CMA 181012050087

LKRJ-ZY-06

检 测 报 告

宁联凯（饮用水）第〔2103168〕号

检测类别：委托检测

委托单位：南京森森医疗科技有限公司

样品名称：生活饮用水（江苏省口腔医院）

南京联凯环境检测技术有限公司

宁联凯（饮用水）第〔2103168〕号　　第 2 页 共 2 页

检测报告

检测依据：

GB/T 5750.12-2006《生活饮用水标准检验方法 微生物指标》

检测环境条件：

温度（℃）：14.6

相对湿度（%）：48

检测结果：

样品名称	检测项目（单位）	卫生标准值	检测结果	评价
江苏省口腔医院 牙椅供水取样口	菌落总数（CFU/mL）	≤50	未检出	合格
江苏省口腔医院 供应商供水取样口	菌落总数（CFU/mL）	≤50	未检出	合格

主要检测仪器

管理编号	仪器名称	仪器型号
LKRJ-4-251	生化培养箱	LRH-250

（以下空白）

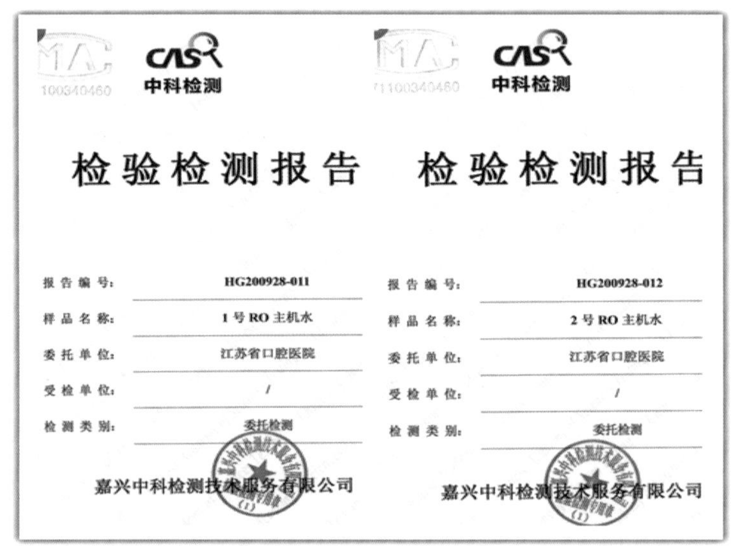

CMA 100340460　CAS 中科检测

检验检测报告

报告编号：HG200928-011

样品名称：1 号 RO 主机水

委托单位：江苏省口腔医院

受检单位：/

检测类别：委托检测

嘉兴中科检测技术服务有限公司

CMA 100340460　CAS 中科检测

检验检测报告

报告编号：HG200928-012

样品名称：2 号 RO 主机水

委托单位：江苏省口腔医院

受检单位：/

检测类别：委托检测

嘉兴中科检测技术服务有限公司

图 2　水质检测报告

4. 设备耗材更换

1）耗材概况

纯水系统的耗材使用对纯水制备水质的影响较大，在系统经过一段时间的稳定运行之后，各类耗材的净化程度降低甚至接近消失，不及时更换，产水品质将达不到标准，影响诊疗安全。为了保证系统产水水质合格，相应耗材需按照规定时间进行更换，具体计划如表 7 所示。

2）更换依据

石英砂、活性炭和树脂余氯指标需小于等于 0.5 mg/L，预处理后的软化水硬度需小于等于 17 mg/L，检测后如达不到相应要求需及时更换，一般情况下为每年更换一次。

RO 膜受其本身材质、性能参数、运行条件等影响，参考出水水质、出水通透率等指标，电导率＞15 或通透率＜50％时需更换，根据目前的系统制备水量统计，一般两年更换一次。

表 7　耗材更换计划

	名称	型号	数量	更换周期
耗材	石英砂	0.5～8 mm	800 kg	1 年
	活性炭	椰壳，碘值大于 1 000	900 kg	1 年
	树脂	001×7	1 500 L	1 年
	PP 滤芯	40″, 5 μm	14 支	3 个月
	RO 膜	8 040	8 支	2 年
	折叠滤芯	40″, 0.22 μm	5 支	3 个月
	折叠滤芯	20″, 0.22 μm	5 支	3 个月
	浸没式紫外灯灯管	LH-J-UV120W 灯管	2 支	1 年
	过流式紫外灯灯管	RZ-UV2-LM22 灯管	2 支	1 年
	空气呼吸器滤芯	10 寸	2 支	1 年
	软水盐	颗粒型，≥99.8%	4 000 kg	每周定时添加

PP 棉和折叠滤芯需参考滤芯前后压差，不应大于 0.06 MPa，同时，考虑避免细菌滋生，一般每 3 个月更换一次。

因系统水路时刻循环，UV 杀菌器需要 24 h 开启。如果灯管老化，导致紫外线生成能力降低，甚至不能生成紫外线，这将会导致产水中毒素、细菌含量上升而达不到用水标准，一般紫外灯管的有效寿命为 9 000 h，须一年更换一次。

耗材计划更换台账如表 8 所示。

表 8　2021 年南京医科大学附属口腔医院耗材计划表

序号	种类	规格	更换计划			
主机房	活性炭	碘值≥1 000	2021-03-28			
	软化树脂	离子交换钠	2021-03-28			
	反渗膜		2021-09-26			
	空气滤芯	10 英寸	2021-01-29			
	PP 滤芯	40 英寸/5 μm	2021-03-28	2021-06-27	2021-09-26	2021-12-26
	折叠滤芯	40 英寸/0.22 μm	2021-03-28	2021-06-27	2021-09-26	2021-12-26
		20 英寸/0.22 μm	2021-03-28	2021-06-27	2021-09-26	2021-12-26
	浸没紫外灯	LH-J-UV120W	2021-01-29			
	过滤紫外灯	RZ-UV2-LM22	2021-01-29			
紫外灯（浸没、过流）：除自然损坏外，其余一律依照每年更换滤料时间更换						

5. 故障及风险防范

1）故障检查

根据系统运行状况、机电设备使用年限等因素，针对中央分质供水系统设备可能存在的设备故障，通过定期对设备体检，对设备零部件（如水泵、电磁阀）观察，了解其运行状态，提前准备所需更换的常用易耗备品、备件以应对故障处理。

2）风险防范

注重风险防范，结合自身情况制订详细的操作流程和应急处置预案，每年至少进行一次应急演练，熟悉应急处置流程，分析、总结并优化演练中出现的问题，减少系统运行风险。

系统相关备品备件准备充足，易损件每种类别和规格至少配备 2 套，做到随用随补，所有备件按照规定进行存放和标识，一般故障能及时解决，重大故障 24 h 内解决。

重视运维人员管理，提升实际操作能力，维保人员需经过专业培训，具备一定的经验。重视每周的巡检，所有的运维、消毒记录都必须及时、完整、准确，做好资料的归档处理。

三、结语

中央分质供水系统的运维管理成效直接影响着整个医院的供水系统运行效率和水质安全，日常的运维管理不仅需要对系统的机电设备、供水管网加强维护和保养，还需结合医院门诊科室的日常诊疗工作安排等综合因素进行系统分析，统筹规划，合理安排，形成切合工作实际的制度化、精细化的运维管理，这样才能不断提升设备的运行效率和管理成效，保障医疗供水的水质稳定、安全。

（撰稿：陶吉田　王　培　陈　淑　王　浩）

医院视频监控系统改造同轴高清设备应用实践与探讨

——以扬州大学附属医院为例

作为承担着救死扶伤社会重任的典型公共场所，复杂的人流、特殊的群体结构、不同的心理状态，医院安防管理工作面临着许多新情况、新变化。国家“十四五”规划纲要中明确，将医疗场所安防管理纳入国家网络安全和信息化建设重点规划，推进健康中国建设，全面提高公共安全保障能力，进一步完善医院安防系统。强调医院全方位的安防与应急响应工作是良好医疗秩序的重要保障，推行智能化、网络化的安防系统，着力构建人防、技防、物防、制度防“四位一体”的治安防控网络，维护社会稳定和安全。本文结合扬州大学附属医院安防管理和安防建设实际，对老旧安防系统中监控及报警设备的升级改造、投资控制进行探析，介绍相关重点防范区域的模拟监控系统升级改造为同轴高清监控系统以及新增智能化安防子系统的技术应用实践。

一、项目概述

1. 项目背景

扬州大学附属医院原老旧的模拟监控系统建于 2008 年。该系统由前端模拟摄像机、同轴线缆、监控光端机、信号抗干扰器、硬盘录像机、电源机架、矩阵及监视器大屏等组成，是一套基于模拟信号处理技术的监控系统。院内共安装监控点位 350 个(其中球形摄像机 5 台，枪形摄像机 35 台，半球形摄像机 310 台)。一方面，由于建成使用年代较久，监控系统稳定性能下降明显，出现无视频信号、画面有浪纹、画面模糊和录像回放卡顿等诸多故障，且部分的备品备件生产厂家已停产，维修维护难度大。另一方面，原有系统的视频图像清晰度、覆盖水平以及安防应急报警技术已不能满足卫生健康、治安消防等各级主管部门对现代化医院安防监控管理提出的要求。此外，随着信息技术的发展，高清监控视频处理技术以及智能化安防技术已在医疗行业广泛应用，扬州大学附属医院老旧安防监控系统急需进行升级改造以满足越来越高的安防管理需求。本文主要探讨视频监控系统升级改造中的成本控制和项目管理。

2. 目前相关技术发展前景

HDCVI 同轴高清技术是一种基于现有普通电缆(SYV75-3 或 SYV75-5)的高分辨率视频传输技术。HDCVI 技术可通过同轴电缆实现远程高分辨率视频流,并支持音频和视频数据传输功能。与用于高效应用程序的媒体传输的高端 HD-SDI 同轴高清技术相比,HDCVI 技术可以应对长距离、低成本的传输媒体和复杂的传送条件。

HDCVI 同轴高清技术于 21 世纪初期正式发布,迅速在全球范围内进行卓有成效的技术推广,并先进行产品化和系统化。时至今日,技术发展不断更新,产品配套日渐丰富,产品链不断完善,已构建成体系化解决方案。2014 年 12 月,HDCVI 技术和标准被纳入《安全防范高清视频监控系统技术要求》(GA/T 1211—2014)。标准明确指出:系统中涉及非 IP 网络的设备宜支持符合 IEC 62676-3,HDcctv 2.0 S1200,HDcctv2.0 S1205 等相关标准的 HD-SDI、HDCVI 等接口。HDCVI 技术和标准正式作为同轴高清标准,加入公安行业标准体系中。

3. 研究内容

本文内容贴合时代发展,首先主要探讨基于同轴高清监控系统替换落后的模拟标清监控系统方案的可行性,其次说明同轴高清监控系统的组成、优势等。本方案主要将原本模拟摄像机和编码器换成支持 HDCVI 技术的高清同轴设备来进行高清化升级。

本文立足于实际情况,利用 HDVCI 技术对医院模拟高清监控系统进行升级改造。对此次监控系统改造升级的实践进行探讨。

本次探讨主要按以下方面进行:

(1) 同轴高清监控系统介绍。

(2) 同轴高清设备改造方案的可行性论证。

(3) 升级改造具体实施方案。

(4) 同轴高清系统在医院监控改造中的优势分析。

(5) 同轴高清系统在医院监控改造中的经济效益分析。

通过本次实践与探讨,探索同轴高清监控系统相较于老旧模拟监控系统的优势,高清监控系统改造升级后为医院管理上和经济效益上带来的优势。同时,为各个有相同需求的医院提供成熟的案例。

二、项目实施

1. 同轴高清技术在监控系统改造中的可行性论证

同轴高清是一种共缆传输技术,它将视频信号调制为同轴百万高清电信号再进行传输,采用了基带调制正交调幅调制技术,避免了传统监控 CVBS 色度串扰现象,将亮度和色度信号进行彻底分离，进一步提升画面品质。

现有监控系统是一套基于模拟视频信号处理技术的系统，其信号传输线路主要使用视频同轴电缆。根据《实芯聚乙烯绝缘射频电缆》(GB/T 14864—1993)视频同轴电缆的国家标准设计使用寿命可达 30 年，而一般监控摄像机的实际有效使用寿命为 3～5 年，超过 5 年的监控摄像机清晰度会严重下降，基本失去应有效用。为了降低对正常医疗秩序的影响，充分利用视频同轴电缆使用寿命长的特点，经多次设备调研并现场测试，监控同轴高清视频信号在原有的 SYV75-5 的同轴线缆中有效传输距离可达 500 m，视频图像质量不低于 200 万像素，已基本达到现在较为流行的网络高清监控图像水平。经测试国产主流品牌的综合安防管理平台，能够兼容同轴高清模拟监控系统，且能够支持我院急需新增的网络数字监控系统、一键报警系统、入侵报警系统和鹰眼全景监控系统。经过系列充分分析论证、现场测试，决定保留原有中、前端视频信号传输线路设备，降低整个监控改造项目的难度和造价。

2. 升级改造具体实施方案

该项目属医院日常工作不停业正常运行状态下的升级改造工程项目，因医院对监控安防系统不可间断性的实际需求，项目的升级改造尽量利用现有线缆和部分设备，避免对医院正常医疗秩序造成影响。实施方案充分考虑其可扩展及维护性，采用适当超前的安防技术，以延长设备使用寿命，确保短期内不淘汰，减少安防工作的影响和更新换代的成本。通过搭建数字化安防平台，总体规划分步实施，原系统有序平滑过渡至新平台，合理增加点位及新技防手段。方案具体内容包括将门诊、急诊、行政、后勤及病房楼部分区域原有前端模拟监控摄像机更换成 HDCVI 同轴高清摄像机；在门诊及住院收费窗口新增带音频的数字高清摄像机；在药房、车库区域新增入侵报警摄像机；在医技楼楼顶停机坪东北角挂装全景哈勃球机；在室外道路新增远距离的星光级数字高清摄像机；电梯内模拟监控利用原有同轴视频线升级为同轴高清摄像机。

系统主架构拓扑图如图 1 所示。

结合前期论证，原有监控同轴视频线缆与电源线缆的资源再利用，将前端原有模拟监控摄像机(包括球机、枪机及半球；住院楼区域除外)更换成 HDCVI 同轴高清摄像机。后端原模拟硬盘录像机更换成同轴高清硬盘录像机(16 台)。设备清单如表 1 所示。

表 1　设备清单

序号	设备名称	型号	数量	单位
1	200 万同轴高清球机	DH-SD-6A9230IA-HC	3	台
2	200 万同轴高清枪机	DH-HAC-HFW3208M-I2	24	台
3	200 万同轴高清半球	DH-HAC-HDBW3200R-Z	165	台
4	同轴高清硬盘录像机	DH/HCVR1604HG-SF-V4	16	台
5	4T 硬盘	ST4000VX000	74	台

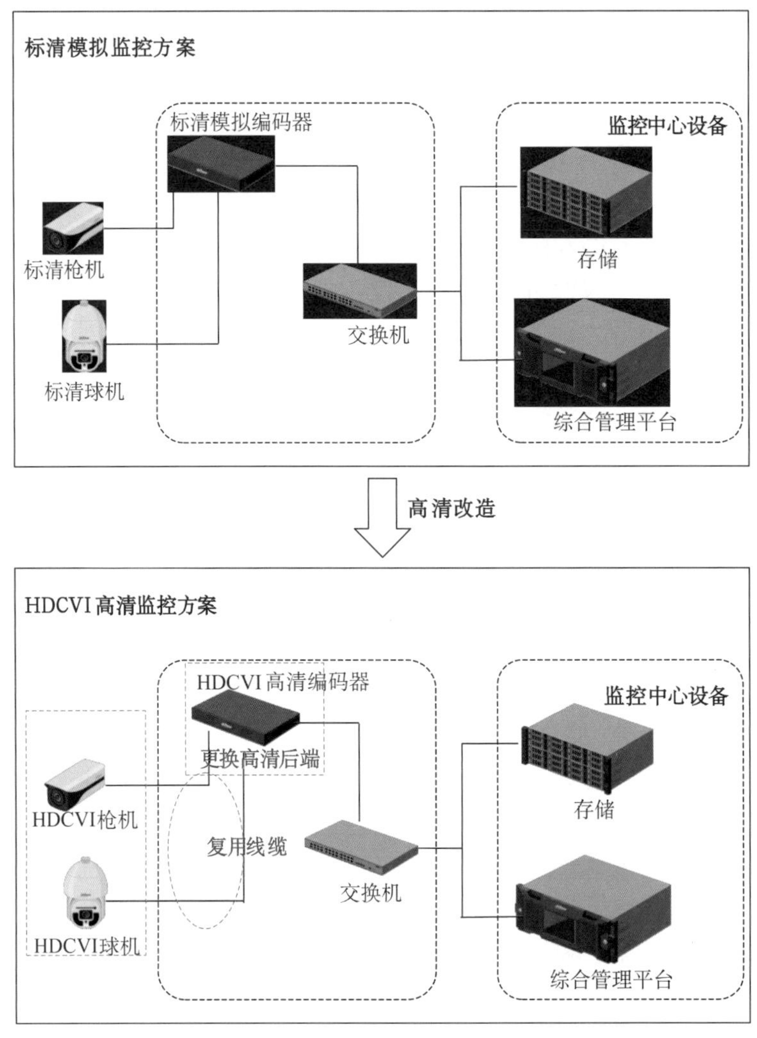

图 1 系统主架构拓扑

3. 同轴高清系统在医院监控改造中的优势分析

医院模拟监控系统前端摄像机老化，如果要升级到高清网络系统，则需要重新布网线、光缆，路面开挖和复原的工程量较大，并且需要新建一套网络系统来支撑，系统升级改造的造价会比较大。而同轴高清监控系统与模拟监控系统结构一样，视频同轴线缆同样作为传输介质，只需要更换前端摄像机、后台存储设备，几乎不需要操作培训，就能平滑实现从“标清模拟监控”到“高清数字监控”的升级改造，优势主要有以下几点。

1）超高性价比、节省投资

同轴高清监控系统可以用现有的 75-5 的线缆，这些同轴线缆有的埋在地下，有的穿过墙壁、路面，不需要更换布线系统即可实现高清监控系统改造，而且传输距离可以达到 500 m以上。

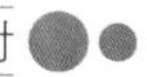

同轴高清720P摄像机的有效输出像素在100万像素以上，是标清系统的2倍。1080P摄像机的有效输出像素达到200万以上，是标清系统的4倍。

2）线路利用率高

同轴高清技术支持基于同轴电缆多种业务的传输，原来只能传输视频的同轴线，还支持控制数据、音频的传输，解决原有线路紧张问题。

3）信号稳定性和可靠性高

采用点对点的同轴传输链路，不会出现网络抖动、延时变长等问题。

4）安全性高

点对点传输的模拟信号不会受到攻击，为视频监控系统提供更高的信息安全保障。

5）系统架构简单

同轴高清监控系统是即插即用，硬件线路连通后，即可使用。而IP系统，不但需要连通硬件链路，还需要配置IP地址、架设网关，防备IP地址冲突、IP地址丢失、网络延时、丢包、浏览器版本不兼容和操作系统不兼容等一系列问题。万一出现问题，解决问题的复杂性和困难度相比简单纯粹的同轴高清，会增加很多工作量。

4. 同轴高清系统在医院监控改造中的经济效益分析

1）同轴高清设备的应用有效降低改造施工成本

该项目升级改造的192路模拟摄像机，采用模拟同轴高清升级方案相较于更换成网络高清升级方案，由于原视频同轴电缆的继续使用，避免了天花拆除和弱电桥架内的视频线缆拆除重新布放六类网络线缆的施工过程，保护了成品天花和弱电桥架，其他线管不受变形、损坏和污染，减少了隐患，对医院各科室的诊疗环境影响小，保持病员及家属的就诊满意度，保证方案可靠的同时对建设资金投入进行深化研究对比，制订优化方案，建设资金投入对比如表2所示。

表2　资金投入对比表

项目	同轴高清费用(万元)	网络高清费用(万元)
线缆	0	3.3
布线施工	0	2.1
旧线拆除	0	1.5
拆除纸面石膏板天花及恢复	0	4.5
存储	12	11
系统硬件	7	12
投资概算	19	34.4
节约支出	34.4－19＝15.4(万元)	

2）充分挖掘安防平台智能化性能降低人力资源成本

门诊药房、住院药房、财务处和收费处是医院安防的重点部位，地下非机动车库和地上非机动车棚是医院治安的重点部位，在非上班时间对以上重点部位的区域监控是重中之重。因此，在上述区域新增动静探测入侵报警摄像机，在规定布防时段内一旦探测有物体移动都会自动发送报警音、视频信号至监控中心提醒值班人员加以注意。区域入侵报警摄像机的投入使用，使监控中心值班人员能够直观地根据实时现场监控视频快速准确综合判断警情，一旦发现可疑人员可以迅速联动安保人员到达现场进行协作处置，从而提高我院处置紧急事件的反应能力和安防管理水平，提升了工作效率。该系统的成功运用，减少了非机动车库轮班的安保人员，既节约了医院资金，也对安保人员上下班时间进行了有效分配。达到了人力资源配置的最优化，降低了医院安保人力成本支出，如表 3 所示。

表 3　系统改建前后人力资源成本对比

人力资源配置	系统运用前后	
	运用前:2019 年 1—12 月	运用后:2020 年 1—12 月
人员数量	4 人	1 人
人员班次	4 班轮转	上、下班高峰期
工作内容	车辆安全、秩序管理	秩序管理
工资	13.94 万元	3.48 万元
节约支出	13.94－3.48＝10.46 万元	

通过对 HDCVI 系统同轴高清监控系统的介绍和升级方案的分析，在保留原有标清模拟系统布线的同时，通过简单施工以及线路的复用，即可实现从模拟系统升级成高清视频监控的应用，实现高清、实时、无损的视频监控效果，能够真正实现高效率、低投入对模拟系统进行高清化改造，并在改造中完美继承模拟监控系统实时、稳定、无损等特性的视频监控技术。同时，总结了此次监控系统升级改造对于医院人员管理和经济效益上带来的优势。

三、总结和展望

1. 实践总结

随着社会经济的高速发展和政府对医疗建设的不断投入，中国医疗卫生事业正迎来蓬勃发展的机遇期。如何做好突发事件的事前预警、事中处理、事后取证，成为医疗单位安防建设的一个重要关注点。我院在视频监控系统改造同轴高清设备的应用实践过程中，取得了以下管理和经济效益。

通过安防管理平台和各个子系统的搭建，满足了上级部门对于平安医院、和谐医院、智慧医院安防管理的建设要求，满足了现代化医院对安防系统先进性、高可靠性、可扩展性、经济性和实用性的要求。

同轴高清模拟监控系统的建设由于利用了原来的线路与信号传输设备，与高清网络监

控系统的建设相比具有工程造价低、施工效率高的优点，同时避免了因施工线路而破坏医院的内部装修，延长了原有设施的使用周期，具有较高的经济性。

充分运用现有线缆、设备，保证了升级改造过程中医院视频监控系统不停歇运行，确保了医院安防工作的正常稳定运行。

该项目施工完成后，达到了预期的监控画面清晰度要求，保证了重点和要害部门达到技防的目标，缩短了整个监控改造项目的施工周期。同轴高清监控设备和智能化平台的应用进一步提高了我院安防管理水平，同时也为医院的安全生产工作增加了智能化监测手段。

2. 展望

随着人民生活水平的提高、人民安全意识的增强，越来越多的文博古建、老旧高楼等不易翻修的特定场所和同轴高清这种高效率、高清晰度、高利用率的监控系统的逐步普及，这些场所都会因为同轴高清监控技术的发展而采用同轴高清监控系统替代模拟监控系统进行升级。

（撰稿：张文捷　朱　斌）

极端天气医院建筑设备保障的实践与探索

——以南通市第一人民医院为例

2020 年 12 月 29—30 日的寒潮，最低气温 -9℃，有雨雪冰冻及 8～10 级大风，仅南通市区就有 4 000 多住户用水受影响。2021 年 1 月 6—8 日的寒潮，更是创下近十年超低温，连续三天持续气温 -8℃～ -9℃。这两次极端天气均具有持续时间长、气温极低、风力大和雨雪冰冻等特点，南通地区位于北半球亚热带，属于暖温带季风气候，光照充足、雨水充沛、四季分明、温和宜人，正常年最低气温 5℃～6℃，而且低温往往是短时间的，因此，此次长时间的极端天气给医院防寒保暖工作、保障后勤安全运行带来了非常严峻的挑战。

一、概述

1. 重点管理的范围

医院后勤包括供水、供电、供暖、供蒸汽、供医用气体和消防系统保障等各个方面，针对此次极端天气的特点，重点管理的范围包括：室外自来水管道（含阀门及自来水表）、室外空调机组及管道（含水泵、阀门及压力表）、室外排水管道、室外蒸汽管道（疏水器及压力表）、室外消防管道（减压阀、泄压阀、喷淋头和消火栓等）、室内新风机组、地下室伸缩缝等裸露在室外或半室外的各种管道及设备设施、室外压力容器、太阳能热水系统等。

2. 存在的安全隐患

1）连续低温造成阀门受冻，影响安全使用

医院机电安装系统非常复杂，例如：给水系统、中央空调水系统、医用气体系统、新风系统、消防水系统等，因此阀门根据使用功能不同有截止阀、蝶阀、球阀和安全阀等很多不同的种类。地埋式管道的阀门，一般设置在预留检查井内，本地区施工项目一般不做保温措施；架空管道或屋顶室外管道直接按需设置，由于直接暴露在室外，设计一般要求一层保温措施，内层采用橡塑或玻璃棉材料，外侧采用镀锌铁皮或铝皮做保护层。设计一般都是按照当地正常情况设置保温措施，当出现连续超低温天气，常规保温措施可能不能保护阀门不受冻，特别是位于阳光照射不到的部位或者经常开启的部位保温措施不到位，极易造成冻坏，影响安全使用。

2）连续低温造成管道受冻，影响安全使用

本地区室外管道的保温措施基本与上述阀门的措施一致，但是有一部分室内给水管道，由于使用功能的需要，设置在建筑外围护墙体内，建筑外围护墙体一般采用现浇混凝土、预制混凝土墙板、多孔砖砌体、轻质砌体和轻钢结构等材料，厚度一般不超过 240 mm，给水管一般采用不锈钢管、PPR、镀锌管、铜管及复合管材等，常用规格有 ϕ15，ϕ20 等，如果开槽施工深度控制不到位，外侧厚度偏少，并且埋墙管道一般不作保温措施，在极端天气的情况下，使用频率较小的管道有可能造成管道受冻，在气温回暖时，造成管道破坏；尤其是在轻钢结构或者彩钢板房的建筑中，管道保温措施经常容易被忽视，更易被冻坏，影响安全使用。

3）连续低温造成室外空调机组待机，影响安全使用

医院病房及门急诊公共区域一般如果采用风冷热泵、空气源热泵、VRV 等制冷方式的，需要巡查，提前联系维保，特殊天气的 24 h 人员值守等措施。由于不同的品牌使用环境要求不一样，即使是使用说明上标注可以正常使用，但是连续的超低温也会造成传感器等出现故障，影响机组正常运转，造成机组自动待机，需要人工重新开启，影响正常使用。更有部分品牌的机组，在极寒天气情况下甚至无法开启，严重影响安全使用。

4）连续低温造成消防终端受冻，影响安全使用

医院是消防重点单位，其中消防水系统包括管道、阀门及室内外终端，例如：室内外消火栓、减压阀、泄压阀和喷淋头等。消防设施是医院安全管理的重点，按照要求不允许设置保温措施，随时保证使用正常，但是在连续超低温情况下，室外消火栓、未保温管道及阀门、汽车坡道口的喷淋头等部位属于薄弱环节，极其容易造成受冻，严重影响安全使用。

5）连续低温造成压力表、水表等设备冻坏，影响安全使用

压力表、水表是管道系统的观察员、记录员，可以让我们直观地了解管道的运行情况以及资源消耗情况。压力表的缓冲管保温容易施工不到位，水表的玻璃表盘也是薄弱部位，特别是位于阳光照射不到的部位，连续超低温极易造成冻坏、漏水，影响安全使用。

二、改革措施

1. 安全管理的措施

1）统一思想认识，加强联防联动

按照江苏省、南通市以及卫健委等政府部门的相关文件要求，统一思想认识，高度重视，迅速行动，采取院周会、OA 系统消息、短信和微信群等方式，发布极寒天气防寒保暖工作的通知。通过由各部门、科室、病区主任和护士长组成的管理网络，明确落实责任人，全员传达、全面部署，加强对本部门的防寒保暖工作的落实和管理。维保单位加强巡查，总务科、保卫科等后勤部门加强全院监督管理，实现多方多部门的联防联动，确保顺利度过极寒

天气。

2）组织全面排查，提前加固预防

根据大风、连续低温、雨雪冰冻等极寒天气的特点，紧盯重点区域、重点部位、重点环节，迅速组织后勤维保人员，安排部署防范工作，全面排查、及时查漏补缺、堵塞漏洞，未保温的立即保温，保温不足的迅速加固；加强检查、关好门窗，特别是夜间人员使用较少的配餐间、污洗间等对外的房间，防止气温骤降冻坏管道、水龙头、空调末端等设施；搬移窗台、阳台上易被风刮落的东西，防止风吹坠物伤人；保持全院暖气供应正常，严禁私自使用大功率取暖设施，防止造成火灾事故等预防措施，切实做好防寒保暖防范工作，保证生命财产安全。此外，针对消防管道、室外消火栓、坡道口的喷淋头容易受冻，影响消防安全的情况，是否可以和消防部门进行沟通，将消火栓、喷淋系统的水在极端天气时全部排空，确保管道的安全。与此同时，安全维保人员 24 h 应急值守，消防泵房设置为人工启动的模式，保障医院消防设施运行安全。

3）线上线下联动，提升抢修能力

根据医院后勤应急预案，极端恶劣天气实行领导带班制度，维修、维护等关键岗位人员 24 h 值守，后勤部门全员保持信息联络畅通，特别是加强夜间等非正常工作时间的巡查频次和时长。组织维修、维护人员进行应急演练，以及加强特种设备安全防范的学习，进一步提升应急处置能力。与此同时，后勤一站式服务中心接到报修，立即安排维修人员，迅速处理，降低安全隐患，确保后勤运行安全。

通过智能电力运维云平台，提升电力设备的精准维护服务和增加电力用户黏度，实现电力运维的信息化、可视化、智能化和标准化。智能云平台将整个高配监控及安全管理所需要的重要信息进行统一综合处理，基于所采集数据提供实时在线监测、事件告警分析、视频监控、巡检管理、设备管理以及能效统计等日常运维管理功能。定期输出高配设施运行及管理的各类报表，为高配的安全、高效、经济运行提供科学、合理、完整的数据化的依据，可有效提升安全运维能力，不断提高管理效率。

4）提前储备物资，节省维修时间

极端严寒天气造成的灾害是可以预测的，管道、阀门、水表、压力表和消防设施等容易受冻、损坏，除了提前做好防寒保暖的措施之外，我们还必须提前做好维修物资的储备，因为损坏往往没有时间表，发生的都很突然，如果没有维修物资，必然会造成维修的时效性下降，影响正常的使用。而且现在物资采购流程复杂，应急采购又不符合规范，因此，提前预判可能出现的问题，提前按照规定程序采购、储备相应的材料，缩短维修时间，可以更快、更好地保障设备的正常运行的安全。

5）加强监督管理，保障服务质量

应对极端严寒天气，不是一个部门、一个科室的事情，是全院各科室、各部门、各外包单位共同的责任，为了更好地落实相关责任，由医院总务科牵头，制订专项检查方案，加强对防寒保暖工作的领导，通过组织后勤查房和专项检查等多种形式对各部门、科室、病区以及物业等其他外包单位的检查、督促、考核和指导，确保组织到位、工作到位、人员到位和措施到位，保障后勤服务质量。

三、结语

极端大风、超低温、雨雪、冰冻天气，对医院后勤安全生产带来很不利的影响，极易造成各类安全生产事故的发生，轻则停水、停暖，重则引起重大消防或安全生产事故。为了保障医院后勤安全、稳定、高效运行，首先须进一步做好日常的维护、保养，使设施设备始终处于一个良好的运行状态；其次，加强后勤人员日常的培训、演练，特别是特种设备作业人员的学习教育、操作指导，进一步提升应急处置能力；最后，通过监督检查，进一步落实责任，切实保持医院安全稳定，保障医院供水、供电、供汽、供暖和消防等各个系统正常运行。

（撰稿：施跃东　姚建均）

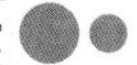

环境信息模型（EIM）在医院污水全过程管理中的应用

——以浙江中医药大学附属第二医院为例

在医疗机构的后勤管理工作中，环境安全风险管理是极为重要的一个环节。环境安全风险主要存在于医疗机构的废弃物、污水和废气的处理、处置过程中，任一环节出现问题，都有可能造成极坏的影响。浙江中医药大学附属第二医院后勤服务中心在环境安全风险管理工作过程中，引入专业环境技术咨询团队，以数字化智慧管理为核心，总结出环境信息模型（EIM）三废全过程管理工作理念，并在后勤管理工作中不断实践和改善，本文以污水管理为例，阐明环境信息模型的研究及应用成果。

一、三废管理的现状与要求

近年来，我国的医疗事业取得了良好的发展，国家统计局《2019 年国民经济和社会发展统计公报》的数据显示，至 2019 年年末共有医疗卫生机构 101.4 万个，其中医院 3.4 万个，基层医疗卫生机构 96.0 万个。由于在从事医疗工作的过程中，会产生大量医疗污水、废气和医疗废弃物等污染物，这些污染物携带有大量致病微生物和化学有害物质，在向外排放时必然会造成环境污染。为规范医疗机构的环境管理，从 2003 年起，国家相关部门就针对医疗废物、废水、废气等污染物出台了《医疗废物管理条例》（2003 年 6 月）、《医疗卫生机构医疗废物管理办法》（2003 年 8 月）、《医疗废物分类目录》（2003 年 10 月）、《医疗废物集中处置技术规范（试行）》（2003 年 12 月）、《医院污水处理技术指南》（2003 年 12 月）、《医疗机构水污染物排放标准》（GB 18466—2005）、《医院污水处理工程技术规范》（HJ 2029—2013）、《建设项目竣工环境保护验收技术规范医疗机构》（HJ 794—2016）等一系列法规条例。总体来看，环境管理意识的增强和相关环境管理法规的出台对于医疗机构环境管理改善起到了直接的作用。然而，考虑到医疗机构环境污染物特殊的性质，在具体的环境管理工作方面，仍然存在较多的不足之处有待进一步改善。

二、环境信息模型（EIM）的提出

创新改革管理制度和建立环境管理体系对医疗三废管理的提

升至关重要。根据调研结果，多数医院未能有效实行第三方环境管理模式，仍以医院内部人员专职管理为主，而相关管理人员技术水平不足，运维人员的培训工作普遍未落实到位。在当前新冠肺炎疫情常态化防控的环境下，医院三废管理的提升实践不仅是医院内部环境管理提升的需要，也是传染病防控环境风险管理的需要。因此我们从建筑施工管理的建筑信息模型(Building Information Modeling，BIM)管理理论中得到启发，提出了全生命周期环境信息模型(EIM)。

环境信息模型(EIM)，将环境污染物按来源、形态、性质的不同分类，以管理方式优化为导向，引入全生命周期管理和多方协同监管模式，统筹解决医院环境中突出的三废管理问题。环境信息模型主要包含感知层、传输层和分析协作层三个部分，其中，感知层除获取仪表数据、设备运行状态等工况数据外，还应全面感知现场环境因素变化、人员工作动态等。传输层作为连接感知层与分析协作层的中间层，主要用于上传和下发数据。分析协作层用于对感知层海量数据进行建模分析，同时，提供管理接口供多方协作推进环境质量改善(图 1)。环境信息模型具有以下技术特点。

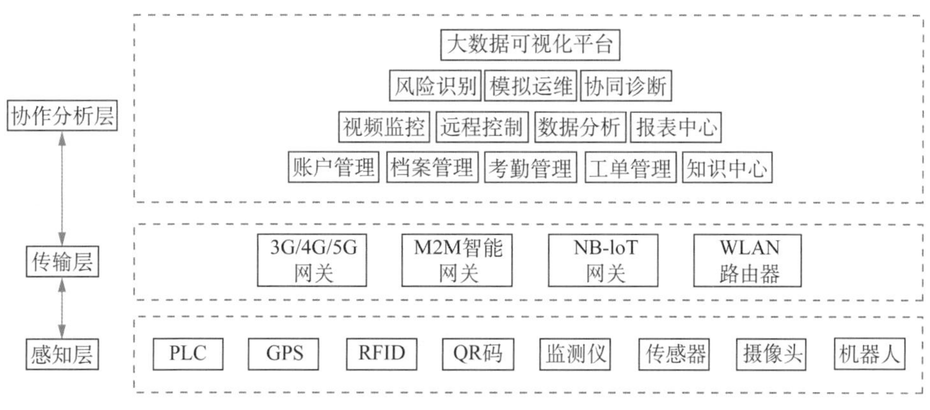

图 1　EIM 主要技术架构

(1) 强调全生命周期内环境质量的监管。环境信息模型的出发点在于统筹管理环境与卫生相关因素，引入先进的集中式、模型化、可视化管理工具，从污染产生源头到污染处理过程直到处理完毕进行全过程监管，持续提升环境管理质量与人员技术能力，减少管理周期内的设备能耗和运维综合成本，降低环境污染和卫生安全风险，实现环境质量稳定改善。

(2) 强调多方协同监管模式。通过构建协作分析平台，运维委托方、运维实施方、第三方专家及政府监管部门均能够获取环境因素的实时和历史数据，实现共同监管模式，做到全流程透明监管，便于及时发现问题并交由专家团队进行评估研判，制订应急处置方案和优化改进方案等。

(3) 强调管理工具的现代化。管理工具现代化体现在数据采集工具和协作分析管理工具两方面。通过一系列电子化、数字化、现代化的数据采集工具，建立完整的环境信息数据库。在此基础上，进一步开发利用云端大数据计算能力结合决策分析相关理论方法，对海量数据流进行清洗、筛选和计算，以可视化图表展示评价指标计算结果，并据此提出改进建议，构建环境信息模型分析核心人工智能“大脑”。

(4) 强调数据流的持续更新。数据流的实时更新反馈有助于提高环境信息数据建模的准确度，为预测、评价和分析模型提供海量数据支撑。第三方专家团队基于海量数据进行建模分析，针对环境管理和平台运行情况进行评估和判断。应用环境管理预测模型中因果分析、趋势外推、专家系统等理论对采集得到的数据进行研究分析，对数据进行分类建模和迭代分析，根据分析结果并结合环境工程技术原理对污染治理设施与处置步骤进行按需优化。

三、环境信息模型(EIM)全过程管理在污水管理模块的实践

1) 强化管理目标责任

考虑到疫情防控的重要性，医院采取自上而下的三级的防控组织管理模式，通过签订《医院感染管理目标责任书》，定期对第三方运维单位进行工作考核，提高第三方运维单位对医院感染防控工作重要性的认识，尽最大可能降低医院感染发生风险。运维单位内部每月组织质控检查，根据存在问题制订整改措施并落实。在主管部门指导下定期对相关负责区域存在风险因素进行评估，并采取干预措施，对存在问题进行持续质量改进。

2) 提升污水站整体环境

对原污水站设备区(风机、空压机)存在的脏、乱、差及地板、墙面进行卫生整理和清洁；对设备区和公共区域进行区域划分，地面做好区域标识，在日常运维管理中，要求对公共区域每天打扫一次卫生，设备区域每周打扫一次。对部分脱落天花板和地面破损瓷砖进行统计后与医院主管部门商讨实施方案，对污水站破损基础设施进行维修。

3) 规范污水站标识标牌管理

对污水站所有设备进行梳理，制作污水处理工艺标识牌、岗位工作职责标识牌、设备标识牌、电气柜标识牌和对所有集水井设备进行统一标号，并对每台设备进行编码和二维码“身份”识别，在信息化平台部署后，方便查询每台设备的全生命周期、保养维修记录、设备操作规范等基本信息。二维码标识标牌的使用与管理由专人负责，定期对二维码的使用情况进行统计，运维人员利用手机扫码掌握设备运维历史，提交设备巡检记录，及时对损坏设备进行上报处理，通过相关统计数据和制度规定，不断推进以二维码为基础的管理模式，确保设备定期巡检和维护的频率要求。

4) 扩容药剂存储能力

原次氯酸钠药剂储罐容量为 2 t，使用周期为 10 d 左右，结合现有污水站药剂间场地空间，新增 2 个药剂储罐，保障药剂容量为 4 t，使用周期达到 20 d。通过加强污水出水消毒管理，充分保证消毒剂使用和库存足量，加大消毒药剂投入量，提高设施消毒效率，保证疫情期间出水余氯维持在较高的浓度范围。

5) 培训一线技术人员

加强对运维管理人员的技术培训，制订合理的工作考核制度是保证运维一线人员有效

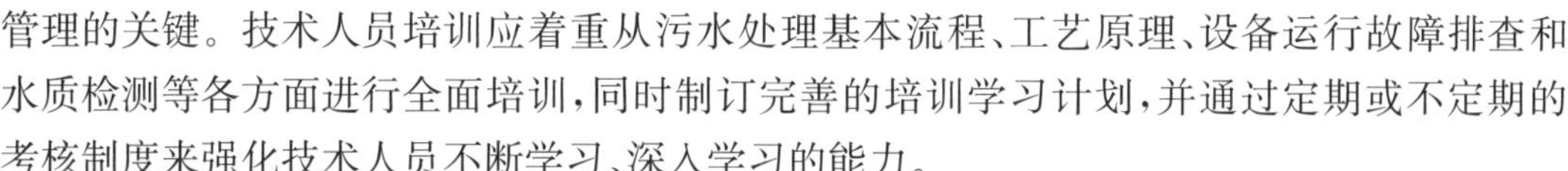

管理的关键。技术人员培训应着重从污水处理基本流程、工艺原理、设备运行故障排查和水质检测等各方面进行全面培训，同时制订完善的培训学习计划，并通过定期或不定期的考核制度来强化技术人员不断学习、深入学习的能力。

6）电气自动化改造

为深化提升污水处理站管理能力，将对现有老化的电气柜进行升级改造，配套研究课题相关工作内容，改造增加电气柜远程控制功能，未来将可以通过平台软件进行远程控制，达到无人值守的自动化程度。

7）EIM 智能运维管理平台

EIM 管理平台从功能架构上总体分为大数据展示平台、PC 管理后台、微信小程序端和报警服务器等组件，结合实际运维管理与使用过程中遇到的问题进行持续更新改进。各功能架构组件之间共享传感层提交的实时数据并进行相应的分析处理，及时将分析结果反馈至相关人员的终端界面中，可供管理人员、运维人员、专家人员等各方面进行协作分析，为后续的运维改进提供必要的大数据支撑。目前，EIM 平台已经基本实现现场数据采集、处理功能，具备远程智能管理功能，在实际应用中发挥着重要作用。

8）移动管理

为运维人员配备医院专用信息化管理工具，依托微信平台开发新华医院运维管理掌上平台，除实现运行状态监测、站区视频查看、档案文件管理等基本功能外，开发运维人员考勤、设备巡检、工单报修等功能。考虑到特殊情况下的应急处理，还自主开发了应急微信通知与声光联动报警系统，第一时间通知到管理负责人和现场运维人员。

9）运维管理制度建设和应急物资配备

为加强日常运维工作的管理和考核，结合污水站管理规范，制订了污水站相关管理制度，要求运维人员做好日常水质检测、设备运行、药剂使用量等记录。并计划在污水站隔壁房间配备应急物资和常用备品备件的存贮柜，配备灭火器、防毒面具、维修工具、余氯、pH 检测药剂、计量泵管道配件和劳保用品等。

四、医院污水运维管理提升建议

1）引入专业化管理力量

医院污水的运维管理涉及环保、电气、机械、自动化、物联网和计算机等众多专业的协作，必须有专业的技术团队和完善的管理体系才能真正做好这项工作。由于对托管污水处理公司没有统一的标准进行资质审查，一般人员难以对污水管理技术水平进行有效判断，因而在公开招标当中，极易造成非专业团队低价中标的结果。通过完善招标管理办法，挑选业内知名技术管理团队参加磋商谈判，才能真正做到引入专业化管理力量，改善污水运维的管理水平。

2）升级全过程管理流程

通过电气设备改造和物联网技术的应用，结合环境信息模型（EIM）管理理论和管理平台，强化污水从源头产生到排出的全过程管理，做到全流程运行数据的实时监测和历史数据的统计分析，能够及时发现运维管理当中存在的薄弱环节和问题来源。

管理体系上，采取自上而下的三级管理模式，建立健全目标责任管理制度，建立医疗污水的监测排查机制，加强定期自查，指定经污水管理培训合格的人员专人具体负责污水管理工作。加强委托合同管理，加强对托管污水处理公司的约束，对于污水处理设施故障或不正常运转的情况，应及时上报。

3）引入第三方评价机制

针对运维管理单位技术参差不齐的现状，引入第三方评价机制，能够尽早发现运维管理中的漏洞，督促运维管理单位管理水平的提升。在第三方评价机制建设方面，一是由环保部门与卫生部门加强联合监管，在一年两次联合检查的基础上，建立更为紧密和高效的协作执法机制，增加不定期检查，并严格按规定处罚。二是引进公众参与及第三方评价机制，提高公众的环保意识与自我权益保护意识，促使公众参与对医疗机构污水排放的监督。利用污水处理管理公司的行业协会等第三方，对污水管理公司进行评级，促进优胜劣汰。

（撰稿：贺晓鸣　胡震宇　应　岚　吴　龙　许明海　谢　杰）

「院所融合」下的大型科研院所建设实践全过程

——以中国科学院大学附属肿瘤医院为例

实验室是科技的摇篮，是汇聚人类灵气和文明的场所。随着科技日益精进，国家各领域内的实验室建设不断加大步伐，同时，也对实验室建设水平及质量提出了更高的要求。在“院所融合”思想下，以打造高起点、高水准的医学科研平台为目标，紧密围绕项目建设目标和时间节点，抢工期、抓进度、严管理、保质量，最终达到项目预期。

一、项目背景

新冠肺炎疫情的发生再次表明，人类是一个休戚与共的命运共同体。我们秉持人类命运共同体理念，既对本国人民生命安全和身体健康负责，也对全球公共卫生事业尽责。中央提出以人为本、把人民健康放在优先发展战略地位。十九大提出了“实施健康中国战略”，发展健康产业，推动健康中国建设。

中国科学院和我省合作共建中国科学院肿瘤与基础医学研究所（以下简称中科院医学所），是贯彻落实“健康中国”战略，打造我省生命健康科技创新高地和高能级创新平台的重要举措。

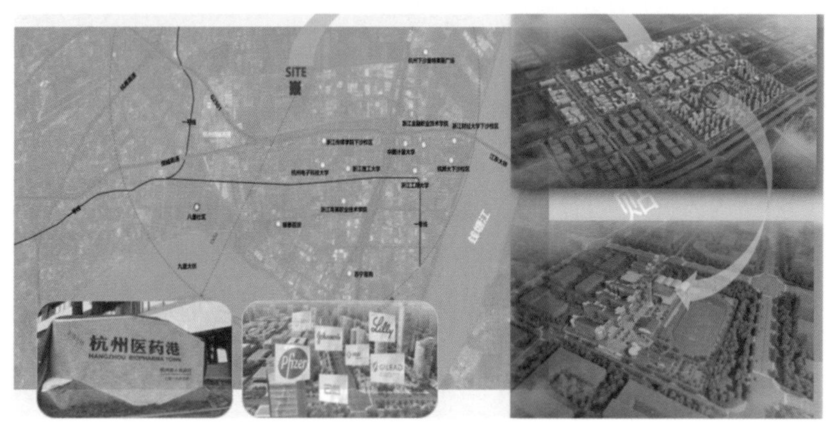

图 1　项目区域

中科院医学所项目位于杭州钱塘新区医药港小镇内（图 1），规划占地面积 200 亩、总建筑面积 30×10^4 m^2，其中一期用地 120 亩、建筑面积 3.8×10^4 m^2，主要包括行政楼、实验楼和其他辅助建筑，满足 2～3 个院士团队和 200 人入驻要求，计划工期 180 d。建设用地原为杭州聋人学校，场地内存在既有建筑10栋，分别为行政楼、教学楼、食堂、宿舍、运动场馆、报告厅以及幼儿园（图2）。考虑到项目工期紧凑以及使用性质，原学校各楼宇功能与科研院所存在一定联系，故决定保留建筑主体结构，将项目定位为装修改造。

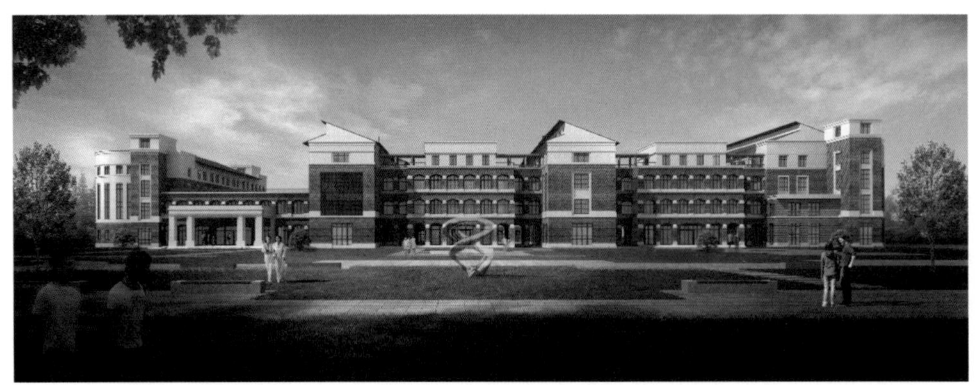

图2 行政楼、实验楼效果

二、项目筹建阶段

项目筹建伊始，为加快推进项目建设实施，形成工作合力，中国科学院肿瘤与基础医学研究所（中国科学院大学附属肿瘤医院）、杭州钱塘新区管理委员会联合成立“钱塘新区项目筹建办公室”，筹建办公室设于中国科学院肿瘤与基础医学研究所一期项目建设现场，成员由中国科学院肿瘤与基础医学研究所（中国科学院大学附属肿瘤医院）、杭州钱塘新区管理委员会相关领导及业务骨干担任。

筹建办公室主要工作目标为项目顺利推进保驾护航，具体工作职能分为资金筹措、实验仪器设备采购、项目实施过程中的沟通协调以及第一年运营开办之初的管理职能。通过组织例会安排阶段性任务，明确人员分工，逐步逐项落实筹建阶段的各项事宜。一年来，筹建办先后召开100余次工作会议，集中研究和协调解决装修改建、实验室建设、科研仪器及设施设备采购和经费预算执行等诸多方面问题（图3）。通过例会制度，各相关部门形成了良好的沟通与协作机制，定期互相通报工作进展，及时解决实际问题，特别是在项目规划设计、专业团队选定、施工进度推进和建筑材料选样等方面达成共识。其中需特别注意的事项如下：

（1）进口实验仪器设备的免税证明，由于符合相应资格的科研机构可以享受关税减免政策，因此，尽早准备资料向上级主管部门（科技厅）申请机构认定可以为后续仪器设备采购工作做好铺垫。

（2）第一年的开办费用需汇总后勤保障服务与相关设备采购费以及必要的机动科研预算，确保基础设施正常运行，同时满足新进PI实验团队入驻的经费需求。

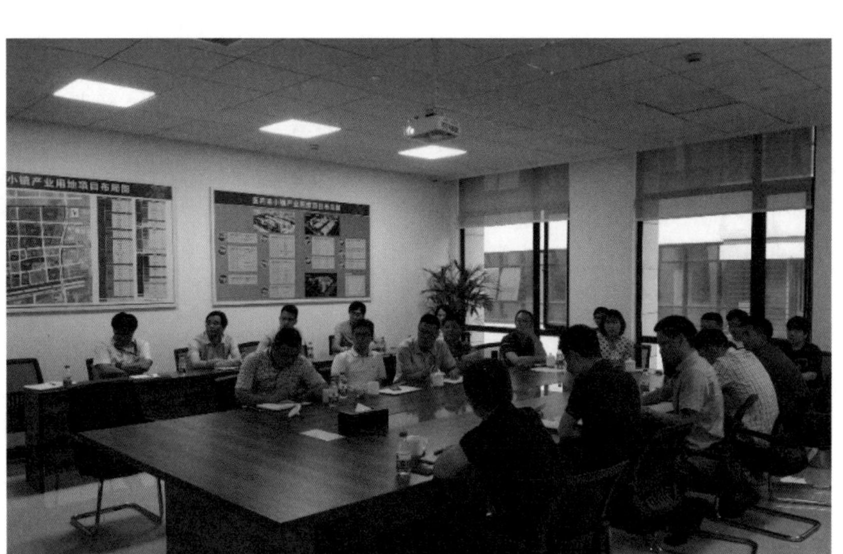

图 3　项目推进例会

三、项目建设阶段

项目建设阶段是自图纸设计至竣工验收完成，它是项目取得实质性进展的关键环节，其特点是专业性强、关键环节多、管理难度大。作为使用方，在建设阶段要充分发挥正确引导图纸设计，监督完善施工质量的任务。

(1) 以项目核心楼宇实验楼为例(图 4)，在设计过程中，可以分为概念设计、初步设计、深化设计三个阶段。各阶段工作步骤见表 1，基于这些框架式的阶段性工作任务，实验室设计工作也以层层递进的方式推进。

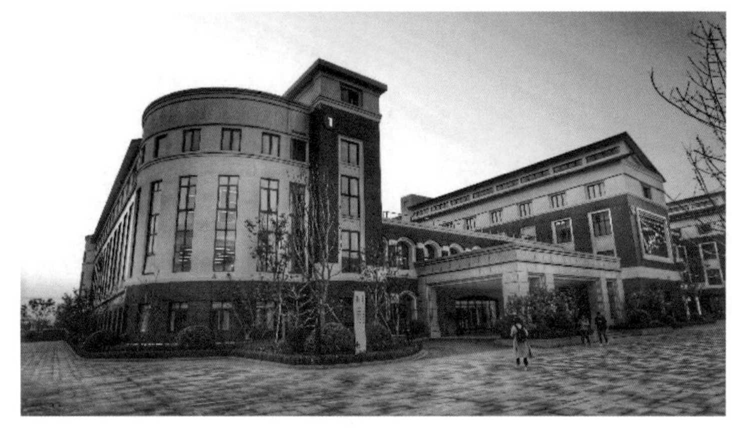

图 4　建成后的实验楼

表 1　实验室标准化设计工作内容

工作步骤	概念设计	初步设计	深化设计
了解场地信息（面积、层高、相对位置）	▲		
与使用者沟通基本需求（实验类型、使用需求、感官需求等）	▲		
建立实验室空间布局标准	▲		
对需求实验房间汇总归类（面积、数量）		▲	
在场地空间内进行平面方案设计		▲	
汇总各实验房间、辅助房间的电气、智能化、给排水、暖通、气体和纯水的技术需求表		▲	▲
计算项目各功能房间经济技术指标；简单扼要说明项目实验废水排放、空调通风（含排风与洁净）、供电情况、气体供应系统（含 UPS）和纯水供应系统（水质标准）等重要系统的基本情况			▲
成本测算	▲	▲	▲

首先，概念设计阶段按实际需求划定不同类型实验室区域后，则进行内部功能模块的划分，主要实验功能房间占比在 50%～60%之间，辅助及公共设施面积占比约 30%，这两大块功能区构成了科研实验建筑的主要职能用房，只要把握好这些模块的相对关系，那么实验室便是和谐统一的整体，且对于后续施工建设具有分步、分区的指导作用，便于其流水作业。

其次，通过全面而精简的需求调查表统计和汇总使用人员的要求，并体现于图纸文件之上。这是设计之初最为关键的一步，所有要落实的硬件、技术参数等均需在本过程中确定。主要控制项包括工艺、强电、弱电、给排水、暖通及气动等专业的共 35 个项目，这其中绝大多数与设备型号密切相关。在设计先行的客观条件下，作为使用方管理者，对潜在供货厂商的设备安装条件进行综合评估，对于基础条件足够的情况，采用“最小公倍数”法则，取各个安装条件中最苛刻者；若基础条件局促，则取其“最大公约数”，尽可能适应较多品牌的安装条件。目标只有一个，在设计阶段考虑全面，增加容错率。如图 5 所示。

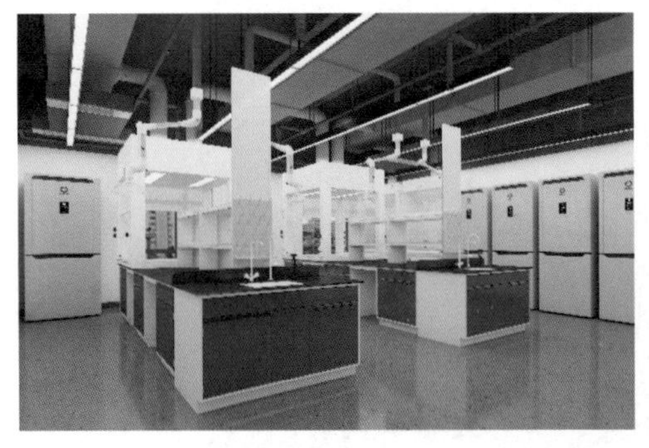
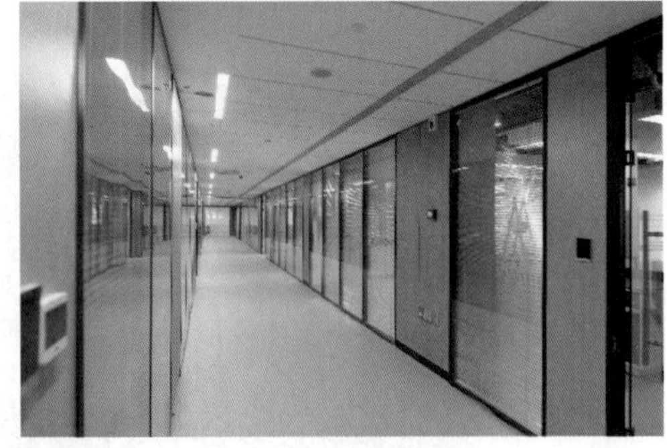

图 5　实验室实景

最后，在完成满足设备安装条件的平面布置图后，邀请外单位专家进行一次评审，在施工图深化前尽可能地完善图纸。

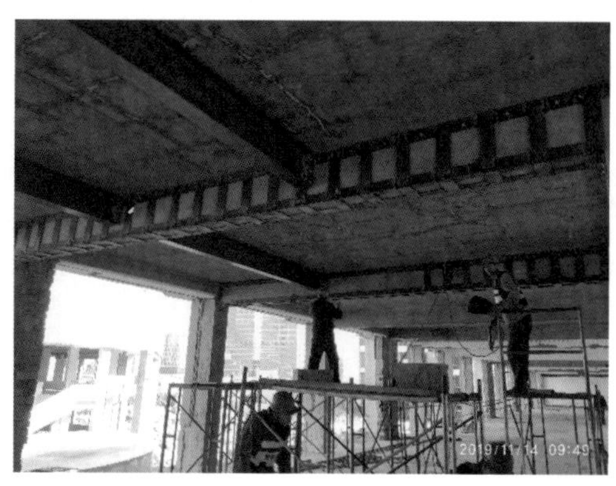

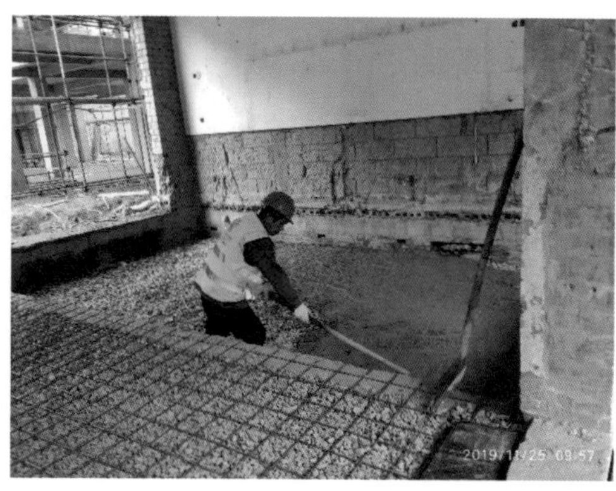

图 6　原结构加固

（2）由于项目性质为 EPC 总承包，进入施工阶段后，要侧重于图纸与现场的完成度，对于不按图纸或存在偏差的情况及时向监理单位反映，限期整改；有需要变更或增补的情况同样要尽快与建设方代表与项目经理沟通。在实验楼装修之前，针对房间功能及仪器设备配置情况，对一层地面及上部结构进行了加固，地面采用现浇细石混凝土配筋板将活荷载提升为 3 t/m^2，上部结构采用梁柱包钢配合楼板碳纤维加固，局部楼面活荷载达到 800 kg/m^2（图 6）。为加强主要楼宇间的联系，在原教学楼间增加连廊，并配备电梯，满足楼宇间人流、物流的垂直与水平联系。实施过程中不断关注施工动态，并以需求为导向，做好前方与后方的"黏合剂"。总平面如图 7 所示。

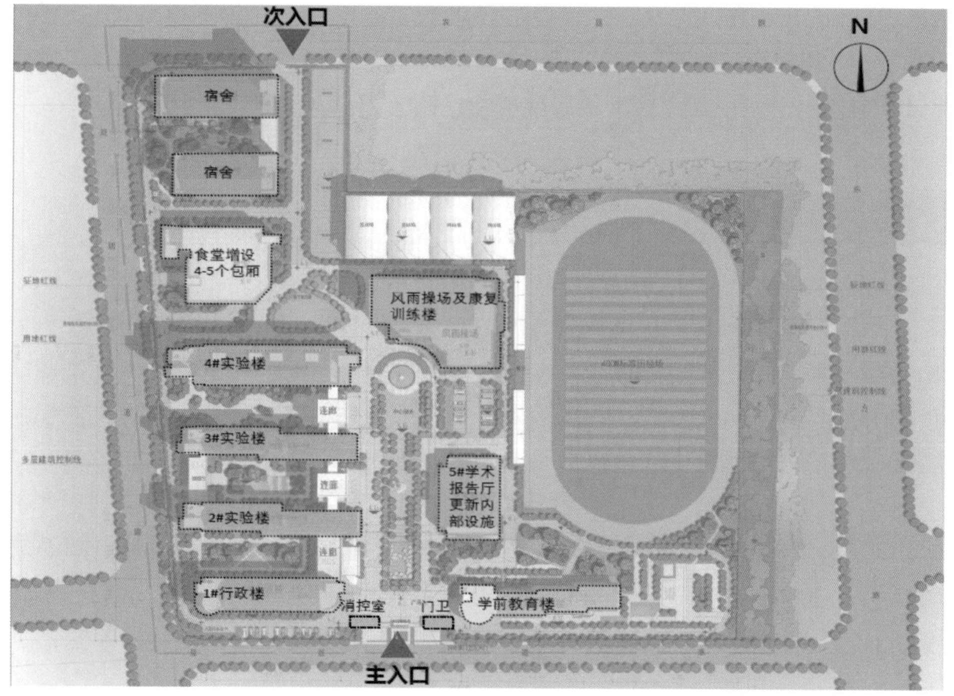

图 7　总平面图

四、难点总结

由于工期紧、任务重，作为使用方管理者，不仅要协调外部关系，确保项目各项程序畅通无阻，更为重要的是对于项目各项技术要求及使用功能的整体把控。

（1）需求搜集过程艰难。由于项目涉及生物、化学实验室、生物样本库等多种专业实验单元，先期建设阶段各实验室、平台使用团队并未确定，难以获取准确且详细的需求信息，这对深化设计及招投标工作造成了很大的阻碍。虽然可以借助有经验的实验师完成大部分资料收集工作，但从实际使用情况来看，实验室是为实验团队服务的，每个实验团队有其个性化的要求，确实众口难调，并不能尽善尽美。比如最普通的实验椅，对于每个实验者来说可能都有不同看法，这些主观原因会极大地阻碍前期工作的推进。

（2）设计与施工契合度差。基于图纸进度滞后且完成度不够的情况，为了追赶工期，施工方只能采取穿插作业，尽可能将已确定的、基础性的工作稳步推进；某些限制少、自由度高的功能区反而成了最难处理的部分，对于不可预见的改动是施工方最不愿经历的过程，就像上阵打仗，“一鼓作气，再而衰，三而竭”。跳过这些区域则会一定程度影响整体工序安排及进度，就如同路障一般，车辆只能绕行，影响整体效率。

（3）设计施工与人才引进过程中的协调与配合问题。正常情况下，设计施工应根据人才团队研究方向开展相关工作，但是这样的理想状况只在少数，本项目中，设计阶段只确定了少数的团队，也针对其科研方向配置满足要求的实验室系统及仪器设备，但这样的区域只占15%，更多的实验室则难以按一定的参数要求设计建设，人才引进过程普遍滞后于实验室建设，因此，这是一个新建大型科研院所常见的矛盾点。

五、解决对策

对于上述三点问题，其最优解决对策不在于分别解开各自的症结，我们完全可以换一种思路，采用一种具备交集性质的通用解将多问题归为单一问题并解决它。标准化实验室设计建设思路正是符合上述属性的对策，对于一些没有权属的实验室区域，我们采用以实验台为单元的开放式大实验区，今后PI组入驻后，也以实验台为单位进行分配，每层搭配一定数量的细胞间供整层数个科研团队共用。这样普通PI实验室可分为分配到个体的开放式实验室以及共用性质的细胞实验室、仪器间、清洗灭菌间等。按上述解构的思路开展实验室设计，可以避免不确定因素带来的影响，建设者可以将焦点放在分配比例上，而诸如清洗灭菌、试剂存储等辅助房间面积较为固定，只有细胞间与仪器间需由经验丰富的科研人员推算今后的需求，原则上这些重要的共用实验室可以靠上限预留。

另一类实验室为公共实验平台，如实验动物平台、细胞表征平台、材料测试平台及生物样本中心等，此类实验室设计建设关键点在于确定区域面积，此面积多与内部设备功能需求有关：实验动物中心与笼具数量（小动物数量）关系密切，生物样本中心则与拟存储样本量有关。这些都是关系到项目总体规模及投资的重要指标参数，属于顶层设计的一部分，所有科研项目都必须尽早确定。图 8 为中科院医学所竣工实景。

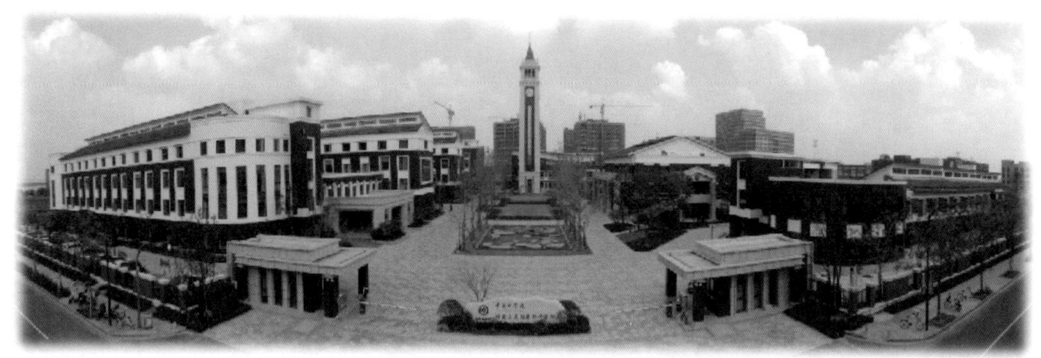

图 8　中科院医学所竣工实景

对于实验室内部系统设计，同样采用标准化设计理念，从空间上分为上、中、下三个层次，顶部集成水、电、暖通、气路并通过吊塔或实验台设备立柱衔接中间层次的实验台，而下部则为下水、强弱电终端等必要的设施。近几年兴起的 BIM 设计则非常契合实验室标准化设计建设思路，通过建筑信息模型进行各专业管线的碰撞模拟与布局模拟可以很好地对多个模块进行部署，直观明了地对待定区域进行方案模拟。

（撰稿：朱红洲　张轶锋）

综合医院后勤机电设备网格化管理应用与实践

——以浙江省人民医院为例

一、项目背景

机电设备是综合医院后勤保障中的重要设施，确保机电设备可靠、高效、安全运行，是医院设备管理的中心任务，也是医院后勤管理的重要对象。目前，综合医院后勤机电设备管理存在范围广、多学科多工种交叉、服务对象复杂和设备维修人员组成复杂等难点，制约了医院的进一步发展。以管理下沉、资源整合、块状细分为特征的网格化管理能让管理效率大大提高，是提升组织管理能力的强有力制度。因此，浙江省人民医院后勤管理中心引入网格化管理，本着“横向到边，纵向到底”的原则，以临床需求为导向，探索建立了“分管院长—后勤管理中心领导—后勤职能部门小组长—技术维修人员”的四级网格体系，释放了网格化管理制度优势产生的治理效能。通过对后勤机电设备网格化管理的不断探索和持续改进，形成了一个主动发现、主动服务、精细管理和监管并重的管理体系，为医院发展提供了强有力保障。

自 2004 年北京市率先实施“万米单元网格管理”试点以来，网格化管理已经被广泛应用于管理实践的各个领域。尤其在 2020 年的新冠疫情防控中，社区网格化管理取得的良好成效进一步表明了网格化管理是提升组织管理能力的强有力制度。

综合医院基建项目中，机电设施设备包括电梯、锅炉、通风与空调系统、消防系统、配电系统、给水系统、排水系统、污水处理系统、制氧供氧系统及物流系统等。这样一个庞大、完善的医院后勤保障系统，如何有效利用空间进行合理布置，如何在其全生命周期内进行安全、有效的管理就显得尤为重要了。在以往医院后勤建设和后勤机电设备的运营维修管理中，一般采用传统、粗放的机电设备管理模式，普遍存在三方面难点：一是机电设备管理工作覆盖医院各个角落，管理范围广、多学科多工种交叉；二是管理对象多，包括电梯、锅炉、通风与空调系统、消防系统、配电系统、末端用电设施设备、给水系统、排水系统、用水末端设施设备、污水处理系统、制氧供氧系统及物流系统等，所涉及管线排布较为繁杂；三是维修人员组成复杂、流动快，且能力参差不齐，岗位与岗位间沟通协调能力较差，对管道、电线的走向不熟悉，导致查找故障原因、维修质量及服务效率的降低，一旦设备发生故障，不能做到即修即好，就只能停工等待厂商进行维修，等待时间少则数天，多则数月，严重影响了医院的正常、有序运行，甚至会引发较为严重的医疗事故。

上述难点带来了诸多问题，无论是维修人员紧张、设备老化、技术服务缺乏有效监管，还是日益凸显的时效问题、需求与响应之间的矛盾等，都已经显著制约了医院的进一步发展。为突破困境，缓解矛盾，唯有改变由单纯行政体制产生的机电设备管理旧模式，优化服务流程，引入网格化管理，才能探索出符合社会效益、医院发展且能确保医、教、研工作合力开展的后勤保障机制。

二、概念界定

1）网格化管理定义

广义上来说，网格化管理是指根据属地管理、地理布局、现状管理等原则，将管辖地域划分成若干网格状的单元，并对每一网格实施动态、全方位管理，其本质是行政系统基于信息掌控、问题解决和需求响应等方面的需要而形成的行动机制。

对于综合医院后勤服务来说，网格化管理是指本着“横向到边，纵向到底”的原则将医院划分成若干大、小区域，把各网格管理目标明晰量化，后勤各部门对所属区域的服务事项进行管理，责任到人。其中，“横向到边”是指每一个网格基础单元设置网格化负责人，覆盖医院所有角落；“纵向到底”是指包括院领导、后勤管理中心职能科室形成一个自院领导至科主任再延伸到每一位后勤员工、维修技术人员组成的纵向管理脉络。从整个医院来看，纵向设立后勤保障管理责任体系、层层监管；横向以各个病区、部门科室为管理单元。最终形成一个“纵”“横”交错的网格化管理，使管理呈网格式覆盖，使责任层层落实，全院统一。

区别于传统管理模式，网格化管理脱胎于技术领域的网格发展，是依托在统一的数字化信息管理平台之上的。所有的单元网格被统一整合到资源管理系统中，通过单元网格间的相互协调机制和信息交换，使得每一个单元网格都可以共享网格管理系统中的所有资源，同时接受总系统对自身资源的管理和调动，如图 1 所示。

2）后勤机电设备管理

综合医院基建项目中，后勤机电设施设备包括电梯、锅炉、通风与空调系统、消防系统、配电系统、给水系统、排水系统、污水处理系统、制氧供氧系统和物流系统等。后勤机电设施设备是一项非常复杂的工程，涉及机电设备的安全、测试、使用、保养和维修等关节。单单对于空调系统管理一项来说，就存在空调的运行、类型、台数、板换数量、水温、空调机风量、风温及末端设备的送风温湿度、房间温度、湿度均匀性等参数的管理等，如图 2 所示。

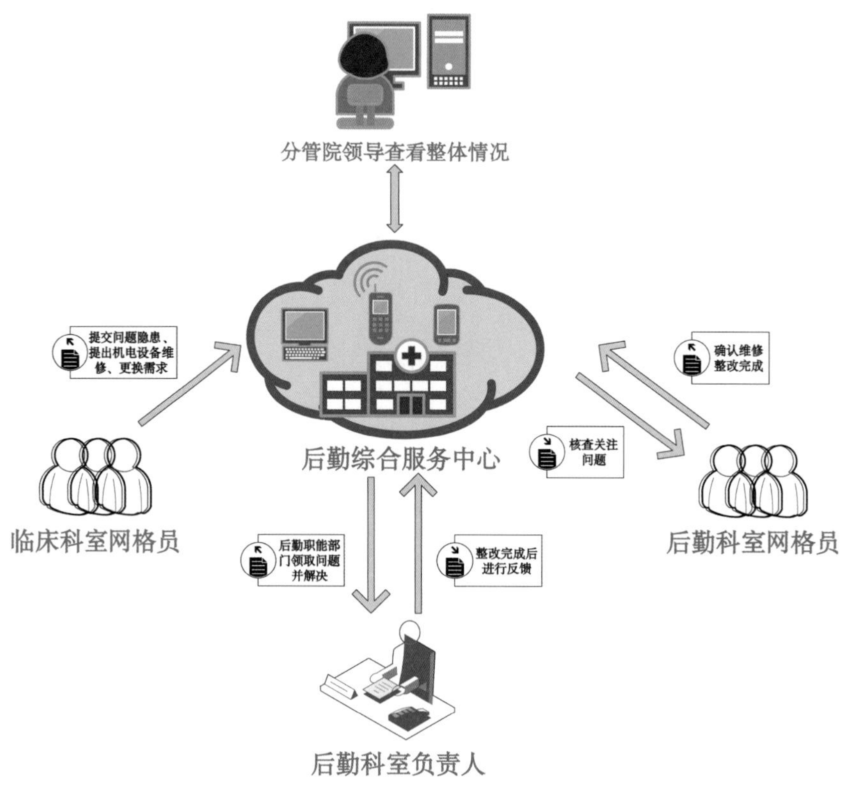

图 1　综合医院网格化管理模式

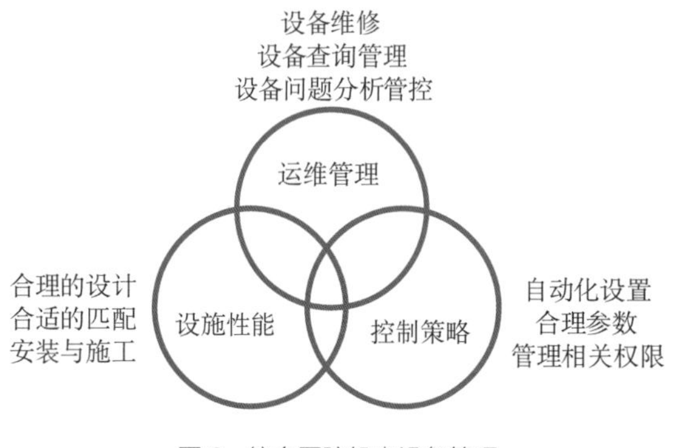

图 2　综合医院机电设备管理

3）网格化管理在综合医院中的运用

近年来，网格化管理被引入部分医院管理中，综合医院尝试在消防、安保、设备管理中引入网格化管理以提高管理效能。安徽省立医院运用阿米巴经营网格化管理在外包物业中形成网格化管理，将外包物业项目整合为安保（消防）、保洁、机电（含水电气、制氧、物流和维修等）及医辅（含医疗运送、陪检、送药等）四大块，再对应设置四大管理部门，每个部门对应医院综合保障部安排有 1～2 人对口监管。河南省肿瘤医院将全院区域划分为 27 个责任区，指定 54 名后勤保障部职工为网格责任人对区域进行巡查并负责维修落实和销项。北京大学人民医院采用金字塔式网格管理体系，成立安全化防范网格化管理小组，全院办公室作为塔基，各科室分别成立安保单元格，任命单元格负责人，统筹本单元格的秩序维护和安保工作。无锡市第三人民医院把医院分成若干个网格，每个网格设立一名区域主管，同时纵向设立消防、治安、宣培和交通等条线，且配备技术主管。

三、浙江省人民医院后勤网格化管理实践

1. 医院网格化管理概况

浙江省人民医院成立于1984年，三十余载耕耘结硕果，目前已经发展成为一家拥有2 200张核定床位，集医疗、科研、教学、预防、保健和康复于一体的一家大型综合性三级甲等医院。医院的快速发展对后勤管理提出了更高要求，在成立后勤管理中心后，从2019年开始，依托后勤管理中心，浙江省人民医院开始在朝晖院区试点实施机电设备网格化管理。经过2年多来不断的实践与探索，全院机电设备网格化管理的服务格局已初步形成。

医院管理辖区按照“横向到边、纵向到底”原则被划分成多个单元格，制订了相关制度、流程，通过加强对单元格事件巡查，建立了一种监督和处置分离的形式。主要内容包括安保电梯、锅炉、通风与空调系统（图3）、配电系统、末端用电设施设备、给水系统、排水系统、污水处理系统及制氧供氧系统等机电设备的运行维护等。

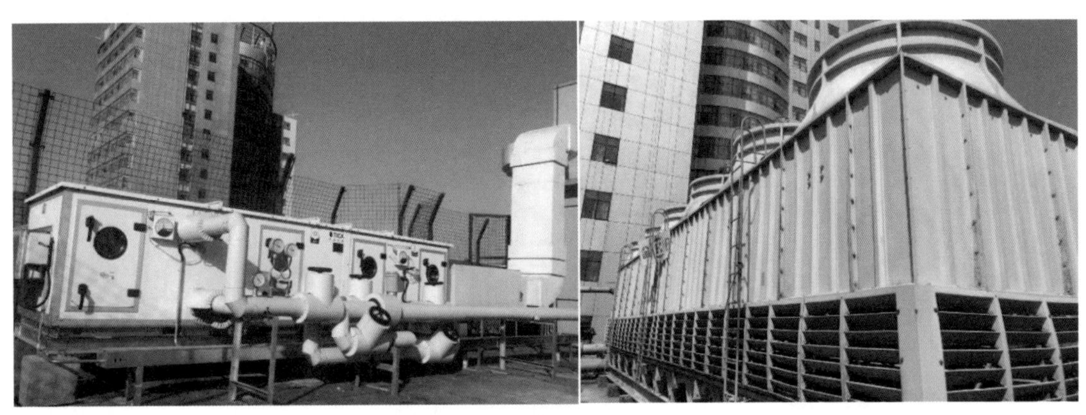

图3　医院部分空调机组

2. 网格化管理层级划分

浙江省人民医院以临床科室需求为导向，探索建立“以信息化支撑网格化、以网格化追求精细化、以精细化实现人性化”三位一体的后勤机电设备管理新模式，划分出“分管院长—后勤管理中心领导—后勤职能部门小组长—技术维修人员”的四级网格体系。

网格划分的原则为：以院区为单位，划分一级网格，1名分管院领导为一级网格员；以整栋楼宇为单位划分二级网格，将全院划分为12个区域（图4），4名后勤管理中心领导为二级网格员，每人负责3栋楼宇；以楼层为单位，为后勤管理中心在职职工划分三级网格，指定36名后勤管理中心在职职工为三级网格员（即网格管理员）；以病区为单位，为空调、电梯、锅炉等后勤维修技术人员划分四级基础单元格，每个区域合理配置专业技术人员，由1名网

格管理员和7名技术人员组成基础网格小组，具体负责所辖区域的机电设备网格化工作，包括电梯、锅炉、通风与空调、消防、配电、给排水、污水处理和制氧供氧。

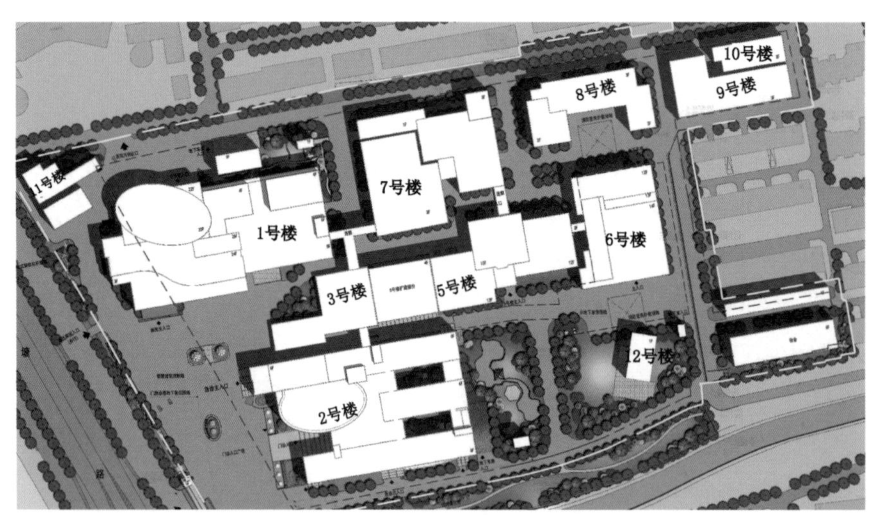

图4　浙江省人民医院二级网格划分

同时，设立后勤综合服务中心，负责统一汇总、协调巡视中发现的问题，分派任务并及时做好反馈。在所有网格中，实行"定级、定格、定人、定责"的精细化管理模式，以期达到"实现网格化管理工作流程化、标准化、规范化，提高机电设备管理工作效能及管理水平"的目的。

3. 各级网格员职责

为明确职责和工作流程，建立了网格化管理模型，如图5所示。

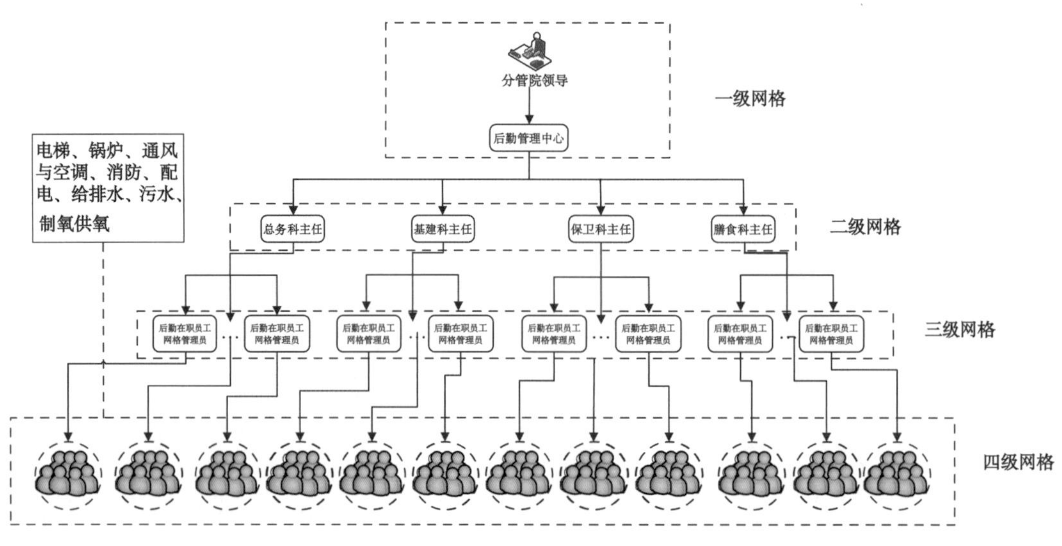

图5　网格化管理模型

1）一级网格职责

医院领导为一级网格，1 名分管后勤的院领导作为后勤网格化管理的总责任领导，负责监督机电设备管理工作。原则上，分管院领导每月至少覆盖 1 次，利用后勤会议、专项检查、专项会议等方式对各级网格职责履行情况进行监督指导。具体包括：指导与检查机电设备设施巡检、维护保障工作，安排部署机电设备管理计划以及落实和处理所属网格内的渎职、失职人员。

2）二级网格职责

后勤管理中心为二级网格，每个网格设置 1 名后勤管理中心职能部门科主任（保卫、基建、膳食和总务）作为网格化管理的主要负责人对口 12 栋楼宇，每月至少覆盖 3 次，负责网格内机电设施设备的管理工作，包括各项工作的具体计划和措施以及工作的落实与展开。二级网格员需要落实部门职责，督促各部门按时上报工作落实情况和存在的困难。对上需及时与一级网格员沟通，为后勤管理中心各科室职能发挥创造有利条件；对下要对三级网格管理员加强监督与指导，定期组织培训教育，对网格员的履职情况进行定期督导。

3）三级网格职责

后勤职能部门为三级网格，每个网格设置 1 名后勤管理在职职工作为三级网格长，每周至少覆盖 2 次，网格长对三级网格内后勤保障工作进行具体监督检查，包括指导网格员定期收集网格内临床科室反馈意见与建议，深入临床一线与服务科室交流沟通，做到"一上一下"，把上级的工作要求真正传达到各网格，把苗头性、倾向性问题反映到上级，做到"早发现、早提醒、早纠正"。定期巡视、了解临床需求、听取意见和及时协调处理各种疑难问题。

4）四级网格职责

四级网格为三级网格下设的基础单元格，每个基础单元格设置网格员 7 名：对电梯、锅炉、通风与空调、消防、配电、给排水、污水处理和制氧供氧设备，7 名网格员直接受到三级网格管理员的领导和监督，每天至少覆盖 2 次。四级网格员要全面掌握网格内基本情况，定期巡查、排查各方面的安全隐患。

对于四级网格员，需要对网格区域内的机电设备进行每日巡视，检查医院的供水、供电、消防和报警设备，发现问题及时处理。负责网格内供热水、供气系统和锅炉等设备的维修工作，保持消烟除尘设备的安全运行，排查配电设备运行监护停送电倒闸操作，照明设备、电气设施的安装、改造，强电井母线、电缆的检查和保养维护，负责地下室水泵房设备运行监护，医院水池、水箱水位安全运行，全院供排水系统设备运行监护等工作。严格执行后勤设施设备维修保养制度，制订设备设施年检、保养计划，确保其安全正常运行，杜绝因人为操作失误而引发的停水、停电、停气等事故。严格按照计划完成机电设备的日常编码、维修和保养工作，合理清洁机电设备，保证设备的完好度，排除安全隐患。同时还要进行日常紧固、润滑等工作，及时更换已经损坏的部件，还要进行日常紧固、润滑等工作。网格日常巡查工作由四级网格单独完成，专项巡查可由多个网格联合完成，规范填写网格巡查记录，并将科室反馈结果作为网格化负责人的考评依据。

以空调设备管理为例，浙江省人民医院门急诊楼大厅、公共区等采用定风量全空气系统，诊室、行政办公等场所采用四管制风机盘管加新风系统，根据功能区设置新风空调机组，排风风机置于屋面，大体由三部分组成：制冷及制热站、空调水管网系统、中央空调机组、新风机组及空调末端设备。四级网格员需要负责检查真空泵及屏蔽泵的电机，确保电源接地良好，电控箱绝缘性能良好，清洗过滤网和蒸发器盘管等，如表 1 所示。

表 1　浙江省人民医院医院机电设备管理中空调系统维修职责

空调系统四级网格员维修职责			
一、空气处理机组系统		二、水系统	
序号	维修内容	序号	维修内容
1	空气处理机组箱门、壁板密封性检查	1	电动三通阀外观及运行状况检查
2	空气处理机组压差感应计检测及维护	2	供水管水过滤器检查、清洗
3	检查新风机组内部卫生情况并清洁维护	3	水系统管网防锈
4	冷、热水盘管检查保管	4	水循环泵检查与维修
5	温度传感计检测以及维护	5	水管保温材料的维修更换
三、净化系统风冷热泵维护		四、电气系统	
序号	维修内容	序号	维修内容
1	清洁排风机灰垢	1	强弱电系统运行情况检查
2	紧固模块机接线端松动	2	控制柜清洁及维护
3	检查主机空气开关、交流接触器	3	动力电箱分电箱开关闭合、漏电按钮检查
4	检查压缩机油位	4	控制模式转换及调试
5	检查水流压差开关	5	超负荷保护器检查

4. 网格化管理工作制度

制度是管理的保障，为了确保网格化系统高效率运行，一系列的网格化管理制度也被制订，包括例会制度、信息报送制度、巡查制度、处理销项制度、监督反馈制度、奖罚制度及档案信息管理制度等。

“五定”和“六 T”两个工作方法被提出。“五定”指定制度、定网格、定人、定责和定奖惩；“六 T”指天天规范、天天检查、天天整改、天天反馈、天天提高和天天记录，进而实现“人在网格中、事在网格办”的管理目标。

四、机电设备网格化管理成效

浙江省人民医院机电设备网格化管理改进和完善了以往分散、零星、被动应对问题的管理模式，从而转变为一种集中、统一、主动发现问题、全程跟踪并解决问题的新模式，进一步提升了机电维修维护的服务质量。这种全面科学的闭环管理机制覆盖了机电设备维护的所有服务范围和服务岗位，全方位多层次的网格也使得应急管理模式更加规范化，可视化和程序化，大大提高了后勤管理中心的服务效率和服务质量。

以病区机电设备的保养维护为例，这些设备往往与患者及其家属密切相关，如果出现问题后不能高效率解决，将直接影响到病患正常休息和康复。若依照之前的报修模式，当病区的锅炉、空调等机电设备出现故障后，维修人员常常不能及时处理，或存在维修不到位的现象。但是，在网格化管理全面实施后，按照闭环控制要求，如果维修技术人员未能在一定时间内（规定为 24 h）结束处理，下级网格将上报上一级网格，并按一定的时间间隔（通常为 6 h）持续催促和上报。上级网格接收到上报信息之后，也将按一定的时间间隔督促和上报（通常为 12 h），直到解决所有问题为止。整个处理过程会留档记录，并作为维修人员和维保单位年终考核的依据。这些措施有效加强了对维保单位服务质量的监督，从而促进了后勤保障工作服务质量的提升。

此外，网格化管理还进一步拉近了后勤管理中心与临床科室的距离。三级网格成员需要每周至少一次在其管辖范围内的病房中了解部门主管或护士长的需求，记录意见和建议，及时处理遗留问题，形成销项表格，为临床科室提供“发现问题—立刻整改落实—及时反馈”一站式服务，切实为病区解决实际问题。

综上，浙江省人民医院后勤保障网格化管理实践提升了医院管理能力，促进后勤服务全院满意度上升、后勤管理体系管理效率提升、服务质量进一步提高。在施行两年半后，医院设施设备返修率下降、维修服务速度不断提升、不良事件上报率持续降低，后勤服务管理也进一步规范化、标准化、精细化。

五、结语

综合医院机电设施设备管理工作需要克服存在的种种弊端，改进和完善现行管理模式，积极探索科学的管理方法，在实践中运用网格化管理思想，科学划分责任网格、层层落实网格责任，不断改进和提高机电设备管理工作，实现网格管理精细化、科学化。纵观未来，机电设备管理存在多种可能发展的方向，目前较热的一种探索是基于互联网 + 和 BIM 技术构建机电设备运行维护管理系统。运行维护管理系统可以较方便地从 BIM 中提取所有机电设备零部件的信息资源，查询机电设备零部件的运行维护和保养情况，追溯设备历史，同时利用 BIM 技术可视化的特点，为突发事件状态下制订应急处理预案提供可靠的信息。这种处理方案也为机电设备管理提供了很好的选择思路。

网格化管理在综合医院后勤保障工作中的应用是提升医院管理能力、实现高效后勤保障的重要抓手。以网格化管理、网格化执行为主线，贯彻制度制订、流程设置到督导检查整改，以信息化为手段，使后勤保障网格化管理得到推进与升华，大大提升了综合医院后勤管理体系管理效率，不断优化医院的精细化管理，为浙江省人民医院的运营、发展提供更加有力的保障。

（撰稿：王　楠　张朝阳）

碳中和目标下的绿色医院运维管理

——以杭州市儿童医院能源服务项目为例

“碳中和”，这是在2021年全国两会期间的政府工作报告中首次提到的“热词”，它既是习近平总书记关于新时代中国特色社会主义生态文明思想的一个指引方向，也是我们践行绿色低碳，节能减排的目标。从宏观上看，这是关系到人类可持续发展的百年大计。从微观上看，作为一家公立医院，在“碳中和”的大环境下，如何优化运维管理来实现医院的“碳中和”，是我们需要思考的问题。本文以杭州市儿童医院能源服务项目为例，谈一谈碳中和目标下绿色医院的运维管理。

一、项目背景

自18世纪工业革命以来，现代工业迅速发展带动了全球的经济发展，但传统经济增长的模式也伴随着传统化石燃料燃烧后废气的无节制排放，二氧化碳的持续增加，全球气候变暖等问题。21世纪，随着人们意识到传统的经济发展模式已严重威胁到人类可持续发展时，各国都把低碳经济作为本国的发展战略，现代化的能源管理也就具有了非常重要的意义。在我国，习近平总书记曾指出过：“我们既要金山银山，也要绿水青山。宁要绿水青山，不要金山银山，而且绿水青山就是金山银山。”这一重要的生态文明建设发展理念，并且在2021年的政府工作报告中，为了应对气候变化，我国还提出了“二氧化碳排放力争于2030年前达到峰值，努力争取2060年前实现碳中和”的庄严的目标承诺，将“做好碳达峰、碳中和工作”列为2021年的重点任务之一。在2021年4月22日的领导人气候峰会上，习近平总书记再次强调了中国在生态文明建设中力争实现“碳达峰、碳中和”的重大战略决策，立下了中国在发展低碳经济模式下的坚定决心。

那么，什么是“碳中和”呢？“碳中和”是指国家、企业、产品、活动或个人在一定时间内直接或间接产生的二氧化碳或温室气体排放总量，通过植树造林、节能减排等形式，以抵消自身产生的二氧化碳或温室气体排放量，实现正负抵消，达到相对“零排放”。而代表着公众社会形象的医院，作为能耗大户，在当下“做好碳中和”的大环境下，节能减排势必成为医院绿色发展过程中永恒的主题。如何在不影响医院医疗水平和服务质量的基础上，开辟出一条节能减排的新方法，响应国家的号召，是作为现代化的后勤管理团队亟需面对的新问题。下面以杭州市儿童医院的能源管理项目作为切入点进行探讨，以求能为现代化医院在碳中和下的后勤运维建设提供一些思路。

二、医院运维需求与现状

1. 医院简介

杭州市儿童医院是由杭州市人民政府按三级甲等标准全额投资建设的一所集医、教、研于一体的现代化综合性儿童医院。医院创建于2009年1月，总建筑面积约3×10^4 m^2，拥有1号楼和2号楼两幢主要的医疗综合楼。其中1号楼为地上16层，地下1层框架结构建筑，2002年投入使用；2号楼为主楼地上14层，裙楼地上5层，地下3层框架结构建筑，2020年6月投入使用(图1)。

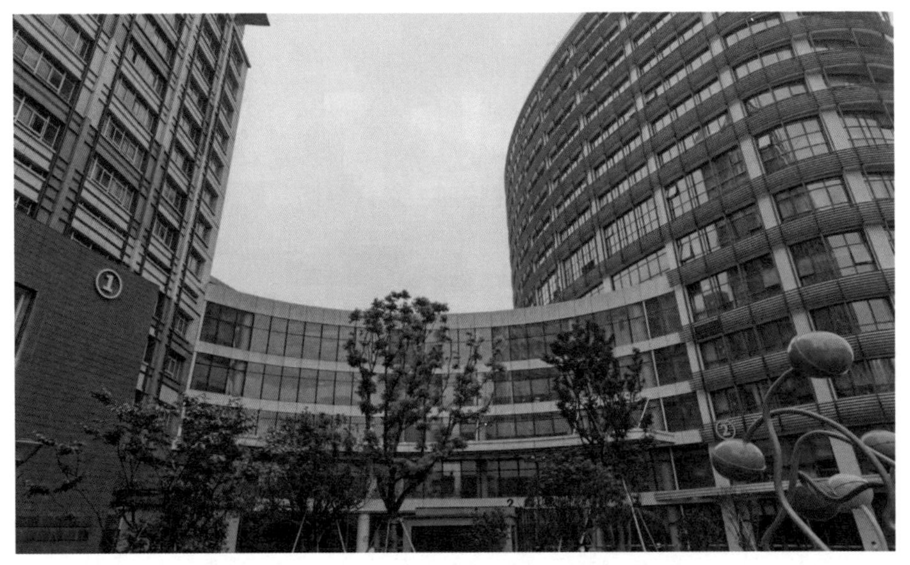

图1　杭州市儿童医院1号楼和2号楼

2. 医院运维的需求

对于杭州市儿童医院后勤运维来说，有哪些需求是需要解决的呢？国家卫健委在《关于开展建立健全现代医院管理制度试点的通知》中明确了148家试点医院和14项重点任务，其中第9项健全完善后勤管理再次将医院“后勤一站式”服务模式、推进后勤服务社会化、推进医院节能降耗工作和降低万元收入能耗支出作为重点探索方向。所以，建立起现代化的能源管理模式对医院减少碳排放、做好碳中和有着举足轻重的意义。

为了达到节能减排降低万元收入能耗支出的需求，医院提出了技术和管理两个方面的需求，其中，技术方面包含：按照合理的能耗模型，对监测范围内的各类能耗进行分类和分项监测；实时在线监测各能源消耗情况，找出能源消耗异常值，并为能耗统计、能源审计提供数据支持；后勤重要设备设施（如变配电、暖通空调等）进行能源分项计量和数据实时在线监控，以提升后勤安全保障能力等。管理方面包括：对医院的所有科室与病区实现能源KPI考核，实现全院的能源精细化管理，让医院全体员工都参与到能源管理中来，满足国家对三级甲等公立医院能源管理要求；通过该系统提供能耗分析、能耗KPI考核等功能，提高节能运行管理水平，提升管理效率和能源利用效率；深度分析已建成项目的能耗数据，挖掘本项目节能空间，为管理节能与技术节能提供依据，验证既有节能措施的效果，同时也指导医院的节能降耗工作等。

3. 医院的现状及存在的问题

1）医院碳排放种类

要做好医院的“节能减排”工作，首先要做的便是核算碳排放情况，摸清医院碳排放的家底，这是做好医院“碳中和”的第一步。在2020年以前，医院的主要业务都集中在1号楼，故1号楼是整个医院最主要的能耗建筑。随着2020年6月医院2号楼的正式投用，除了临床的业务规模、门诊量在后疫情时期稳步提升外，整个医院后勤所管辖的人员、设备、空间也同比大幅增长。医院现有的重要运行机房与设备包括变配电、暖通空调、锅炉房和电梯等也因2号楼的扩展而同步投入运行。通过前期的调研发现，医院的碳排放包含了直接排放和间接排放两方面，其中直接排放的主要是指化石燃料通过各种设备发生燃烧后产生的二氧化碳，具体包括锅炉设备、食堂消耗的天然气，公务车辆消耗的汽油。间接排放主要是消耗外购电力产生的排放，这也是医院主要的碳排放形式，主要包括照明、中央空调（新风系统）、电梯、水泵、各类机房和各类医疗办公设备等。如图2所示。对于医院来说，医院属于消费端，减少碳排放、做好碳中和最主要的途径便是：调整能源消费结构，尽量减少天然气、汽油等传统化石能源消耗产生的直接排放，提高外购电力等能源的利用效率，减少不必要的消耗。

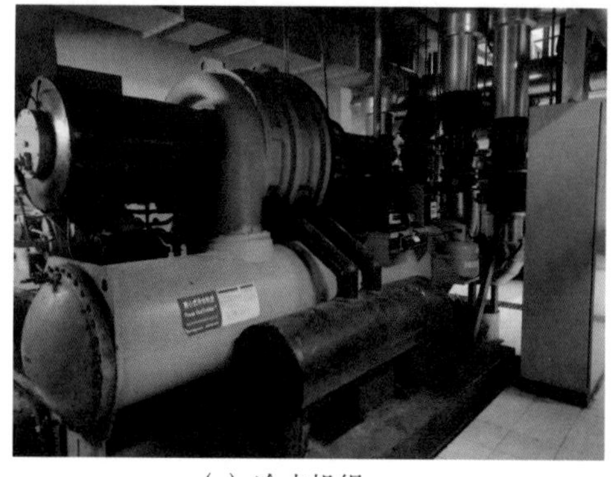

（a）冷水机组

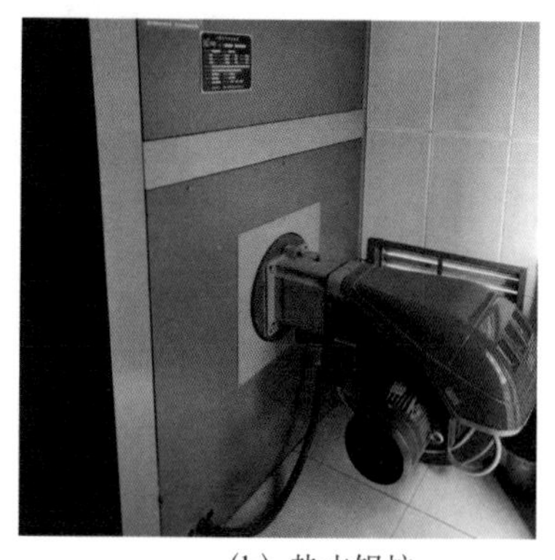

（b）热水锅炉

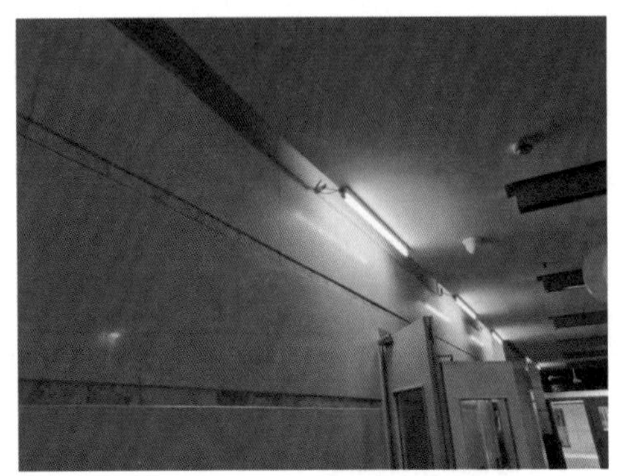
(c) 1号楼大厅日光灯

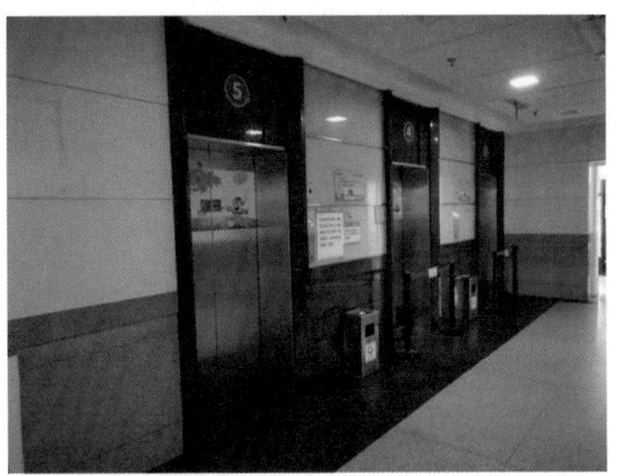
(d) 1号楼客梯

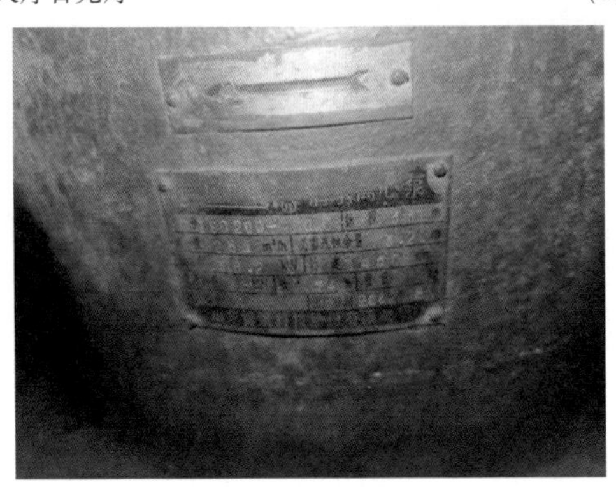
(e) 1号楼水泵铭牌

图 2　医院内各类能耗设施

下面对医院 2016 年至 2020 年的电、气消耗情况分类统计，并进行详细的分析，以便对医院能源消耗现状有个更直观的认识。需要特别说明的是，医院于 2019 年 12 月 10 日整体切换至新大楼高压变配电提供电能，并于 2020 年 6 月 1 日正式启用了 2 号楼，其中，1 号楼建筑面积为 30 000 m^2，2 号楼耗能主要为地上部分，建筑面积为 33 246 m^2。

(1) 电能耗

杭州市儿童医院历年用电能耗分析如表 1、图 3 所示。

表 1　历年用电能耗分析

年份	电量(kW·h)	电费(元)	单价[元/(kW·h)]	电量增长率	kW·h/m^2
2016	3 974 502.8	3 540 704.03	0.82		132.48
2017	4 267 707.6	3 458 738.23	0.75	7.38%	142.26
2018	4 555 879.2	3 456 516.66	0.75	6.75%	151.86
2019	4 350 887	2 946 711.11	0.67	−4.50%	145.03
2020	6 173 161	3 835 839.86	0.62	41.88%	97.61

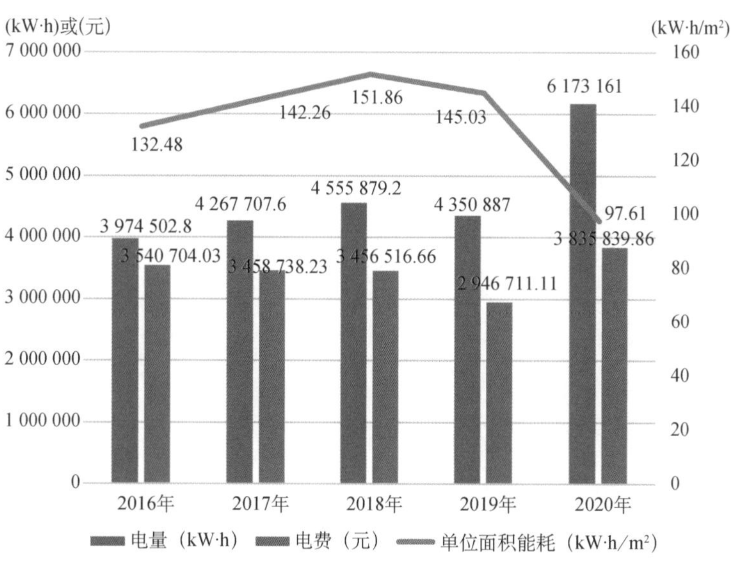

图 3　杭州市儿童医院 2016—2020 年用电能耗

（2）天然气能耗

杭州市儿童医院历年用天然气能耗分析如表 2、图 4 所示。

表 2　杭州市儿童医院历年用天然气能耗分析

年份	天然气用量(m^3)	天然气费用(元)	单价(元/m^3)	天然气用量增长率	m^3/m^2
2016	263 489	852 026.56	3.23		8.78
2017	224 457	757 547.16	3.38	−14.81%	7.48
2018	218 976	745 687.92	3.41	−2.44%	7.30
2019	275 182	1 046 009.19	3.80	25.67%	9.17
2020	289 429	967 771.38	3.34	5.18%	4.58

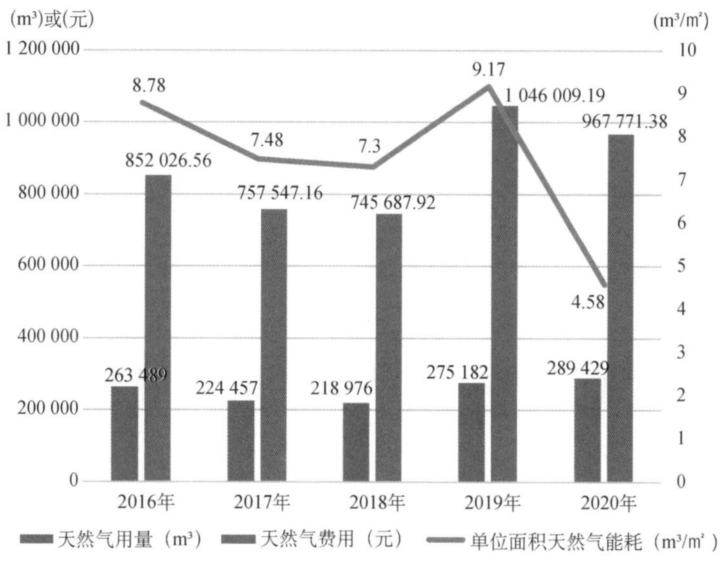

图 4　杭州市儿童医院 2016—2020 年天然气能耗

由数据可见，虽然新大楼 2 号楼只是部分启用，未达到使用负荷的最大容量，但是耗能较大的中央空调、锅炉、电梯和水泵等仍是需要正常运行的，所以 2020 年医院整体的电能耗和天然气能耗都有所增加。然而，由于新大楼 2 号楼各设备系统较新，各项技术性能较先进，部分系统本身采用了节能的工艺且各设备系统未满负荷运行，所以单位面积能耗无论是在电能还是天然气上，都有显著的下降。因此对于医院的老大楼 1 号楼来说，陈旧设备进行一定程度上的设备更新或节能改造，并且建立信息化的后勤管理系统，是医院进行能源管理改造的重要思路。

2）医院后勤运维管理存在的问题

然而目前，虽然已经初步了解了医院碳排放的种类，但是由于医院后勤运维管理存在的如下五个问题，给精准核算碳排放带来了困难。

（1）后勤信息化、智慧化较为薄弱

目前医院后勤信息化、智慧化建设，较临床信息化而言相对薄弱，仅在新投用的 2 号楼的高低压配电房设有一套电力监控系统和针对公共区域的人防安防管控有一套视频监控系统。医院未设置能耗分类分项计量系统，无法对各分类分项能耗进行计量，无法实现能源绩效考核。且能耗数据主要依靠手动抄写，数据可靠性不高，无法达到管理目的。因此医院在整个智慧后勤信息化建设上仍有较大的提升空间。

（2）业务范围扩大、带来后勤管理压力

随着 2 号楼的投用，医院在设备与机房的安全管控上将会投入更多的精力，同时更多的后勤服务社会化外包的服务团队的引进，更加大了医院的后勤管理难度。如何有效保障能源的精细化管理是医院后勤所面临的挑战。

（3）设备设施老旧、存在安全隐患

目前医院 1 号楼空调系统、供配电系统、热水系统等系统设备均已运行多年，设备设施老化情况严重，运行过程中存在一定安全隐患，且设备老旧会导致一定的能耗提高，因此医院 1 号楼后勤设备具有较大的改造空间。

（4）医院节能管理工作不够精细化、系统化

目前，医院能源管理工作普遍存在硬件、人员水平和现有管理制度均不能满足精细化节能管理、系统化管理的要求。要实施精细化、系统化管理，必然要全面了解医院的各部位的能耗情况，掌握各类能源在时间、空间上的分布规律，借助一定的信息化工具对医院的能耗进行指标量化。所以需要对医院的能耗实施分项计量和对能源消耗情况进行监测，这是所有节能管理工作的基础。

（5）重点用能设备存在能效提升空间

重点用能设备缺乏节能措施，主要是源自缺乏精细化的计量和统计，无法给出进一步明确的管理要求来试行。需要对重点用能设备能耗进行计量，发掘节能空间，提升用能设备运行效率。

三、医院能源管理的建设目标和改造思路

1. 建设目标

医院的能源管理离不开后勤运维智慧化工作，通过建立后勤一站式服务中心，实现对线下服务的流程进行引导、监管和固化；通过对后勤各业务维度的信息化建设，实现院内设备设施和资产物资的管理可视化、实时化，通过线上＋线下的模式，建立起更直观、高效的管理中心。利用高度信息化的各类设备、终端提供的数据反馈，经过中心处理对医院能源消耗进行统计和测算，通过能源供给模式的变革（能源托管）和基于末端实际需求的灵活供应模式，节能技改的实现，在保障前端医护患舒适性前提下，切实降低医院的能耗支出。再通过能源管理系统在线监测各能源消耗情况，通过能耗数据分析，找出能源消耗异常值，挖掘医院能耗节能空间，为节能工作提供数据支撑。后勤管理人员通过平台运维进行远程化的设备管理、诊断分析、数据优化等，为医院领导层的决策提供专业化的建议和数据支撑，同时对医院领导层形成的决议负责执行。通过上述维度的管理，全面提升医院的后勤保障水平，为医院节约运营成本，提升医院后勤管理水平和后勤满意度，为未来更加深入的后勤数字化转型铺平道路。

2. 改造思路

针对杭州市儿童医院能源管理项目的建设目标，并结合医院现状。通过对医院两幢综合楼各能耗系统的重要程度、能耗指数、规模等因素的初步分析，拟对以下系统的部分高能耗设备进行改造，并且制订出相应的管理方案，以便夯实医院能源管理的成果。

1）照明系统改造

因医院 1 号楼的公区照明未采用 BA 系统进行管控，均为现场手动开关。故通过对医院 1 号楼所有灯具的更换改造，将照明系统中原有高耗能、多种类的灯具更换为高效绿色节能的新式 LED 灯具，节能效果明显。

2）电梯能量回馈系统改造

医院 1 号楼总共设有 5 部高层直梯，电梯使用较为频繁。经过现勘评估，医院直梯数量较多、使用的频率较高、楼层跨度较大，可以采用电梯能量回馈的改造方式，在医院 1 号楼现有的 5 部直梯的轿厢机房内安装电能回馈器与电能输配装置，取代原有电阻散热装置，可实现较优的节能效果。

3）空调系统变频改造

医院 1 号楼的空调系统 3 台冷却泵无变频控制，通过对冷却泵进行变频改造，增加变频控制柜，对 1 号楼空调系统 3 台冷却泵进行变频控制。

4）空气源热水系统改造

医院 1 号楼拥有 2 台燃气锅炉，使用时间较长，天然气能耗较高，具有较大的改造节能空间。项目将医院 1 号楼现有 2 套燃气锅炉生活热水部分供热改为空气源热泵供热，原锅

炉采暖部分保持不变，由于空气源热泵在运行的时候只需要消耗少量的电能为驱动力，以制冷剂为载体，源源不断地吸收空气中的热能，实现低温热源向高温热源的转移，再将高热能释放到水中制取生活热水，满足生活用水需求，具有环保、节能的优势。

5）计量仪表信息化改造

通过在低压配电室进出线安装三相网络电力仪表，楼层配电箱内安装三相导轨式电能表，供水建筑总管、楼栋分支管、楼层分支管安装远传水表，采集水电数据，再通过数据线或无线通信方式上传至能源管理系统。这样在大幅提高抄表效率的同时，也能够提高能量计量的准确率。

当然，除了以上技术方面的节能改造，医院还制订了管理方面的节能措施。医院建立了一套精细化的能源管理系统，对建筑内的电耗、水耗、空调能耗和天然气消耗情况进行全面的监视，实现全面、集中、统一的展示与管理，充分实现监管控一体化。

6）制订符合医院节能管理制度

成立节能工作领导小组，负责贯彻执行国家有关节约能源工作的法律、法规、规章、政策和标准，加强日常节能管理，组织实施本单位内部能源审计、节能技术改造，开展能源计量和统计分析等。

节能工作领导小组每年制订并实施节能计划和节能措施，确保完成能耗总量控制和节能目标。节能措施应当技术上可行、经济上合理。

建立健全能源管理制度，明确能源管理职责，制订能源利用全过程的管理要求或规范，确立淘汰落后、实施节能技术改造及奖惩等各方面管理机制，加强节能管理，减少能源损失，提高能源利用效率。

建立节能目标责任制，根据节能工作领导小组下达的能耗总量控制和节能目标任务及要求，科学评估节能潜力，合理分解目标，落实到相应层级或岗位，并定期组织内部考核。

建立节能奖惩制度，将能耗总量控制和节能目标完成情况与奖惩挂钩，对节能工作中取得突出成绩的集体和个人给予表彰和奖励，对浪费能源的集体和个人给予惩罚。

定期召开节能工作会议，贯彻有关节能法规、政策和条例，研究和部署节能计划和实施方案。

7）设置全员参与的节能管理措施

医院定期组织全员性的节能培训，培训内容主要包括：能源、法规教育、用能现状、节能任务、能源计量管理及统计和节能途径及技术改造措施等。同时制订以下一系列的节能措施，让每一个员工都树立起“碳中和，从我做起”的节能意识。

具体节电措施如下：

（1）空调开启时关闭门窗，温度设置夏季不低于 26℃、冬季不高于 20℃。每年对空调过滤网进行清洗，冬天不用时拨下插头，科学合理安排中央空调的运行时间，减少浪费。

（2）杜绝长明灯、白昼灯，白天随手关闭楼道灯，充分利用自然采光。

（3）合理开启和使用计算机、打印机、复印机、扫描仪、碎纸机及电视机等用电设备，尽量减少待机消耗，杜绝长时间待机现象，下班时关闭电源。

（4）办公室或会议室无人时应关掉灯源、空调或电风扇。

（5）高耗电量的电器如冰箱、微波炉、复印机和电热水壶等避免使用同一个插座。

（6）电梯系统应合理设置开启数量和时间，加强运行调节和维护保养。乘坐电梯时尽可能等待多人同行，非紧急情况不要一人乘坐电梯，以减少开启次数。

（7）病房内禁止使用大功率电器如电饭锅、电热杯、电烤炉等。

节水措施有：

（1）水龙头、水管、马桶如有漏水现象，一旦发现，任何员工都应该向维修部门及时报告，争取在最短时间内修复。

（2）每周对全院水电设施进行一次巡查，发现问题及时处理。

（3）为节约用水调低卫生间水箱水位，减少不必要的水资源流失。在关键部位粘贴节约用水标准，坚决杜绝跑冒漏滴，严禁长流水。

（4）洗手擦肥皂（揉）时不要开着水龙头。

（5）对住院病人及患者家属、陪护人员进行节约用水知识的宣传教育，争取他们的支持和理解，使节约用水变成大家的自觉行动。

四、能源管理的价值呈现

1）满足医院后勤服务、运行、管理的核心需求

通过杭州市儿童医院能源管理项目的改造，医院可以满足国务院办公厅下发《建立现代医院管理制度的指导意见》中健全后勤管理制度、建设后勤一站式服务及降低万元收入能耗费用支出的要求。同时，也提高医院后勤管理水平，实现对能源、设备、人员的高效管理，综合节能率可达10%～15%，为医院实现“碳中和”的目标提供了坚实的基础。综合能源服务在医院的全面应用，有助于推动浙江省乃至全国医院的能源供给侧改革，成为示范和标杆，全面提升医院的社会公共形象，优化后勤运维体系建设，为后勤职能部门提供高效高品质的标准化后勤服务提供了保障。

2）前景目标

“碳中和”是我国未来几十年经济发展的必然趋势，面临着良好的历史机遇，但也面临着严峻的挑战。作为公立医院，我们在努力提升医院医疗水平和服务质量的同时，也要明确能源管理对医院发展的重要性，审慎分析能源结构、能源价格、技术因素等关键因素，充分有效的发挥高品质能源管理体系对绿色医院后勤运维管理的促进作用。通过加强医院能源管理，使医院后勤运维设备向低碳化发展，同时建立健全的员工培训体系，让全员都参与能源管理的工作中来，都树立起牢固的“碳中和，从我做起，从小事做起”的节能意识。另外，还需要建立起对能源管理成果的后评价机制和畅通的市场交流平台，了解市场能源管理体系新模式，以便在能源管理工作中持续改进，实现能源管理效益的最大化。相信在各行各业的共同努力下，中国履行“2060年前实现碳中和”的庄严承诺终会实现。

（撰稿：刘莉莉）

医院动力能源系统有机更新与智慧化运行管理案例

——以杭州市第七人民医院为例

一、项目背景

“有机”就是有生命的，像一个生物细胞一样生长；“更新”就是新陈代谢，通过连续的自身更新推动生命的演变和发展；“有机更新”理论是吴良镛先生在对中西方城市发展历史和城市规划理论充分理解的基础上提出，认为从城市到建筑、从整体到局部，像生物体一样是有机关联和谐共处的，城市规划与建设必须顺应原有城市的结构与肌理，对老旧建筑的更新和保护，主张根据房屋现状区别对待：质量较好、具有文物价值的予以保留，房屋部分完好者加以修缮，已经破坏者拆除更新。

目前，针对医院的“有机更新”主要从院区规划布局及建筑单体两方面开展深入研究，将医院建筑整体到建筑环境、建筑立面、建筑空间等细部都视为一个有机整体，他们就像生物的各个细胞组织一样，彼此相互关联，并有着整体感、秩序感和活力感。作为是医院“生命体征”的动力来源与支撑保障的动力能源（主要指水、电、气、污废等）呈现结构性、系统性、整体性，且与城市侧的城市市政配套设施维持着内外双向交互，医院动力能源设施系统的“有机更新”更须尊崇城市脉络与整体功能使用，其“有机更新”更具有实践的意义。当下，医院动力能源设施系统实施有机更新并不拘泥于各系统本身，结合智慧医院的建设规划要求，将智慧化运行管理作为有机更新改造重大目标之一，分阶段、分系统补齐智慧后勤系统的各功能子模块，多维度提升医院的能源保障水平，为医院节约运营成本，提升医院后勤管理水平和后勤满意度，为未来更加深入的智慧化后勤转型铺平道路。

二、基本概况

杭州市第七人民医院（以下简称为“七院”）创建于 1954 年，现已发展成为集医疗、教学、科研、康复和防治职能于一体，治疗精神、心理疾病的浙江省三级甲等精神专科医院的领头羊。七院坐落于杭州市主城区，占地约 40 亩，共有 7 幢主要的建筑物，建筑总面积 57 330 m^2，实际开放床位数为1 100张；其中 1 号楼为行政及医技大楼，2 号楼为老年科病房楼，3 号楼为精神科病房楼，4 号楼为医疗综合楼。各建筑物分布如图 1 所示。

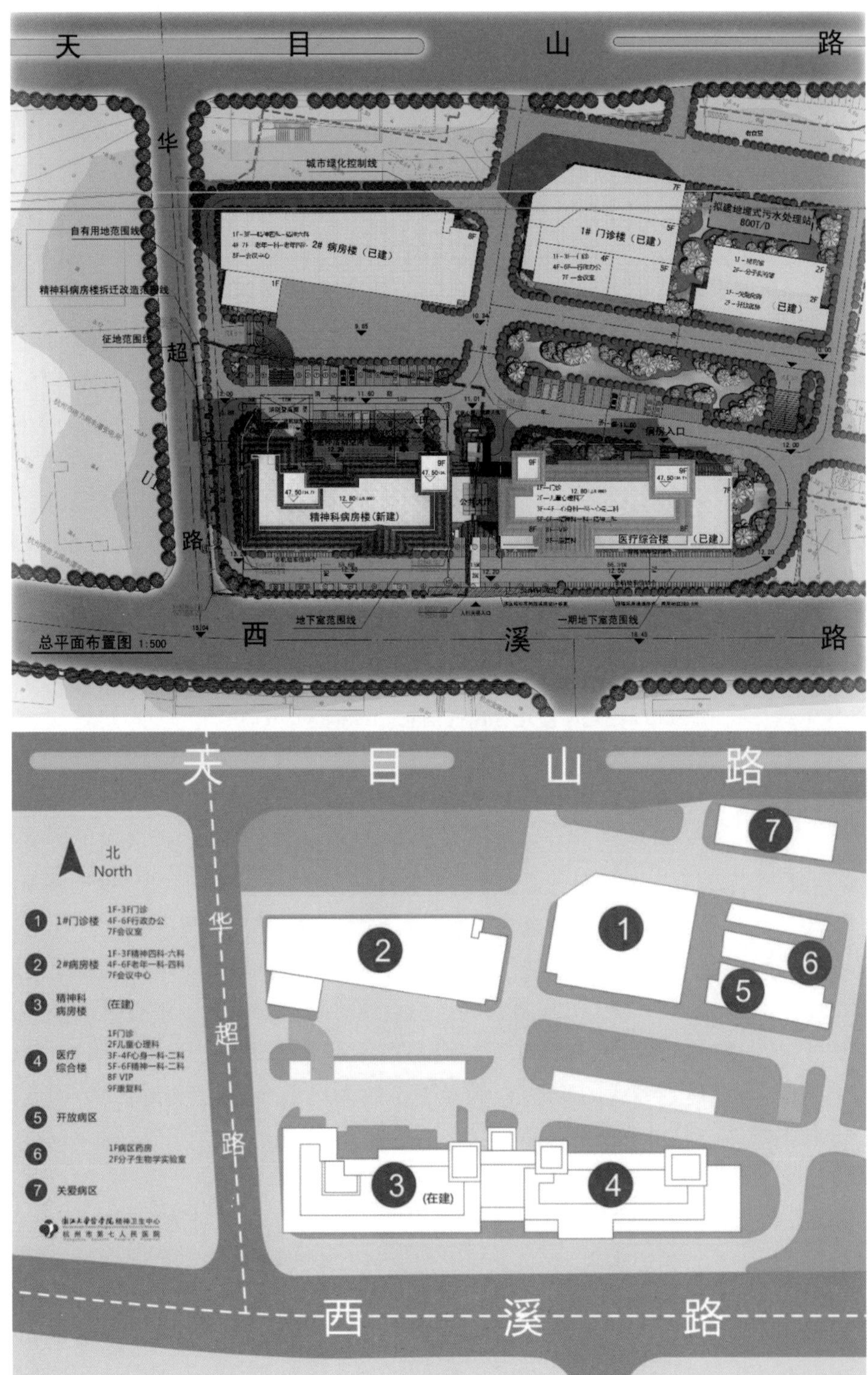

图 1　医院建筑物分布图

七院动力能源系统实施有机更新自2018年的全院供热系统改造开始，同步结合当时院内在建工程3号楼精神科病房楼改扩建项目，采取了改造、重建、迁建的形式先后有机更新了供配电、天然气及供热、污水处理系统，全部系统均于2021年初精神科病房大楼正式启用前投入使用，既保证了新病房大楼的各项能源供应，又为全院日后的经营发展拓展了空间与余量；在更新改造过程中，始终遵循“有机关联、和谐共处”的更新理念，以不破坏医院文化历史的脉络肌理与城市区块功能定位为原则，以不大范围影响医院既有经营为前提，同步开展三项核心能源系统的有机更新，一方面获得了医院全体职工的理解与支持使各项更新改造得以顺利实施，另一方面医院能源系统的提升还带动了周边配套设施的完善，获得属地相关部门的极大支持与认可；与此同时，动力能源系统的有机更新进一步融入医院后勤智慧化平台顶层设计规划，以智慧化运行管理为目标导向，进一步整合更新前与更新后的软硬件资源（人、财、物、腾挪空间），补齐智慧后勤系统的设备管理、能耗管理等各功能子模块，为智慧化后勤综合管理平台的建设奠定基础。

三、天然气及供热系统的有机更新

1）更新前供热系统状况

天然气及供热系统有机更新采用改造方式，更新前集中供热锅炉设备位于2号楼地下室，主要有1台2 t/h（2000年投入使用）蒸汽锅炉、1台4 t/h（2007年投入使用）蒸汽锅炉，通过院内蒸汽管网，将蒸汽送至2号、4号楼作为两幢楼中央空调和卫生生活热水的热源；另一路蒸汽提供食堂作为蒸煮热源。由于蒸汽锅炉使用年数较长，已经接近锅炉使用年限，锅炉效率较低，燃气的损耗相对较多，且经常出现故障，每年零配件费用上升显著。此外，两台设备作为压力容器的特种设备，需由3名持证人员24 h轮班管理，每年需固定支出人员经费、设备维保及年检费用。更新前，医院为降低运行经费，部分采暖期采用分时段供热方式进行管理：供热水指定时段为上午7:00—9:00、下午18:00—20:00。冬季空调上午7:00—10:00，下午18:00—21:00，极寒天气下热空调时间适当延长。随着全院供热面积逐年增加（3号、4号楼的建设启用），医院锅炉设备在冬季采暖期已处于满负荷运行状态，且原分时段供热的方式遭到各病区的诟病，满足不了病人提出24 h供热的需求，因此医院决定于2018年启动对全院供热系统改造。

2）改造方式实施有机更新

供热设备改造方案：对原2台蒸汽锅炉做报废处理，由于医院对蒸汽需求仅食堂蒸煮，再综合考虑运行成本与锅炉房内空间，采用了超低氮真空冷凝热水机组提供热源。该类机组具有同时供应多路热水，热效率超过94%且基本不衰减；不属于特种设备而无需特种设备监督检验所登记及年检；无需24 h持证值班，且腐蚀水垢少等特点。根据现场勘查及节能的使用要求，改造方案选择了3台低氮真空冷凝热水机组：2台供热功率为1 750 kW（即120×104 kcal/h）、1台供热功率700 kW（60×104 kcal/h），冬季3台满负荷运转可完全满足全院总热负荷；夏季只需开启一台小型 700 kW 热水机组即可。

供热系统因地制宜实施“有机”改造。根据 2 号、3 号、4 号楼不同年代的供热系统状况制订不同改造方案：2 号楼于 2007 年启用、4 号楼于 2016 年建成启用、3 号楼当时在建。3 号楼的供热设备按照改造方案在建造过程中调整了原设计——在其地下一层设置承压水箱并在总管上增加一套循环水泵。2 号楼屋顶的容积式换热器及锅炉房至屋顶设备蒸汽管路年久易坏，因此改造方案将汽-水容积式换热器更新成水-水容积式换热器并重新布置热水管道至屋顶（图 2）。4 号楼热交换设备刚启用，完全按照 2 号、3 号楼的改造方案设备的更新量较大、浪费较多，因此针对 4 号楼制订了近远期两套方案。①远期方案（3 号楼启用且总管接入 4 号楼后）：将原有汽-水容积式换热器改造成水-水容积式换热器，总管上增加一套循环水泵（与 3 号楼更新方案一致）；②近期方案（3 号楼未启用，总管未接入 4 号楼前）：在 4 号楼屋顶购置一套小型蒸汽发生器，燃气从供食堂的 B 燃气口接入，所产生的蒸汽直接接入原容积式换热器，可不更换 4 号楼原有设备。4 号楼的近期改造方案采取就近取气的方式——从原供应食堂灶具的 B 燃气站点申请燃气扩容后取气，在 4 号楼屋顶增加小型蒸汽发生机组（该蒸汽发生机组为适用于室外的一体化供热设备，集两台蒸汽发生器、软水处理与给水系统、控制系统于一体，全部在工厂预制组装完成，体积小、自重轻，且可根据供热需求的大小自动调整两台蒸汽发生器的启停）安装于 4 号楼屋顶，产生的蒸汽直接接入原容积式换热器即可供热（图 3）。上述方案既保证了 4 号楼正常的运转，也为今后远期方案的实施提供了不间断供热的备用系统，可谓一举两得。

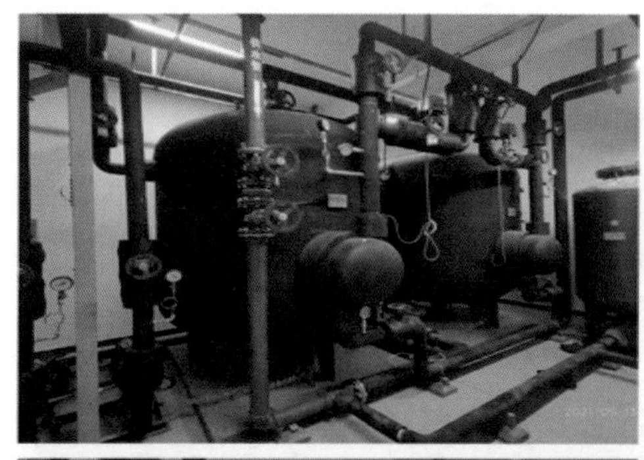

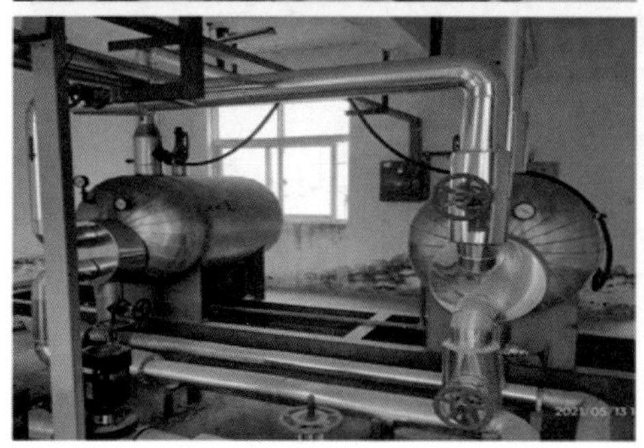

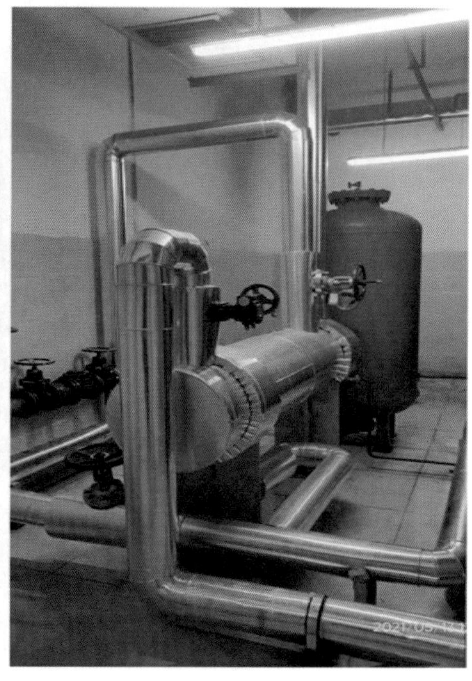

图 2　供热改造后的换热机组

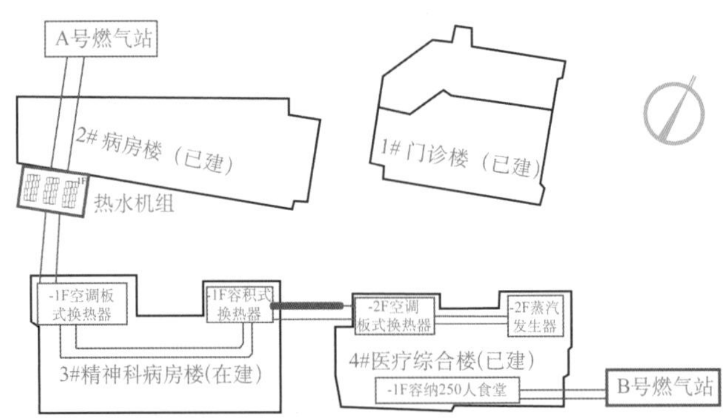

图3 供热系统改造平面示意

有机更新运行管理模式还采取了合同能源管理分享型的方式，系统更新的方案、施工及费用全部由节能公司承担，医院不涉及更新资金的投入。为了获取更合理的更新方案、更优惠的节能收益分配率，医院采用了公开招标的竞争方式择优选择节能服务商。中标的节能服务商为专业节能锅炉的制造企业，通过其专业服务为医院制订了更优化、更个性化的更新方案，实施过程中将改造施工对医院经营的影响降到了最低。在节能收益方面，在合同期的 8 年里，前五年医院根据更新前一年的燃气费金额每年支付给节能服务商，后三年节能的收益合同双方按一定比例分成，8 年后设备所有权归由医院。同时，合同期内节能服务商还负责锅炉设备的维保费、年检费、值班人员工资等运维费用，超额完成预期目标，最终实现双方共赢(图 4)。

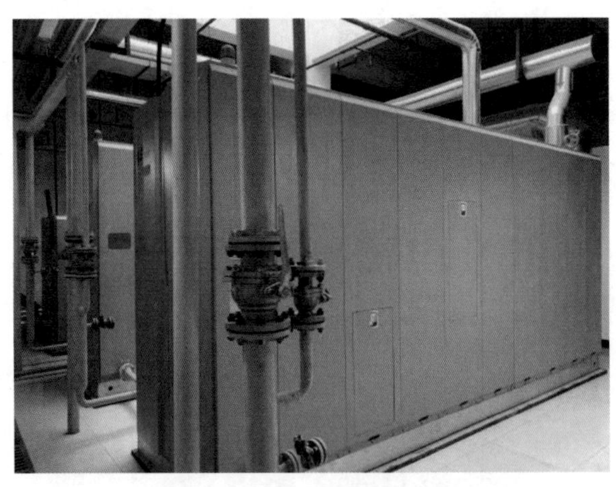

图4 改造后锅炉房与供热机组

3）接入 MCS 锅炉物联网实现远程监控

MCS 锅炉物联网中心是利用物联网技术和大数据平台，将锅炉与网络进行连接，可通过手机电脑等设备实时查看锅炉的运行状态，预留智慧后勤一站式管理平台标准接口。锅炉发生故障时，也会自动发送短信到相关人员的手机上，实现主动智能报警。主要功能包括：锅炉实时监控功能、“黑匣子”数据记录功能、故障短信通知功能和远程专家诊断功能，如图 5 所示。

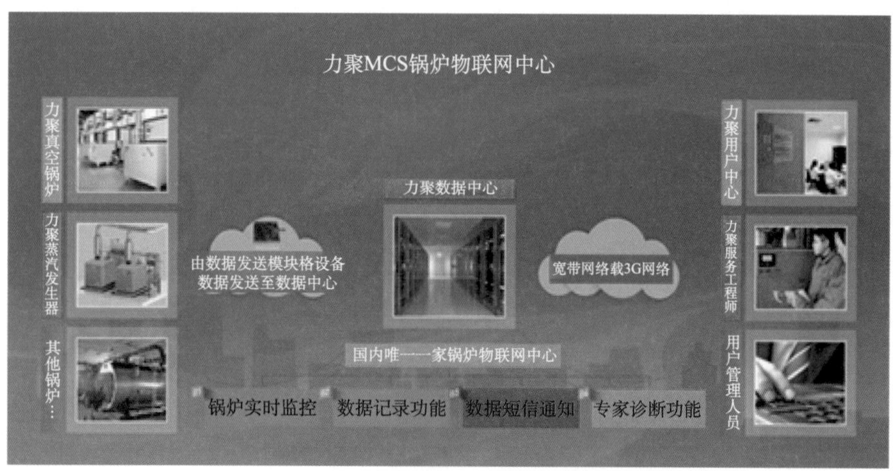

图 5　MCS 锅炉物联网中心

四、供配电系统的有机更新

1）更新前供电系统状况

供电系统有机更新采用迁建方式实施。系统更新前医院原有配电房变压器总容量为 2 600 kVA，其中 1＃、3＃变压器由一路高压外线供给，容量分别为 800 kVA，1 000 kVA；2＃变压器由另一路高压外线供给，容量为 800 kVA；1＃变压器与 2＃变压器之间设置了 800 kVA 的联络柜，3＃变压器不能联锁切换另一路高压外线。对照现行医院安全用电标准，原有配电房及配电设备主要存在以下问题：①设备老化淘汰，故障频发。医院原有配电房整体建设于 15 年前，原设计考虑床位规模是 800 床。但随着医院业务的发展，实际用电负荷远超原设计容量。变压器和配电柜所用的设备及元器件已属于上一代产品、濒临淘汰，易损件及备品备件供货周期长、维护成本高，仅能维持基本的更换而无法实现扩容更新。与此同时，SCB9 系列的变压器经过多年的高负荷运行，效率较为低下，相关电缆及开关均会发热，改造前频繁出现跳闸断电现象，系统的整体安全性和稳定性面临很大风险。②单回路供电，无应急能力。迁建更新前，医院虽然有两路高压进线，但 3＃变压器出线没有联络柜，即所谓的“假双路”，一旦该高压进线出现故障，那么相关的用电负荷无法切换到另一路高压进线实施供电。此外，另两台变压器因负载过大，单台变压器已经不能满足另一台变压器的一级、二级负荷，放射科的 CT、MRI 等大型设备使用上承受巨大风险。③容量饱和，无法满足需求。原设计容量虽然满足当时的医院用电需求，但随着近几年医院用电需求的不断上升，特别是 3 号楼医疗综合楼的投入使用，原供配电设备已达到了原设计安全用电负荷的上限。在对 2019 全年医院用电情况分析时发现，峰值功率已达 1 907 kW，医院原有总容量接近完全饱和。此外，医院原总配电房位置处于 2 号楼地下室北临院区外墙、东临大楼人防区域，原有空间已经布置满档、没有足够空间实施升级扩容，只能采取迁建方式在院内重新选址迁建总配电房。

2）迁建方式实施有机更新

充分考虑了院内总体规划布局，避开 4 幢医疗建筑的地下室空间，在院区主要医疗功能区的中心，科学布局了总配电房的迁建位置。同时，为集约用地、回避控规限制，利用院区内坡地的特点，在两幢病房楼前广场区域、高差约 1.9 m 的半地下空间，布置院区新的总配电房，如图 6 所示。该迁建工程土建部分与当时在建的精神科病房楼同期施工，极大降低了对医院运营的影响；在设计扩容总容量时，于满足医院当前需求与近期业务发展的同时，充分考虑了医院的中长期整体发展规划，将总设计容量扩充确定为 6 400 kVA（其中单路供电 3 200 kVA 可实现互为备用）；两路 3 200 kVA 供电源自周边区块两座不同的变电站，改变了原先 800 kVA + 1 800 kVA 的供电方案，使得区域内的供电保障更加平衡，得到了属地供

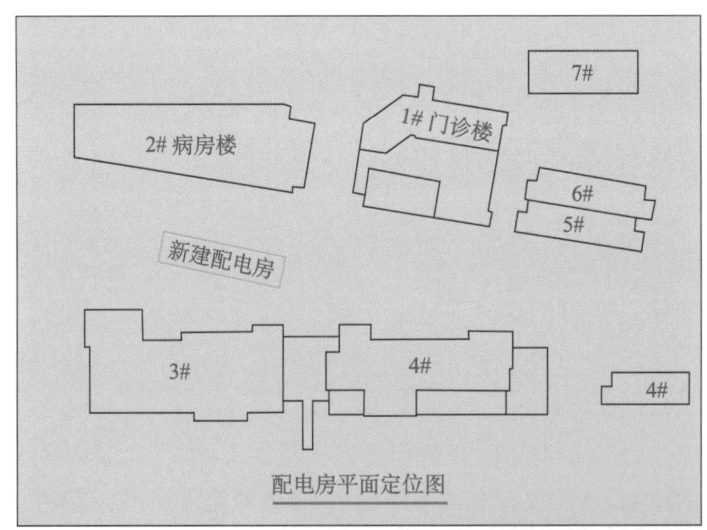

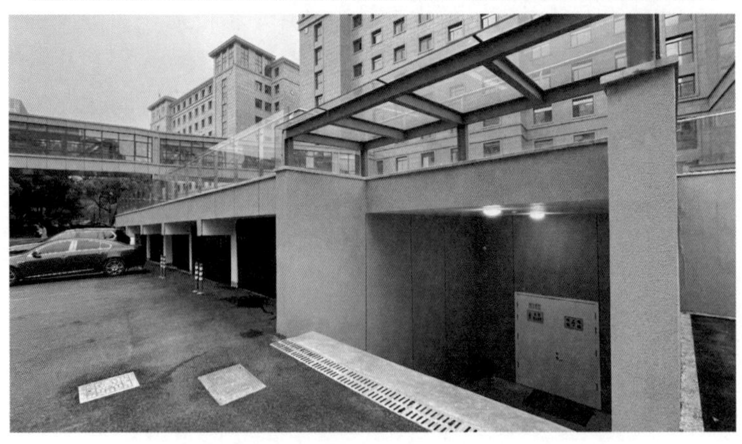

图 6　总配电房平面示意图与实景

电部门的大力支持与认可；在总配电房迁建完成后，原总配电房所处的2号楼地下室空间腾空，后期将改扩建为中心药库与智慧后勤一站式管理平台指挥用房，还进一步完善了院内功能布局。

总配电房内变压器扩容选用了技术先进的低损耗型SCB13系列变压器，变压器铁芯材料采用具有软磁特性的优质非晶合金材料，空载损耗只有常规SCB13变压器的40%左右，达到2级能耗标准，相较原SCB9系列变压器，节能效果大幅提升。主要技术参数如表1所示。

表1 SCB13系列变压器相关参数

额定容量/kVA	电压组合			空载损耗/W	负载损耗/W 120℃(F)	空载电流	短路阻抗
	高压/kV	高压分接范围	低压/kV				
1 600	10	±2×2.5%	0.4	760	11 730	0.6%	6.0%

为了设备能够稳定长久地运行，配电柜的高压部分增加了进线隔离柜、PT柜和直流屏柜，提高了高压侧的用电安全。高低压配电柜元器件及柜体全部采用品牌授权产品，主要技术指标参数都做了详细的要求，确保整套系统的可靠稳定（图7、图8）。

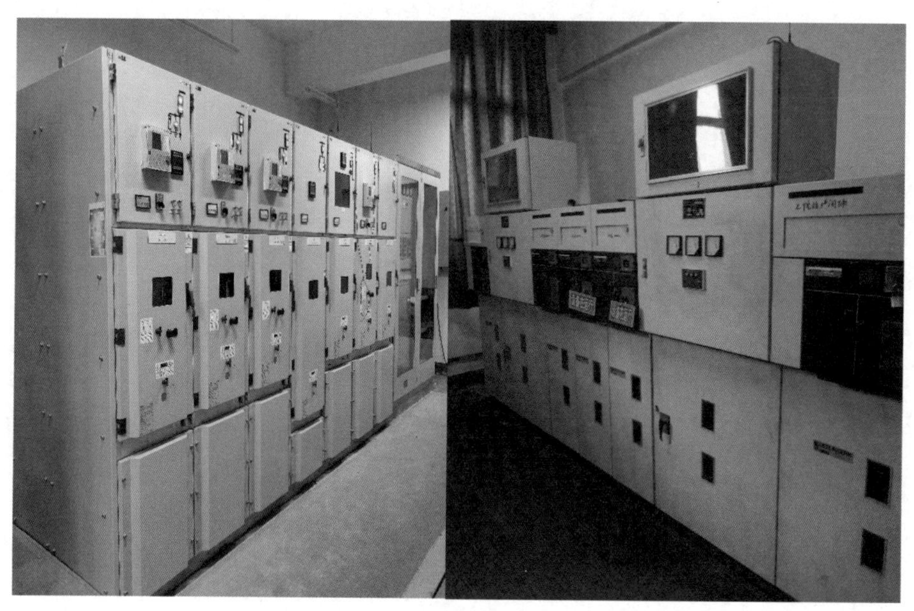

图7 高压配电柜新旧对比

3）智慧化电力监控系统的接入

进线柜、联络柜、馈线柜等都安装多功能仪表，实时测量电压、电流、频率等数据，预留RS485接口，支持MODBUS-RTU等常规通信协议，支持采用现场总线组网。增设电力监控系统并接入配套建设的电力值班室，系统可实现设备运行状态的实时监控、记录存储运

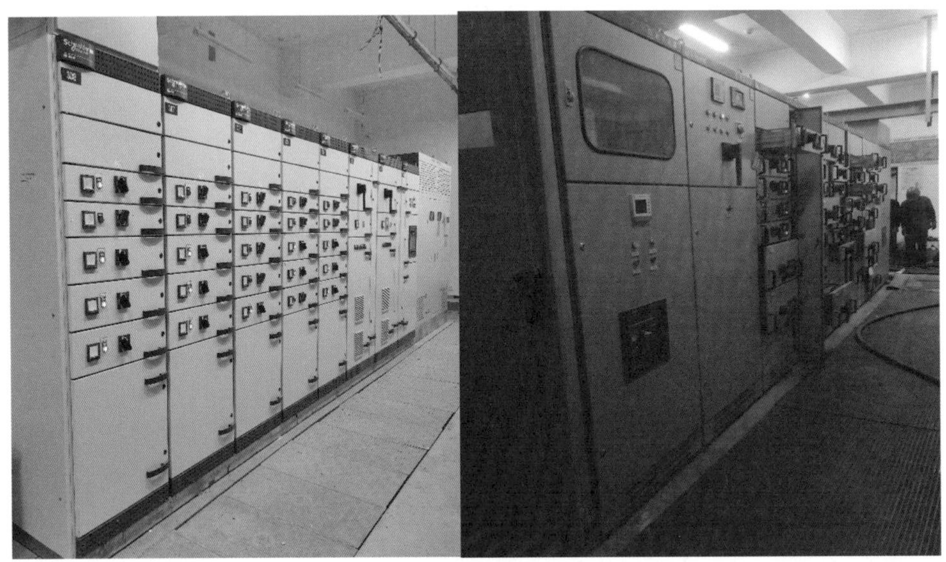

图 8　低压配电柜新旧对比

10kV配电系统图1

柜号	1G1	1G2	1G3	1G4	1G5	1G6	1G7
柜名	1#进线隔离柜	1段进线	1#计量柜	1#PT柜	1#出线柜	2#出线柜	3#出线柜

一次系统示意图

详细参数

1段进线（断路器）
Ia：38.40 A
Ib：37.20 A
Ic：38.60 A
合闸位置
分闸位置
手车工作
手车试验
弹簧未储能
远方

1#出线柜（B1变）
Ia：26.20 A
Ib：25.70 A
Ic：28.30 A
合闸位置
分闸位置
手车工作
手车试验
弹簧未储能
远方
超温跳闸
高温报警
接地刀分闸

2#出线柜（B3变）
Ia：14.30 A
Ib：13.70 A
Ic：13.20 A
合闸位置
分闸位置
手车工作
手车试验
弹簧未储能
远方
超温跳闸
高温报警
接地刀分闸

3#出线柜
Ia：0.00 A
Ib：0.00 A
Ic：0.00 A
合闸位置
分闸位置
手车工作
手车试验
弹簧未储能
远方
超温跳闸
高温报警
接地刀分闸

图 9　智慧化配电系统

行数据、故障即时报警等，方便值班人员一体化综合管控。远期，该系统可接入医院的一站式后勤服务中心，实现总配电房的远程监控及无人值守，如图 9 所示。

五、污水处理系统的有机更新

1）更新前污水处理系统状况

3 号楼、4 号楼污水流入 2♯地埋式污水站，其余各建筑物污水流入 1♯地埋式处理站，如图 10 所示。

原 1♯污水站处理能力为 500 t/d 于 2004 年建成，2♯800 t/d 于 2016 年建成。2♯处理站污水处理站运行正常，1♯污水处理站由于建设时间久远，工艺较为简单，加之周边地铁工程施工影响，处理站功能局部失效，远不能达到 500 t/d 的处理效果，故对 1♯污水处理站采取易地重建的方式有机更新，以满足环保要求。1♯污水处理站重建前存在的问题：①雨污同流。院区雨污管道年久失修，部分管道出现了“雨污合流”，1 号楼行政及医技大楼由于建设时间久远（1999 年建成并投入使用），雨污管道已经不能满足现有医疗污水排放要求。②厌氧沉淀池处理工艺落后。1♯污水处理站采用厌氧沉淀＋消毒出水工艺，进水厌氧沉淀池已经多年未清理，池底淤泥已经堆积较严重，淤泥沉积导致处理池内有效处理容积减少，污水停留时间不够，同时在出水时淤泥会被带出处理池，将会导致污水处理站出水不合格的情况。③周边杭州地铁 3 号线及其配套工程施工影响。当时正处于施工中的天目山路地铁综合管廊沟与污水站地下部分碰撞，地铁施工方开挖后污水站排水受阻，污泥回流管、消毒管、集水池提升管和水泵电缆等均被挖断无法使用。同时受地面开挖影响，混凝土结构的通气孔、池体及其检修孔因沉降倾斜严重，整套系统已无法正常工作。

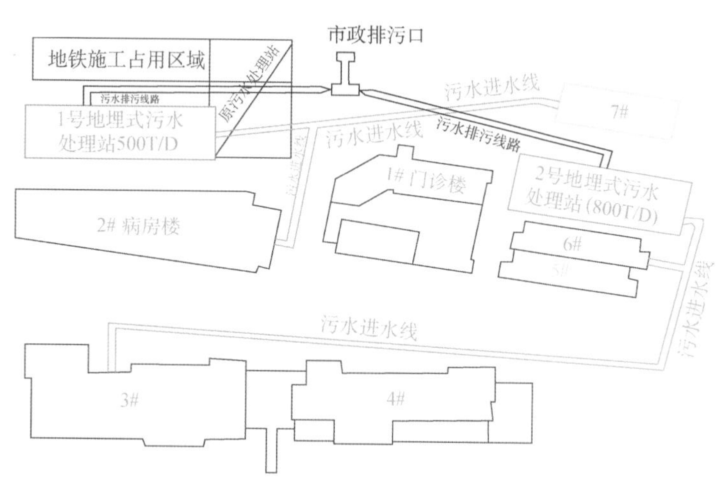

图 10 更新前医院排污平面示意

2）重建方式实施有机更新

根据医院总平面布置、整体规划、污物运输等需求，新 1 号污水处理站布置在原 1♯污水处理站西侧选址重建，设计污水处理能力不变（500 t/d）。但由于相邻的地块被地铁建设占用导致重建污水站的场地比较狭长，需要根据这一基地特点选用新工艺。

根据《医院污水处理工程技术规范》（HJ 2029—2013）及《医院机构水污染物排放标准》（GB 18466—2005）的规定，结合医院实际情况，重建污水处理系统采用二级处理＋消毒的工艺。一级处理主要是去除污水中呈悬浮状态的固体物质，常用物理法；二级处理的主要任务是大幅度去除污水中呈胶体和溶解状态的有机物，BOD 去除率为 80%～90%，二级处理的污水就可以达到排放标准。本次重建更新采用了生物接触氧化工艺作为本工程的生化处理工艺(图 11～图 13)。

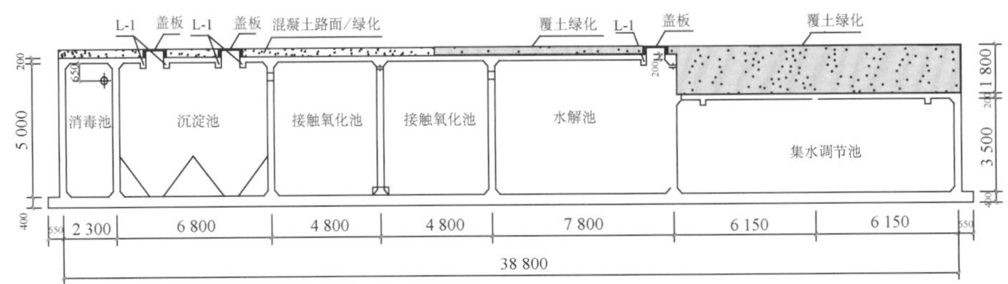

图 11　污水处理立面图

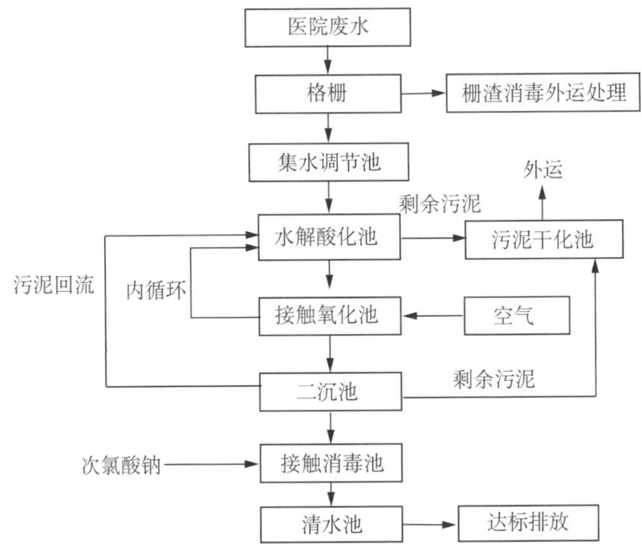

图 12　污水池处理工艺流程

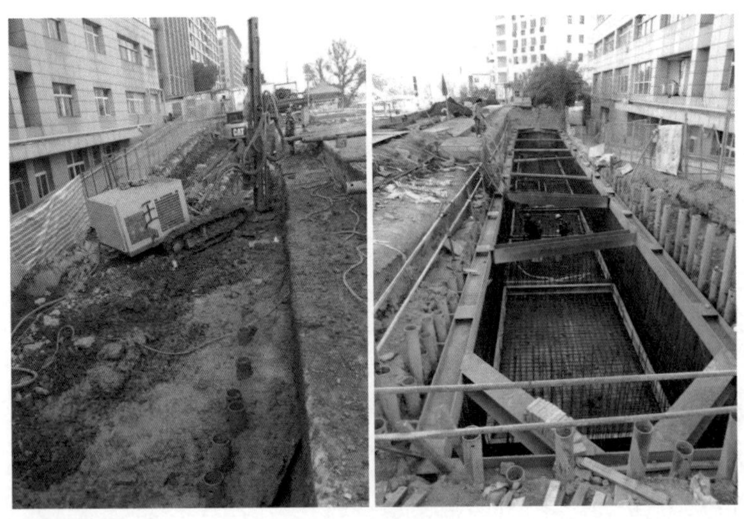

图 13　污水池建设现场

在重建方式实施的有机更新过程中，医院南大门主干道旁代表着医院历史文化印记的“心灵家园”石碑因污水池的重建与杭州地铁3号线施工需要临时迁移，待污水处理池重建完成后再回迁原址。为保证该石碑的原址回迁，在制订污水池重建期间的污水处理过渡方案与污水池重建土建方案时均同步考虑石碑的基础建设与周围绿化景观的设置，以求真实还原承载着医院历史文化印记的石碑原貌。同时，与规划部门、地铁集团协商将3号线古荡站西南进出站口设置在医院正大门附近，与医院人流交通组织实现无缝衔接，如图14所示。待2022年地铁3号线的建成启用，一方面，地铁绿色出行的可通达性大大缓解了医院运营对城市交通与周边停车的压力与困扰；另一方面，医院享受到城市交通基础设施更新带来的出行便利。在红线范围内，污水处理系统的有机更新既实现了环保技术的更迭，也实现了历史文脉的传承；在红线范围外，医院享受到城市有机更新带来的红利。

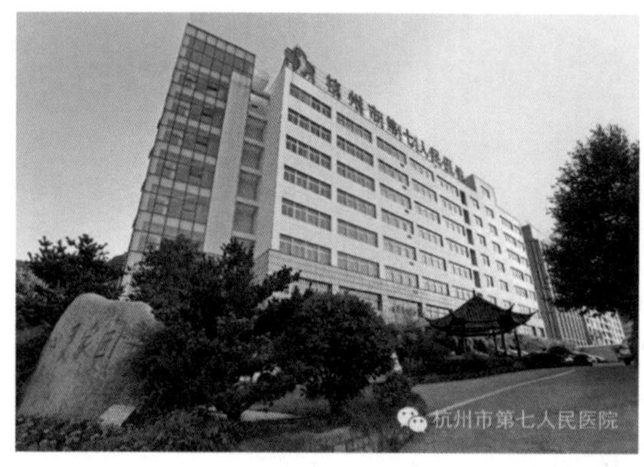

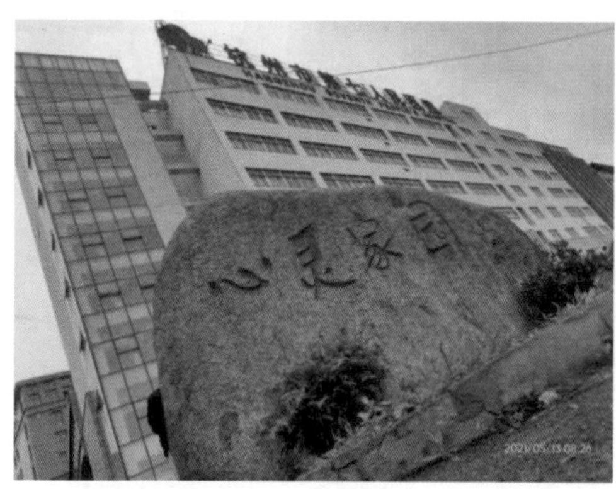

图14　承载医院文化“心灵家园”石碑的变迁

3）运行托管模式创新

为进一步提高污水处理站运行和设备设施维护保养质量，医院对重建的污水处理池采用托管的方式实施运维管理，采用公开招标的方式择优选择托管方，在服务外包期间托管方需按照上级文件及国家和行业相关规范要求负责污水处理站全部日常工作及设备设施运行维护工作，提供相关技术人员对污水站房内水泵、风机、废气处理系统及加药系统等的日常维护、保养和记录以及水质样品的检测化验等一切事务，确保达到排放标准。同时，在设备的自控系统上开放通用接口，以便后续医院智慧化后勤管理平台的接入，如图15所示。

六、动力能源系统智慧化运行管理的规划与实施

医院智慧后勤管理平台工作建设在完成顶层规划设计后，在分阶段分步骤对医院动力能源系统进行有机更新的同时，按照规划要求同步开展动力能源系统的智慧化运行管理建设，并将其纳入设备安全监控的子模块内。在实施过程中，对动力能源系统要求达

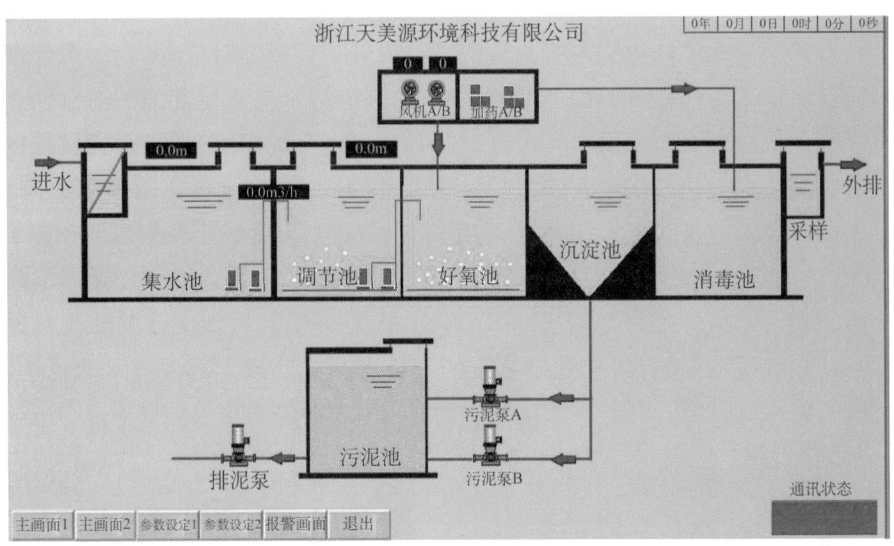

图 15　污水处理系统监控平台

到自控智能化，与此同时也要求供应商开发或开放符合大平台顶层规划要求的标准信息接口，以便智慧管理大平台的后续接入，实现实时在线监控（只监不控），有效保障设备、能源的安全高效运转，最终实现设备全生命周期管理与预防式维护体系构建。下一步，对各能源系统平台可采集相关运行数据供平台 AI 进行技术分析，通过大数据、人工智能等技术的支持，分析各系统的能耗数据、协同各系统之间运行平衡、优化整体能源利用效率，打造低能耗中心。远期，实现平台运维、应用中心服务商的监管考核以及培训赋能，对决策者提供专业化的建议和数据支撑，同时对决议负责执行；通过云端管家团队，实现远程支持、诊断分析、流程优化和培训赋能，“线上”和“线下”相结合有效提升服务专业水平和快速响应，如图 16 所示。

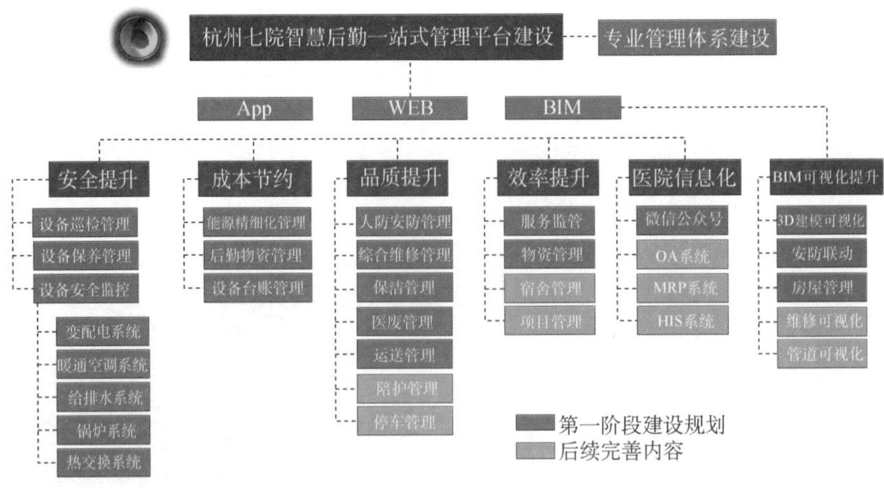

图 16　智慧后勤一站式管理平台架构规划

七、成效

七院动力能源系统采取了改造、重建、迁建的形式，先后有机更新了供配电、天然气、污水处理系统，在运行管理模式、智慧化运行方式、医院与城市侧双向提升等方面均取得阶段性创新成效，如表 2 所示。

表 2　医院动力能源系统有机更新取得的成效

有机更新内容	有机更新方式	运行管理模式	有机更新的双向提升		智慧化运行方式
			医院侧	城市侧	
天然气及供热系统	改造	合同能源管理	全院供热系统更新及热源扩容，降低天然气能耗 12%，分享型节省运维成本	申请天然气 B 站点扩容，提升周边居民小区供气保障	MCS 锅炉物联网监管与预留平台标准接口
供配电系统	迁建	自管	真双路供电并增容，更新配电设备，优化电缆接入，增强高可靠性用电保障，完善院内空间功能布局	供电方案的改变使得区域内的供电保障更趋平衡，获得属地供电部门的大力支持与认可	智慧化电力监控系统的接入并预留平台标准接口
污水处理系统	重建	运维托管	改进工艺技术达到环保要求，缩小污水池占地，降低运维风险，还保护医院文化脉络	保证地铁施工建设进程，优化了医院门口及周边的交通组织	污水处理设备自带自控系统并预留平台标准接口

与此同时，通过历时三年的动力能源系统有机更新，医院近三年的能耗数据大幅降低，节能成果显著：被评为 2019 年浙江省节水型单位，2019—2020 年浙江省节约型公共机构示范单位，杭州市既有公共建筑用能监管示范，杭州市级既有建筑改造节能示范，杭州市建筑节能综合示范。

（撰稿：陈　戎　汪红梅　葛建泾　张　权　李　勇）

精细化管理在医院特种设备管理中的应用

——以宁波市鄞州区第二医院为例

随着我国经济的快速发展，特种设备的数量也迅速增长，它给人们带来便利、舒适的同时，也带来了诸多的安全隐患和问题，一旦发生事故会造成人身伤亡及重大经济损失。在医院的日常运行管理中，特种设备的安全管理工作是后勤管理中非常重要的一环，需要给予足够的重视。而精细化的管理可以促进医院后勤工作的科学化、标准化，提升整体的执行能力，从而预防安全生产事故的发生，确保人民的生命财产安全。本文围绕如何将精细化的管理应用于医用特种设备中展开探讨。

一、医院特种设备现状概述

根据《中华人民共和国特种设备安全法》的规定，特种设备是指对人身和财产安全有较大危险性的锅炉、压力容器（含气瓶）、压力管道、电梯、起重机械、客运索道、大型游乐设施、场（厂）内专用机动车辆，以及法律、行政法规规定适用本法的其他特种设备。医院目前在用的特种设备包括：机械车位、压力容器（含液氧储罐、气瓶）、消毒灭菌锅和电梯等。

以宁波市鄞州区第二医院为例，目前医院有电梯、机械式停车设备、低温液体贮罐、容积式热交换器、灭菌器及加压氧舱等共计100余台特种设备。但由于设备的功能及分布的区域不同，导致管理上存在以下问题：

（1）不同科室分管不同的特种设备，无法统一管理；

（2）没有按照相关规定整理安全技术档案，导致部分设备信息不全；

（3）相关设备管理制度不完善，应急流程不够细致，落实得不够充分；

（4）平时只注重对故障部位的维修，没有进行彻底检修与检测；

（5）部分设备因使用年限较长导致其故障率升高；

（6）电梯运送、机械车位升降等操作人员为外包服务单位从业人员，普遍存在年龄偏大、文化水平低、掌握能力差，且人员流动性大、更替频繁的情况。

为解决这些问题，保障医院日常后勤管理，从人、机、料、法、环五个方面分析问题原因并制订措施，实行精细化管理，进行持续改进，提高设备运行效率，减少特种设备故障率，防止安全生产事故的发生。

二、特种设备精细化管理及信息化管理探讨

1）强化特种设备操作人员的专业知识，提高专业素质

（1）建立特种设备相关操作人员岗前受训机制。由医院及专业维保单位工作人员对电梯司机、机械停车位等操作人员进行岗前培训，学习相关法律法规，介绍消防安全知识，讲解该岗位的岗位职责、安全操作规程及相应的应急预案；制作标准作业指导书（SOP）（图 1、图 2），按照 SOP 内容实际安全操作示范，理论结合实操。在受训人员培训合格领取岗位培训合格证（图 3）后方可上岗操作，同时建立三级安全教育卡（图 4）。进一步提高操作人员的安全责任意识，从而能够提高处理突发安全事件的能力。

蒂森电梯司机模式和 VIP 模式操作指导书

如何开启电梯司机模式

- 一：用电梯专用钥匙插入带有“Att 司机”的按钮钥匙孔里、从“O”转到“I”启动司机模式

如何恢复正常模式

- 一：用电梯专用钥匙插入带有“Att 司机”的按钮钥匙孔里、从“I”转到“O”取消司机模式，恢复正常使用

如何使用电梯司机模式

- 第一步：选取你想去楼层。
- 第二步：“Start up”按钮是向上的意思；“start down”按钮是向下的意思；“by pass”是公共的意思
- 第三步：“Start up”和“start pass”的按键同时按住不放直到轿厢门关闭启动后放可放手，这时电梯会自动运行至你所选取的楼层。
- 下行与上行步操作步骤一致。

如何开启轿厢 VIP 模式

- 一：用电梯专用钥匙插入带有“VIP 优先”的按钮钥匙孔里、从“O”转到“I”启动 VIP 模式

如何恢复轿厢 VIP 模式

- 一：用电梯专用钥匙插入带有“VIP 优先”的按钮钥匙孔里、从“I”转到“O”启动 VIP 模式

如何使用 VIP 模式

- 一：选取你想去的楼层后.电梯会自动运行至你所选取的楼层.

注：VIP 模式启动时，外招指令不响应，只响应轿厢内指令.电梯门常开，固定在当前所选取的楼层。

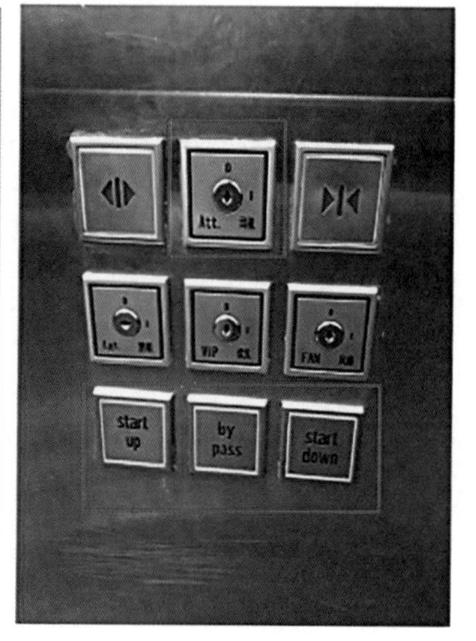

图 1　电梯司机模式操作指导书

机械停车位操作指导书

如何使用机械停车位
确认设备内外安全后，输入车辆要存放的指定车板号，按 OK 键（如输入错误按 R 键取消改正）。 注：待机动车正确停在设备内，收起反光镜后方可操作。 M：选择操作模式 R：复位 OK：确认 EMERGENCY STOP：紧急停止

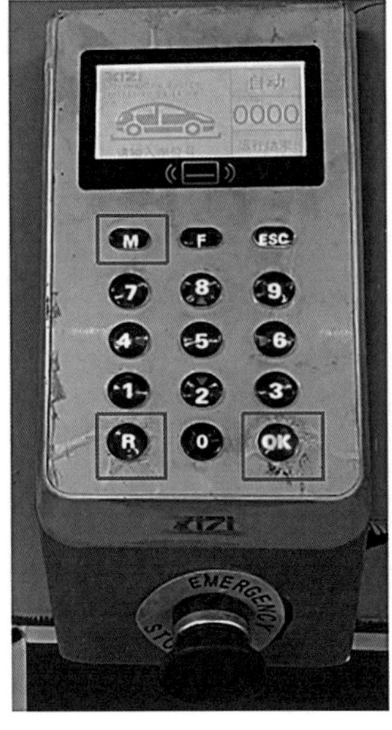

图 2　机械停车位操作指导书

特种设备使用人员岗位培训合格证

培训人员：____________　　培训时间：____________

培训讲师：____________　　培训单位：____________

培训内容：________________________________

（照片）

经考核，该人员通过此岗位培训，同意上岗，特发此证。

环境安全保卫科（盖章）

图 3　特种设备使用人员岗位培训合格证

特种设备三级安全教育卡

<table>
<tr><td>姓名</td><td></td><td>性别</td><td></td><td>出生年月</td><td></td><td>文化程度</td><td></td><td>参加工作时间</td><td></td></tr>
<tr><td>所在部门</td><td colspan="5"></td><td>岗位工种</td><td></td><td>接受培训时间</td><td></td></tr>
<tr><td colspan="4">医院级安全教育内容</td><td colspan="3">特种设备所在部门的安全教育内容</td><td colspan="3">操作人员专业级安全教育内容</td></tr>
<tr><td colspan="4">1.学习《特种设备安全监察条例》国务院 549 令
2. 学习特种设备使用管理安全标准化评价的文件
3. 安全生产的方针、政策、法令、法规及规定
4.安全经验交流和事故分析活动</td><td colspan="3">1.介绍本部门的特点、性质，学习关于特种设备管理的具体规定
2.岗位及作业中的专业安全要求，危险区域、特种作业场所情况
3.事故多发部位、原因，及相应的特殊规定和安全要求
4.常见事故原因和同行典型事故案例的剖析，经验与教训等
5.介绍安全技术基础知识
6.介绍消防安全知识
7.突发事件发生时的应急预案</td><td colspan="3">1.讲解本岗位使用的的设备、工具的性能，防护装置的作用和使用工具
2.讲解本岗位安全操作规程和岗位责任及有关安全注意事项
3.介绍安全检查和交接班制度
4.教会新员工发现了隐患或发生了事故，应及时报告并学会如何紧急处理险情
5.实际安全操作示范，重点讲解安全操作要领
6.相应的应急预案</td></tr>
<tr><td colspan="4">培训师签名：
年　月　日
受培训者签名：
年　月　日</td><td colspan="3">培训师签名：
年　月　日
受培训者签名：
年　月　日</td><td colspan="3">培训师签名：
年　月　日
受培训者签名：
年　月　日</td></tr>
<tr><td colspan="10">说明:1.特种设备工种岗位必须接受三级安全教育，职工调动至特种设备工作仍需按此程序进行三级安全教育。
2.安全教育形式、具体内容可视具体专业自定，在进行安全教育后，必须经培训师与受培训者签字后方有效。
3.本安全教育卡由特种设备档案管理负责人保管。</td></tr>
</table>

图 4　特种设备三级安全教育卡

(2) 人员培训形成常态化管理。制订培训计划，每年由所属职能科室对通过培训人员进行复审。

(3) 严格按照岗位职责的要求进行本职工作。例如，机械停车位操作人员按色块区域划分(图 5)(色块分区：医院为进一步提高就诊患者或来院人员停车、寻车的便利性，对综合楼地下一层、二层停车区域进行颜色划分，既方便了车主的记忆与车辆找寻，同时也明确了机械停车位操作人员的工作区域)，定人、定岗、定时、定责进行管理，禁止其他非工作人员进行操作，防止安全生产事故的发生。同时在电梯机房内安装监控设备，加强对机房进出人员的管理，进一步提高设备运行的安全。

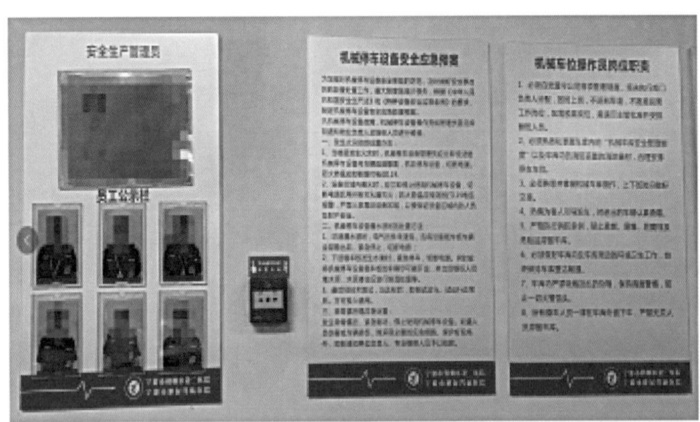

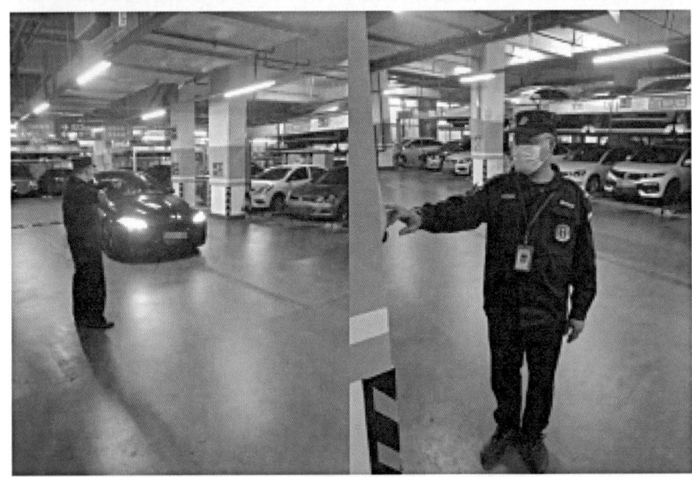

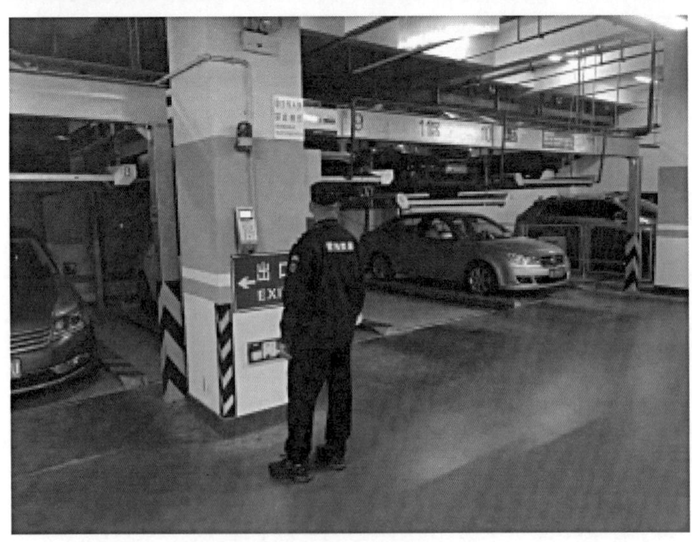

图5　机械停车位色块分区

2）加强特种设备定期检验和维护保养

（1）根据《中华人民共和国特种设备安全法》，对国家规定实行检验的特种设备及时进行申报并接受检验，做到“应检尽检”。特种设备安装结束后，按照安全技术规范的要求，对各类特种设备进行校验和调试，并且向具有特种设备检测检验资格的机构申请检验，检验合格并到规定的特种设备安全监督管理部门登记注册后，方可以投入正式使用，严禁未经定期检验或者检验不合格的特种设备继续使用。

（2）定期对在用特种设备进行日常维护保养，自查并做好记录，以延长运行周期和使用寿命。发现异常情况主动上报，及时处理，消除事故隐患后，方可继续使用。主管科室、维保单位不但要对设备的隐患进行整改，还要分析隐患产生的深层次原因，积极采取预防措施，提高设备的安全使用率。

（3）精细化设备健康度管理，针对各零部件建立健康“体检”档案（图6）。根据设备运

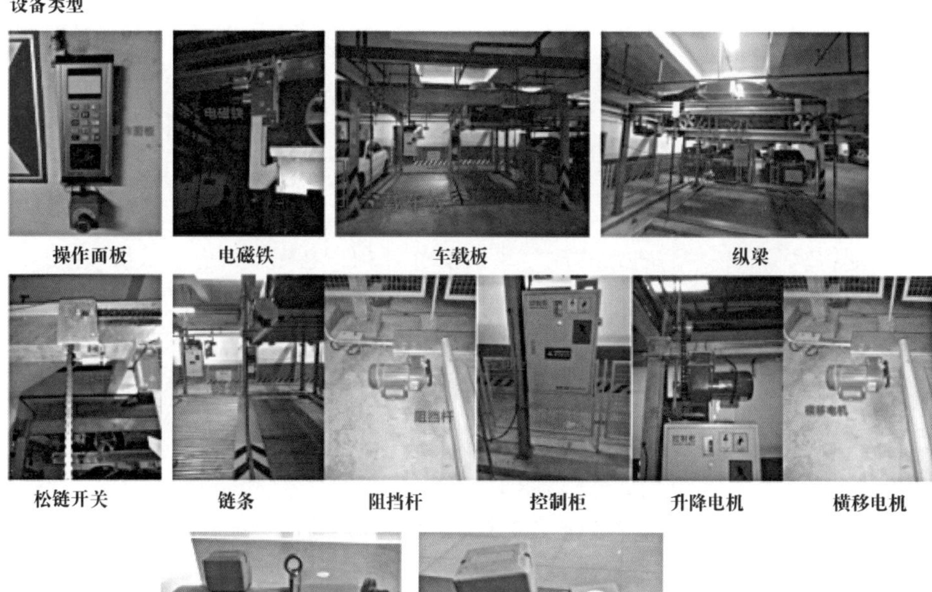

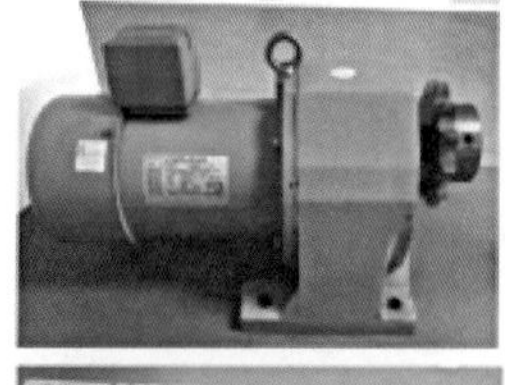

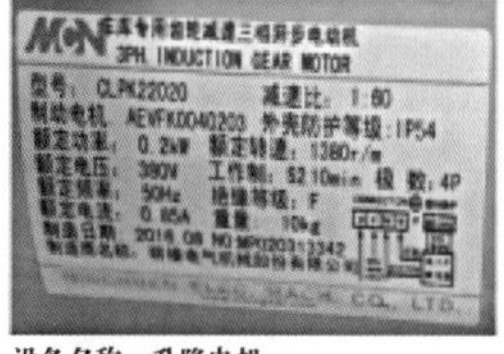

设备名称：升降电机
设备型号：CLPK22020
开启时长：/
制造日期：2016.08
组保次数：3
组保率：65%
设备状态：

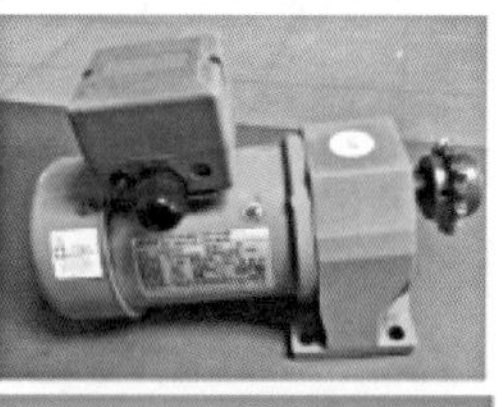

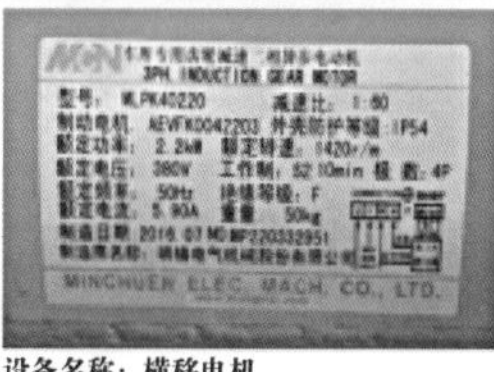

设备名称：横移电机
设备型号：MLPK40220
开启时长：/
制造日期：2016.07
组保次数：3
组保率：65%
设备状态：

图6　移动式机械停车设备零件健康档案

行状况、使用时长、维保记录等综合因素，确定设备健康度，并将相关信息及时通知维保管理单位，为设备保修和更换零部件提供重要依据。

（4）记录每次配件更换种类、数量以及每次的维修成本，要求更换的配件提供出厂合格证、铭牌等证明配件身份的资料，避免维保单位以次充好，造成配件使用寿命短的情况出现。同时对于更换后的配件建立清单、集中堆放存储，定期点检并进行三方签字确认，避免应换实际未换的情况出现。记录每次的支出情况，并按季度进行汇总统计分析，进行成本管控。

3）建立健全安全管理制度，完善应急预案，明确各职能科室职责

（1）制订《特种设备管理制度》，成立医院管理部门——特种设备管理工作组，负责全院特种设备安全生产的日常管理、监督和责任落实等工作，配备特种设备安全管理责任人，建立健全各项管理制度，如《电梯安全管理制度》《供氧站防火安全制度》《液氧操作规程》《电梯意外事件应急预案》等，提高特种作业人员安全操作意识，防止事故，保障医疗工作的安全正常开展。由相应的职能科室分别负责机械车位、电梯、压力管道、容积式热交换器、低温液体贮罐、灭菌器和医用空气加压氧舱等特种设备的管理及运行。

（2）细化特种设备突发事件应急处置预案。当特种设备事故发生时，应立即启动应急处置预案，特种设备管理工作组及操作和维修人员按照事故应急预案组织抢救，防止事故扩大，做到分工明确，责任到人，最大限度地减少人员伤亡和财产损失。

（3）定期组织开展各种特种设备应急事故演练，例如：电梯困人应急演练（包含 CCRRT 的救治流程）、机械车位启停故障演练等，确定演练方案，做好演练全过程的记录（包括演练日期、时间、地点、演练内容、演练总结、负责人和参加人员等），事后认真分析、总结，提出改进措施，从而明确操作人员与安保人员、特种设备维保人员的工作职责，做到流程清晰，并能够进一步提高操作人员的安全意识与操作技能，有效提高防范、处置特种设备突发事故的水平和能力。

4）建立特种设备安全技术档案，进行全生命周期管理

（1）完整的档案能提供准确有效的信息支持。各科室依据《中华人民共和国特种设备安全法》中相关要求，建立特种设备安全技术档案，整理归档设备信息（特种设备的设计文件、产品质量合格证明、安装及使用维护保养说明等文件）、工程竣工资料、定期检验报告、日常维护保养报告书和运行故障记录等，做好特种设备“一机一档”存档工作。

（2）加强新设备的安装验收，根据合同，确定安装时间，与所属职能科室共同进行安装验收，收集档案，在规定时间内移交档案。

（3）完善特种设备管理台账记录，详细记录每台设备的运行情况和每一次的检验及维修记录。

（4）对于存在严重事故隐患，无改造、维修价值，或者达到安全技术规范规定的其他报废条件的设备，按医院内部流程逐级审批，申请予以报废，并且向原登记的特种设备安全监督管理部门办理注销。对于使用年数超过期限的设备，进行第三方评估，衡量设备的使用情况，对可能存在的相关风险进行整改，防患于未然。

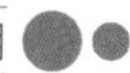

5）推进和完善特种设备信息化管理

精细化管理离不开信息技术，要实现精细化管理，需要加快信息化建设。医院的特种设备种类繁多，管理起来难度较大，进而影响管理效率与质量。将各类档案信息化录入，能有效提高工作效率，方便进行全生命周期管理。例如医用特种设备是通过医依医疗设备服务平台来管理（图 7、图 8），通过平台能详细看到设备的品牌、型号、待检时间及报修维修等信息，且明确每一台设备的对应管理工程师，可以全面、便捷地进行设备的日常管理。而人保财险的电梯安全综合保险系统（图 9、图 10），则是用信息化的手段实现维保服务过程的质量监督。通过 NFC（近距离无线通信技术）的节点打卡功能以及系统流程设置的照片及影像上传功能，要求电梯维保单位对日常保养工作通过扫码拍照上传。该系统能够协助业主对其维保的时效性进行监督管理，确保电梯的维保工作能基本实现"按时保养、到位保养"的国家标准，延长电梯相关配件的使用寿命，提高电梯乘坐安全性。

医依
特种设备
全部结果
院内编号 设备名称 设备型号 设备品牌 设备工程师 待检时间
ZCKP020200100100346 MOST蒸汽灭菌器 MOST-L（L85） 暂无 2023-01-01
ZCKP020180400100229 蒸汽灭菌器 MOST-L80-DP 暂无 2021-03-01
ZCKP020180400100228 蒸汽灭菌器 MOST-L60-DP 山东新华 2021-05-01
ZCKP020170500100154 立式压力蒸汽灭菌器 SQ810C 雅马拓 2026-06-01
ZCKP020161200100075 高温高压灭菌器 HS6620（外接蒸汽型） 暂无 2026-01-06
ZCKP020161200100074 高温高压灭菌器 HS6620（外接蒸汽型） 暂无 2026-01-06
ZCKP020161200100073 高温高压灭菌器 HS6620（电蒸两用型） 暂无 2026-01-06
ZCKP020161200100072 高温高压灭菌器 HS6620（电蒸两用型） 暂无 2026-01-06
ZCKP020150400100050 立式灭菌器 LMQ.C-80EP 暂无 2026-06-01
ZCKP020120700100089 医用氧气加压舱 NG90-IIIB 暂无 暂无
ZCKP020120500100087 医用空气加压氧舱 GY2600 暂无 2021-03-04

图 7　医用特种设备管理平台（1）

医依
设备 高温高压灭菌器
基本信息
设备二维码
87583 ZCKP020161200100075 供应室 2020-11-26 10:19:48
73884 ZCKP020161200100075 供应室 2020-08-20 08:36:34

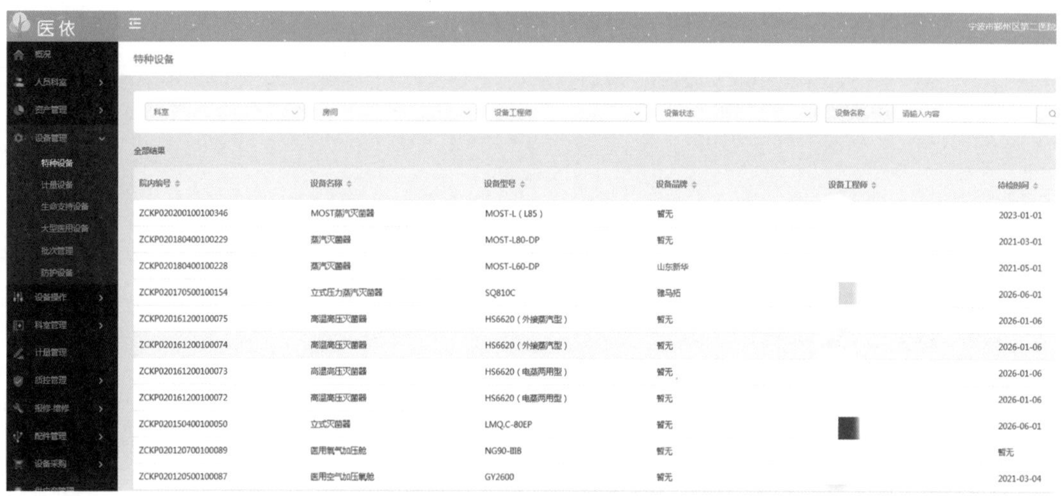

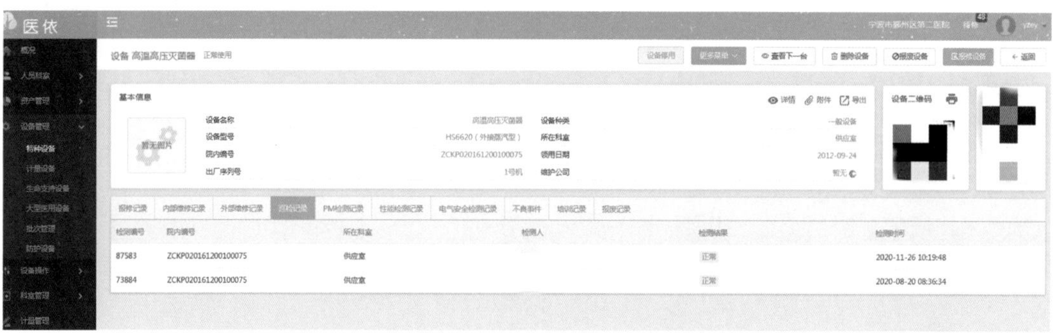

图 8　医用特种设备管理平台（2）

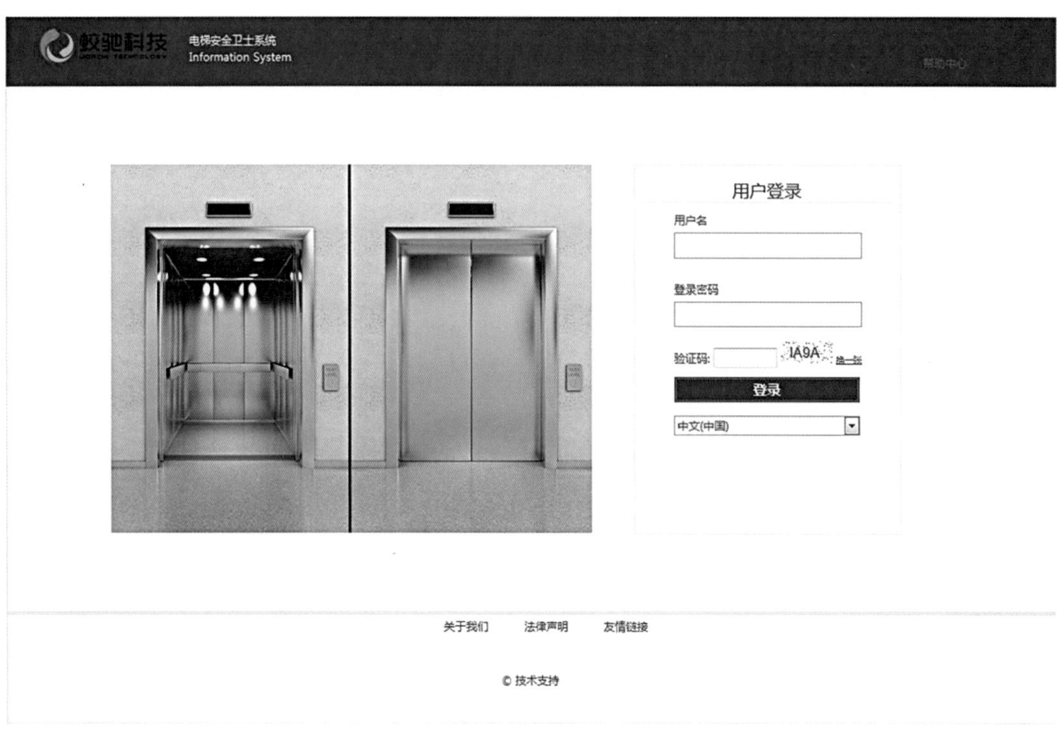

图 9　电梯安全卫士系统(1)

基本信息-- 上传人员:　关注级别:　计划日期--开始: 2021-01-01　结束: 2021-03-10　按需维保:　延长检验:　低于标准时长:全部

其它信息-- 是否正常: 全部　记录类型: 维保　模糊查询--内容说明:　区域:　小区:鄞州区第二医院　清空　检索

记录窗口

查看　刷新　导出　报告

	小区	电梯名称	上传人员	内容说明	任务周期	计划时间	服务器提交时间	手机时间	物业签字
1	鄞州区第二医院	3号楼1号电梯	鄞州行政审批办公室-	无不良情况	半月度	2021-02-19	2021-02-20 12:40:	2021-02-20 12:40:	已签字
2	鄞州区第二医院	3号楼1号电梯	鄞州行政审批办公室-	无不良情况	半月度	2021-02-04	2021-02-20 12:11:	2021-02-20 12:07:	已签字
3	鄞州区第二医院	3号楼10号电梯	鄞州行政审批办公室-	无不良情况	半月度	2021-02-04	2021-02-20 12:07:	2021-02-20 12:07:	已签字
4	鄞州区第二医院	3号楼1号电梯	鄞州行政审批办公室-	无不良情况	半月度	2021-01-20	2021-02-20 11:41	2021-02-20 11:41	已签字
5	鄞州区第二医院	3号楼10号电梯	鄞州行政审批办公室-	无不良情况	半月度	2021-01-20	2021-02-20 11:40:	2021-02-20 11:40:	已签字
6	鄞州区第二医院	1号楼3号电梯	鄞州行政审批办公室-	无不良情况	半月度	2021-02-19	2021-02-20 11:00	2021-02-20 11:00	已签字
7	鄞州区第二医院	1号楼4号电梯	鄞州行政审批办公室-	无不良情况	半月度	2021-02-19	2021-02-20 10:59:	2021-02-20 10:59:	已签字
8	鄞州区第二医院	1号楼3号电梯	鄞州行政审批办公室-	无不良情况	半月度	2021-02-04	2021-02-20 10:28	2021-02-20 10:28	已签字
9	鄞州区第二医院	1号楼4号电梯	鄞州行政审批办公室-	无不良情况	半月度	2021-02-04	2021-02-20 10:28:	2021-02-20 10:28:	已签字
10	鄞州区第二医院	1号楼4号电梯	鄞州行政审批办公室-	无不良情况	半月度	2021-01-20	2021-02-20 10:02:	2021-02-20 10:02:	已签字
11	鄞州区第二医院	1号楼3号电梯	鄞州行政审批办公室-	无不良情况	半月度	2021-01-20	2021-02-20 10:01:	2021-02-20 10:01:	已签字
12	鄞州区第二医院	1号楼1号电梯	鄞州区第二医院-甬宁-	无不良情况	半月度	2021-02-03	2021-02-06 13:06:	2021-02-06 13:06:	未签字
13	鄞州区第二医院	1号楼1号扶手电梯	鄞州区第二医院-甬宁-	无不良情况	半月度	2021-02-03	2021-02-06 12:49	2021-02-06 12:49	未签字
14	鄞州区第二医院	1号楼2号扶手电梯	鄞州区第二医院-甬宁-	无不良情况	半月度	2021-02-03	2021-02-06 12:42	2021-02-06 12:42	未签字
15	鄞州区第二医院	1号楼4号扶手电梯	鄞州区第二医院-甬宁-	无不良情况	半月度	2021-02-03	2021-02-06 12:34:	2021-02-06 12:34:	未签字
16	鄞州区第二医院	1号楼3号扶手电梯	鄞州区第二医院-甬宁-	无不良情况	半月度	2021-02-03	2021-02-06 12:26	2021-02-06 12:26:	未签字
17	鄞州区第二医院	1号楼5号电梯	鄞州区第二医院-甬宁-	无不良情况	半月度	2021-02-03	2021-02-05 17:05:	2021-02-05 17:05:	未签字
18	鄞州区第二医院	1号楼2号电梯	鄞州区第二医院-甬宁-	无不良情况	半月度	2021-02-03	2021-02-05 16:52:	2021-02-05 16:52:	未签字
19	鄞州区第二医院	1号楼6号电梯	鄞州区第二医院-甬宁-	无不良情况	半月度	2021-02-03	2021-02-05 16:36	2021-02-05 16:36	未签字
20	鄞州区第二医院	3号楼2号电梯	鄞州区第二医院-甬宁-	无不良情况	半月度	2021-02-04	2021-02-05 15:53:	2021-02-05 15:53:	未签字

图 10　电梯安全卫士系统(2)

三、特种设备精细化管理成效

通过实行上述一系列的精细化管理措施，医院特种设备故障率明显下降。尤其是电梯方面，自2020年4月开始着手对电梯进行以降低故障率为目的的PDCA(图11)后，其故障率基本呈逐月下降的趋势，取得了一定的成效。且2020年全年院内未发生特种设备类的安全生产事故。

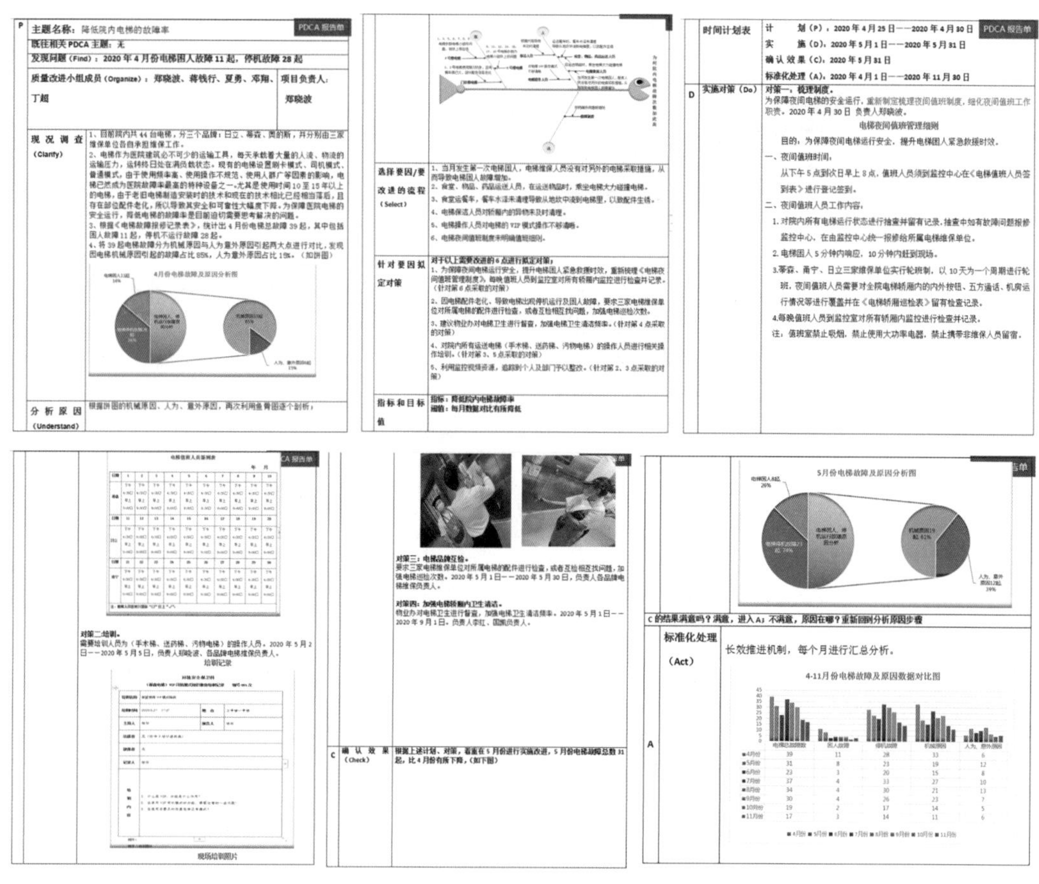

图11　降低院内电梯故障率PDCA报告单

四、特种设备安全技术展望

随着经济发展和社会进步，特种设备也朝着更安全、更具人性化的方向发展，注入更多的信息化元素。例如3D电梯光幕技术（图12），传统的2D光幕扫描光束仅在轿门移动的一个平面内进行探测，只有当人或物体切入这个平面时，光幕才能检测到，其有效探测范围是一个二维的区域。3D光幕的有效探测范围是一个三维的空间区域，将保护区域延伸到厅站。当乘客想要进入电梯时，电梯便能停止关门动作转而开门，不仅可以提高电梯运行的效率，又减少了电梯门意外损坏的可能性。安装后可改善医院内物流运送电梯因长时间人为挡梯造成的配件损坏。

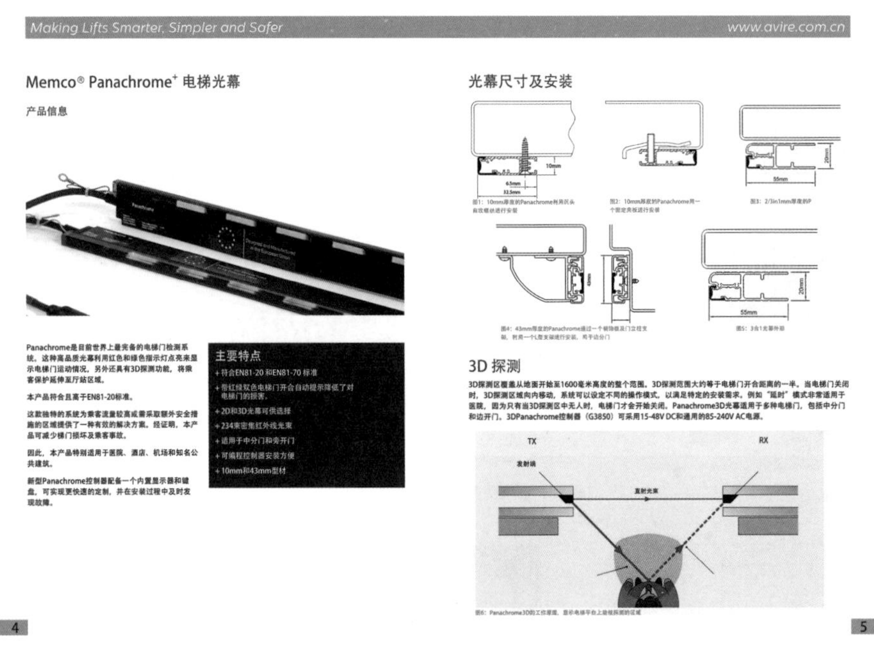

图12　3D电梯光幕技术

五、结语

精细化管理是一个不断累积的过程，通过人员管理、设备维护保养、制度建设等构造一个精细、高效、科学的管理体系，使特种设备管理形式趋向于科学化、标准化。而特种设备管理作为日常后勤管理中的重要环节，为医院各项工作顺利进行提供了良好保障。作为从业人员，我们要树立“以病人为中心”全心全意为病人和医疗服务的思想，为患者和医院工作人员提供安全可靠的就医和工作环境。要进一步扎实地做好医院的安全生产工作，更加注重细节管理，不断提升后勤管理水平，预防和减少事故的发生，确保医院后勤各项保障工作圆满完成，保障医疗活动的正常开展，促进医院的可持续发展。

（撰稿：郑晓波　任　莹）

战疫利器：正负压切换系统——以杭州市西溪医院为例

隔离病房在防止疾病传播、保护医患方面起着越来越重要的作用，在本次 COVID-19 新冠疫情中更是起了关键性作用，而正负压切换系统在抗疫之战中和平疫结合中具有不可替代的作用。以杭州市定点医院——杭州市西溪医院为例，从新风量、压力梯度、净化以及气流组织几个方面逐一分析，并从系统设计以及运行控制策略上进行探讨，总结提出了在正负压隔离病房中应注意的事项。

一、项目背景

杭州市西溪医院新建项目始于 2003 年 SARS 疫情后，为应对紧急突发公共卫生事件，浙江省、杭州市合建的一所传染病专科医院（图 1）。建设之初就意在采用平战结合模式管理运营：平日对周边居民开放，兼收传染病人和普通病人；紧急、战时全封闭，按烈性传染病收治要求运行。

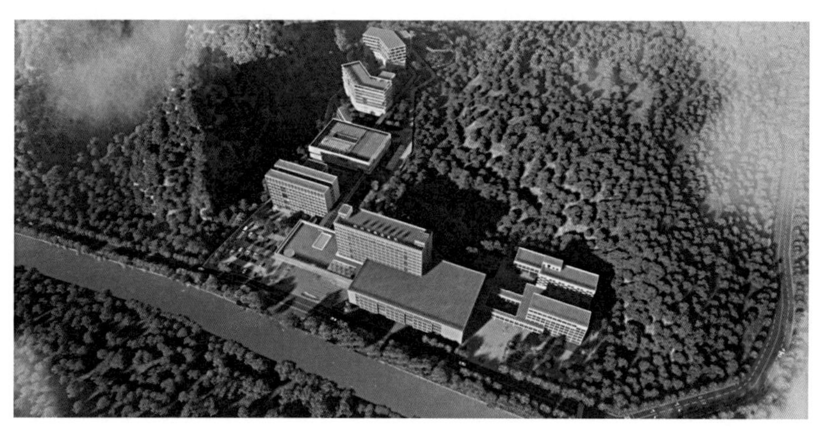

图 1　杭州市西溪医院鸟瞰

医院位于西湖区留下镇，毗邻小和山高教园区，总用地面积 89 681 m^2，总建筑面积 67 899 m^2，建设总床位 600 张（医院二期建设目前已处于设计阶段，二期建设将新增 500 张床位）。在本次疫情中更是被浙江省卫生健康委员会定为杭州市新型冠状病毒肺炎定点收治医院，承担着杭州市 COVID-19 疑似和确诊患者收治工作。目前医院共有负压病房 14 间，均为正负压可切换病房，在本次疫情中发挥了关键作用。

二、项目实施

1. 正负压隔离病房的通风空调措施

1）负压隔离病房的通风空调措施

负压隔离病房建设的核心是负压系统。卫生部 2009 年发布的《医院隔离技术规范》（WS/T 311—2009）中将负压隔离病房定义为：通过特殊通风装置，使病区的空气按照由清洁区向污染区流动，使病区内的压力低于室外压力。负压病区排出的空气需经处理，确保对环境无害。对于负压隔离病房来说，应从控制微生物污染的角度出发，通过合理的平面布局，采取必要的通风空调控制措施以及过滤措施，有效去除空气中的微生物和尘埃。主要从以下 4 个方面入手。

（1）压力梯度控制

整个隔离病区可划分为清洁区、半污染区、污染区，以污染区为核心，经过多重隔离缓冲和清洁区分开，一般医护办公集中设置在清洁区，而隔离病房集中设置在污染区。压差控制的目的就是通过有效的空调通风措施，在不同的分区之间形成有序的压力梯度，保证空气在各区之间形成合理的定向流动，使污染物控制在污染区之内，从而保证清洁区不受污染。

（2）新风

隔离病房空调系统合理加大新风比，可有效降低室内病菌浓度，一般采用全新风系统。

（3）过滤消毒

高效过滤器是阻隔灰尘、隔断病菌传播途径的有效手段，负压隔离病房室内送、排风口均应设置高效过滤器，并定期消毒处理。

（4）气流组织

气流组织设计是降低空气污染隐患的重要举措，合理的气流组织可以有效地控制污染物的扩散和对人员的危害，应最大限度减小病房回流和涡流，一般采用上送下回的方式，气流方向与微粒沉降方向一致。送风口一般设在探视人员站位上方，回风口靠近患者头部。

2）正压隔离病房的通风空调措施

正压隔离病房建设的目的主要是采取高质量、无病原体的洁净空气，帮助抵抗力弱的病人身体得到尽快恢复。其通风空调控制措施主要从以下 4 个方面入手。

（1）压差控制

病房相对缓冲间以及其他关联区域为正压，控制气流从洁净度高的区域流向洁净度低的区域。

（2）过滤消毒

为保护低抵抗力的病人，应将新风经高效过滤器处理，必要时可进一步消毒，再送入房间。

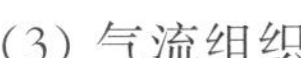

(3) 气流组织

一般采用上送下回方式，送风口布置在患者病床附近，回风口布置在侧下方。

(4) 补充新风

新风补充的多少，直接影响净化空调系统的能耗。因此新风量不宜过大，满足人员以及正压需求即可，除了个别特殊病房外，一般不需要全新风。

2. 正负压隔离病房通风空调设计与分析

1) 主要房间设计参数

(1) 换气次数、温湿度及新风量

本项目于 2009 年开始建设，2012 年竣工完成，设计时就以传染病医院设计，所以病区设计严格按照"三区两通道"设置，负压病房更是为类似 SARS 等烈性传染病准备，因此设计时考虑净化机组和风道在平时、应急合用(图 2)。各房间换气次数，均取两种状态下较大者，通过改变送排风量来实现房间不同状态的转换。

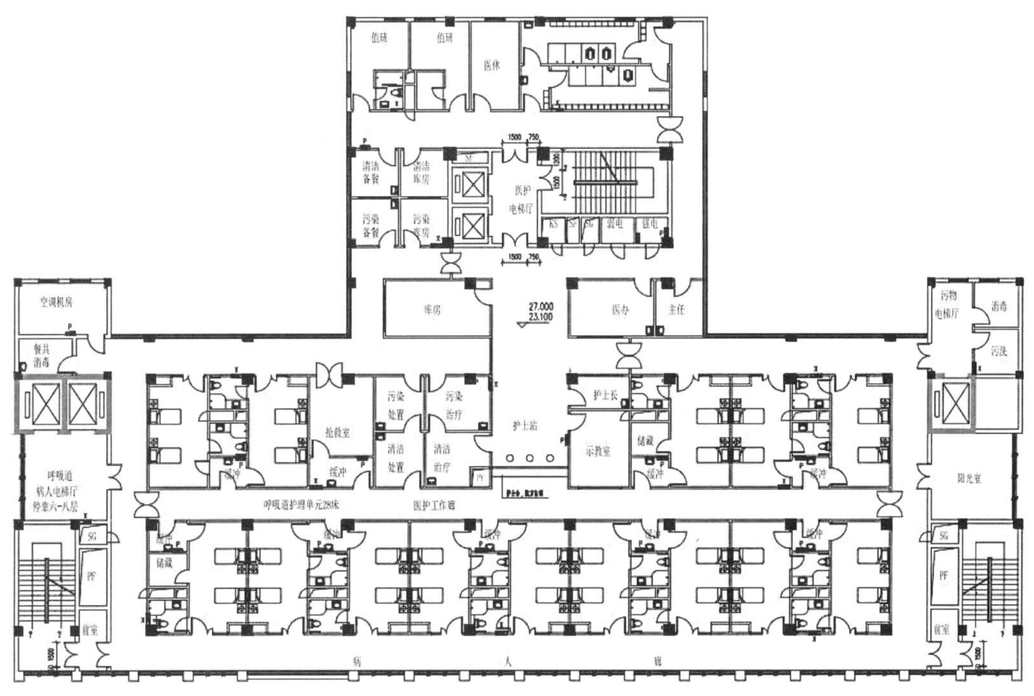

图 2 病区布置平面图

(2) 压力梯度

合理的压力梯度关系到病房的正常运转以及人员的舒适性。压差越大，对围护结构气密性要求越高，初投资和运行费用增加；反之压差越小，控制难以实现，给病房安全带来隐患。一般来说，不同等级的负压控制区域之间，其静压差不应小于 5 Pa，与室外的静压差不应小于 10 Pa。平时状态下，病房性质为保护性隔离病房，应确保病房内静压值最高，空气流向为病房→缓冲间→走道,维持病房内空气的洁净度要求。应急状态下,病房性质为负压隔离病房,确保不同区域之间的空气流向受控,病房内受污染的空气不能泄漏到其他区域。

(3) 空气净化

负压隔离病房一般没有特殊的洁净度要求,只需满足文献中的规定即可,但考虑生物安全防护的需要,为了防止病房内空气污染外界,病房的回风和排风均设置高效过滤器。而平时正压病房时,对房间洁净度要求较高,一般采用三级过滤方式,净化机组设初、中效过滤器,房间送风口设型高效过滤器。气流组织主要考虑应急使用时的需要,兼顾平时要求。为了使病房内空气能够形成固定方向的定向流,病房送风口采取双送风口模式,送风口位置布置于医护人员常规站位的上方,排风口布置于送风口相对的病床床头侧下方。这种布局,能使经过处理后的洁净空气优先流经医护人员,最大可能保护其不受感染,同时也使病房内受污染的空气经最短路径到达排风口,避免气流在房间内形成死角和涡流,降低污染物的泄漏概率。

(4) 冷热源

由于此类病房的特殊性,经常需要 24 h 连续工作,如冷热源只接大楼中央空调显然不能满足使用要求。因此另设一套风冷热泵机组及热交换机组作为备份,供大楼中央空调不开时使用。

2) 通风空调系统设计及控制

(1) 系统设计

空调系统划分应根据病房危害程度、平面布置等情况进行划分,应采取有效措施,避免交叉污染。在条件允许情况下,宜将污染区、半污染区、清洁区空调系统分开设置,有利于空调系统控制和节能运行。

① 平时状态

根据设计需求,病房局部百级,周围万级,其余房间十万级。由于百级仅为平时状态所需,而房间维持局部百级的换气次数较大,为降低机组风量,实现平时和应急两种状态合用系统,病房局部百级通过层流罩和循环净化机组来维持,而其周围环境则通过集中净化空调系统实现。净化空调为一次回风系统,新风和回风混合后,经初、中效过滤及温湿度处理后,由高效过滤送风口送入室内。每个净化循环机组均可独立启停,病房停用时,可关闭净化循环机组,只需开启净化空调机组,维持室内低净化级别及正压即可,节约运行能耗。房间送、排风支管上均设变风量阀,房间无人时,变风量阀根据设定的低态风量运行;房间有人使用时,变风量阀高态风量运行,同时排风变风量阀根据房间压差变送器信号自动调节排风量,维持房间正压。

② 应急状态

房间由平时转为应急状态前,应将平时用下回风口更换为零泄漏高效过滤回风口,关闭净化循环机组及层流罩,开启应急专用排风机组。净化空调系统转为全新风直流模式,新风在净化机组内经初、中效过滤以及温湿度处理后,由高效过滤送风口送入房间,房间排风经高效过滤器处理后高空排放。净化空调机组与排风机组设乙二醇能量回收装置，既可回收能量，又能杜绝交叉污染。房间气流组织形式与平时状态下基本相同，送排风支管上的变风量阀高态运行，同时根据房间压差变送器信号自动调节排风量，维持相邻房间的压差。

(2) 运行及控制策略

隔离病房的运行与控制十分重要，也比较复杂，自控系统应能根据空调系统要求对送排风进行控制，使空调通风系统安全、稳定地工作，保证环境的温湿度要求，保证压差可靠实现，空气流向正确。

① 温湿度控制

控制系统根据病房内设定的温湿度和实测量控制洁净空调机组制冷、加热、加湿和除湿等环节，保证病房温湿度的控制和舒适的环境。

② 负压控制及报警

应急使用时，由于病人携带高度危害性的致病微生物，病原体逃逸出病房会造成较严重的后果，因此，必须对通风空调系统进行周密的设计，采取可靠的措施防止致病微生物对室内和室外环境的污染。为提高系统的安全可靠性，净化空调机组以及应急排风机组均应设备用机组，一是运行机组故障时应能自动切换成备用机组，二是两台机组可轮流运行，便于发现问题并延长机组寿命。同时，排风机与送风机可靠连锁，排风机先于送风机开启，后于送风机关闭；排风机故障时，送风机应事故停机。同时，为实现设计压差值，在相关房间设置微压计及压差变送器，当房间压差因开门等原因被破坏时，自控系统通过微压计感知压差变化并迅速做出反应，自动调整定、变风量阀的状态，调整风机转速，在最短时间内恢复各区间的空气平衡。空调通风设备除了能就地控制外，还应能在清洁区自动和手动控制，一旦发生故障，能立即发出报警信号。隔离病房在投入运行前，整个空调通风系统需要经过多次系统的反复调试，根据调试情况修改自控程序。按照程序要求，自动控制空调系统的运行、监控和模式的切换，确保隔离病房的通风空调系统正常、可靠、合理运行。

三、结语

正负压隔离病房设计与普通隔离病房有很大的不同，其难点在于正负压转换前后的压差控制，重点在于转换为负压隔离病房时的通风空调设计。在进行正负压隔离病房设计时应注意以下五点。

(1) 合理地对病房区各建筑功能房间进行平面布局，尽量有效地防止交叉感染。平面布局上遵循“功能满足、洁污分明、分区合理、流程短捷”的原则。

(2) 在通风空调上，各区之间采用合理的压差控制，选取合理的换气系数，依靠室内合理的气流组织，稀释和排走室内污染，用良好的空气品质来保护医患人员。

(3) 系统转为负压隔离病房运行时，空调设计为全新风直流系统，能耗较大，因此要兼顾节能要求。首先应设置热回收装置，其次还应加强围护结构的严密性来降低送风量，对围护结构进行保温处理以减少冷热负荷损失，最大限度减少病房运行费用，使它能经济、合理地运行。

(4) 合理的自控系统是整个空调通风系统正常运行的重要保证，因此要特别重视自控系统的设计与调试。

(5) 应制订科学的管理制度，严格控制进出人员，无关人员不得随意进出。尽量减少不必要的走动以减少交叉污染，严格控制污染物扩散。

目前，我国的隔离病房建设取得了长足的进步，新建、改扩建项目逐渐增多，设计人员一定要从源头上把握住关键点，真正让隔离病房发挥积极作用，为民造福。

（撰稿：余　升）